ATLAS DE ONCOLOGIA CUTÂNEA APLICADA

DERMATOSCOPIA, MICROSCOPIA CONFOCAL
E OUTRAS TECNOLOGIAS

EDITORAS

JULIANA CASAGRANDE
TATIANA BLUMETTI
JULIANA ARÊAS

ATLAS DE ONCOLOGIA CUTÂNEA APLICADA

DERMATOSCOPIA, MICROSCOPIA CONFOCAL E OUTRAS TECNOLOGIAS

São Paulo
2023

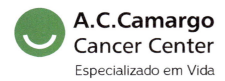

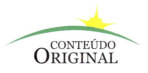

©TODOS OS DIREITOS RESERVADOS À EDITORA DOS EDITORES LTDA.
©2023 - São Paulo
Produção editorial: *Villa*
Capa: *W5 criação e Design Ltda.*
Imagem de abertura de capítulo: *Freepik*

Dados Internacionais de Catalogação na Publicação (CIP)
(Câmara Brasileira do Livro, SP, Brasil)

Atlas de oncologia cutânea aplicada :
dermatoscopia, microscopia confocal e outras
tecnologias / editoras Juliana Casagrande,
Tatiana Blumetti, Juliana Arêas. --
São Paulo, SP : Editora dos Editores, 2023.

Vários autores.
ISBN 978-85-85162-86-3

1. Dermatologia 2. Dermatoscopia 3. Microscopia -
Técnica 4. Oncologia 5. Ultrassonografia
I. Casagrande, Juliana. II. Blumetti, Tatiana.
III. Arêas, Juliana.

23-166345
CDD-616.5
NLM-WR-100

Índices para catálogo sistemático:

1. Dermatologia : Medicina 616.5

Tábata Alves da Silva - Bibliotecária - CRB-8/9253

RESERVADOS TODOS OS DIREITOS DE CONTEÚDO DESTA PRODUÇÃO.
NENHUMA PARTE DESTA OBRA PODERÁ SER REPRODUZIDA ATRAVÉS DE QUALQUER MÉTODO, NEM SER DISTRIBUÍDA E/OU ARMAZENADA EM SEU TODO OU EM PARTES POR MEIOS ELETRÔNICOS SEM PERMISSÃO EXPRESSA DA EDITORA DOS EDITORES LTDA, DE ACORDO COM A LEI Nº 9610, DE 19/02/1998.

Este livro foi criteriosamente selecionado e aprovado por um Editor científico da área em que se inclui. A *Editora dos Editores* assume o compromisso de delegar a decisão da publicação de seus livros a professores e formadores de opinião com notório saber em suas respectivas áreas de atuação profissional e acadêmica, sem a interferência de seus controladores e gestores, cujo objetivo é lhe entregar o melhor conteúdo para sua formação e atualização profissional.
Desejamos-lhe uma boa leitura!

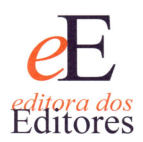

EDITORA DOS EDITORES
Rua Marquês de Itu, 408 — sala 104 — São Paulo/SP
CEP 01223-000
Rua Visconde de Pirajá, 547 — sala 1.121 — Rio de Janeiro/RJ
CEP 22410-900

+55 11 2538-3117
contato@editoradoseditores.com.br
www.editoradoseditores.com.br

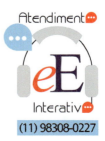

Sobre as Editoras

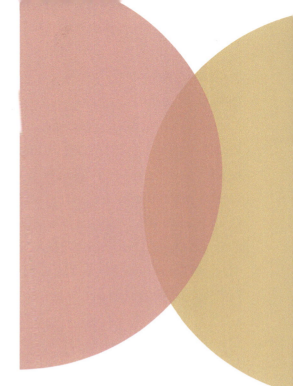

JULIANA CASAGRANDE TAVOLONI BRAGA

DERMATOLOGISTA – CRM 108983 / RQE 59289

Graduada em Medicina pela Faculdade de Ciências Médicas da Santa Casa de São Paulo.

Residência Médica em Clínica Médica e Especialização em Dermatologia na Irmandade da Santa Casa de Misericórdia de São Paulo.

Especialista em Dermatologia pela Sociedade Brasileira de Dermatologia.

Research Fellowship no Memorial Sloan Kettering Cancer Center (MSKCC), New York/NY – USA.

Doutora em Ciências pela Fundação Antônio Prudente.

Head do Departamento de Dermatologia do AC Camargo Cancer Center.

Professora / Orientadora da Pós-graduação em Oncologia da Fundação Antônio Prudente.

Diretora clínica do AC Camargo Cancer Center – Unidade Pires da Mota.

TATIANA CRISTINA MORAES PINTO BLUMETTI

DERMATOLOGISTA – CRM 111600/ RQE 27426

Graduada em Medicina pela Universidade Federal de São Paulo (UNIFESP-EPM)

Residência Médica em Clínica Médica e Dermatologia pela Universidade Federal de São Paulo

Especialista em Dermatologia pela Sociedade Brasileira de Dermatologia.

Research Associate in Cutaneous Oncology - University of Sydney - Australia

Doutora em Ciências pela Fundação Antônio Prudente.

Co-Orientadora da Pós-graduação em Oncologia da Fundação Antônio Prudente.

Médica Dermatologista - AC Camargo Cancer Center.

JULIANA ARÊAS DE SOUZA LIMA BELTRAME FERREIRA

DERMATOLOGISTA – CRM 115535/ RQE 57582

Graduada em Medicina pela Universidade Federal de São Paulo (UNIFESP-EPM).

Residência Médica em Dermatologia pelo Hospital do Servidor Público Municipal (HSPM).

Especialista pela Sociedade Brasileira de Dermatologia (SBD).

Mestre em Ciências pela Fundação Antônio Prudente.

Doutoranda em Ciências pela Faculdade de Medicina de Jundiaí (FMJ).

Cirurgiã Micrográfica de Mohs certificada pela da Sociedade Brasileira de Dermatologia (SBD).

Médica Dermatologista - AC Camargo Cancer Center.

Professora Assistente da Disciplina de Dermatologia da Faculdade de Medicina de Jundiaí (FMJ).

Sobre os Autores

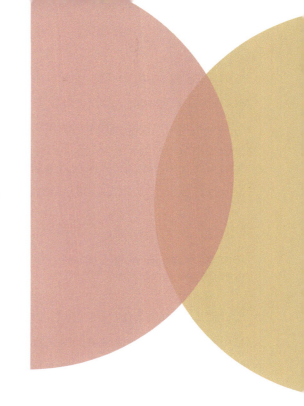

Adriana Pessoa Mendes Eris
Especialista pela Sociedade Brasileira de Dermatologia.
Mestre em Oncologia pela Fundação Antônio Prudente.
Médica Dermatologista Assistente do Serviço de Dermatologia da Santa Casa de São Paulo.
Médica Dermatologista Assistente do Núcleo de Câncer da Pele do Ac Camargo Cancer Center.

Almir Galvão Vieira Bitencourt
Médico titular do Departamento de Imagem do A. C. Camargo Cancer Center.

Alon Scope
The Kittner Skin Cancer Screening & Research Institute, Sheba Medical Center, Ramat Gan, Israel.
Faculty of Medicine, Tel Aviv University, Tel Aviv, Israel

Ana Carolina Souza Porto Mitsunaga
Graduação em Medicina pela Universidade Federal de Minas Gerais (UFMG).
Residência Médica em Dermatologia pelo Instituto Lauro de Souza Lima.
Curso de aperfeiçoamento na Ludwig-Maximillian Universität de Munique, Alemanha.
Treinamento em Dermatoscopia e Microscopia Confocal na Skin Cancer Associates Plantation, Estados Unidos.
Doutorado em Ciências na Área de Oncologia no A.C.Camargo Cancer.

Ana Flávia A Moraes
Médica dermatologista no grupo de tumores cutâneos do AC Camargo Câncer Center, especialista em oncologia cutânea, dermatoscopia e microscopia confocal.

Ana Maria Fagundes Sortino

MD, MSc – CRM-SP 91087 / RQE 17.858.

Médica Dermatologista pela SBD com Mestrado em Oncologia pelo A.C.Camargo.

Coordenadora do módulo de Dermatoscopia e Microscopia Confocal da pós-graduação em Oncologia Cutânea do IEP – Hospital Sírio Libanês.

Membro da SBD, SBCD, GBM, AAD, EADV, IDS.

Ashfaq Marghoob

Dermatology Service, Department of Medicine, Memorial Sloan Kettering Cancer Center, 1275 York Avenue, New York, NY 10065.

Bianca Costa Soares de Sá

Dermatologista do Núcleo de Câncer de Pele do A.C. Camargo Cancer.

Mestre e Doutora em Oncologia pela Fundação Antônio Prudente-A.C. Camargo.

Carlos Baptista Barcaui

Professor Associado de Dermatologia da Faculdade de Ciências Médicas da Universidade do Estado do Rio de Janeiro (UERJ).

Doutor em Dermatologia pela Universidade de São Paulo (USP).

Mestre em Dermatologia pela Universidade Federal de São Paulo (UNIFESP).

Coordenador dos ambulatórios de Dermatoscopia, Microscopia Confococal a laser e da Cirurgia Dermatológica do Hospital Universitário Pedro Ernesto (HUPE).

Cristina Martinez Zugaib Abdalla

Médica Dermatologista Coordenadora da Pós- Graduação em Dermatologia Oncológica do Hospital Sírio-Libanês

Dafi Porat

The Kittner Skin Cancer Screening & Research Institute, Sheba Medical Center, Ramat Gan, Israel

Elimar Elias Gomes

Médico Dermatologista e Cirurgião Dermatológico pela Universidade Federal de São Paulo (UNIFESP-EPM).

Doutor em Oncologia pela FAP | AC Camargo Cancer Center - SP.

Coordenador do Grupo de Dermatologia do Centro Oncológico da BP – A Beneficência Portuguesa de São Paulo.

Membro titular da SBD | SBCD | GBM.

Elisa de Oliveira Barcaui

Especialização em Dermatologia na Universidade do Rio de Janeiro (UNI-RIO). Mestre e doutora em Medicina, área de concentração Radiologia na Universidade Federal do Rio de Janeiro (UFRJ).

Fernanda B. R. Mendes

Doutorado em Ciências Biológicas pelo AC Camargo Câncer Center.

Médica dermatologista pela Sociedade Brasileira de Dermatologia.

Médica dermatologista do Departamento de Oncologia Cutânea do AC Camargo Cancer Center.

Flávia Vasques Bittencourt

Professora Associada da Faculdade de Medicina da Universidade Federal de Minas Gerais.

Coordenadora do Serviço de Dermatologia do Hospital das Clínicas da Universidade Federal de Minas Gerais.

Mestre e Doutora pela UFMG – Melanoma Fellowship na New York University.

Francisco Macedo Paschoal

Professor Assistente de Dermatologia do Centro Universitário Saúde ABC.

Doutor em Ciências da Saúde pela Universidade de São Paulo (USP).

Mestre em Dermatologia pela Universidade Federal de São Paulo (UNIFESP_EPM).

Membro titular da Sociedade Brasileira de Dermatologia, Sociedade Brasileira de Cirurgia Dermatológica e Grupo Brasileiro de Melanoma.

Gabriella Campos do Carmo

Dermatologista pela Sociedade Brasileira de Dermatologia (SBD).

Dermatologia Oncológica pelo Instituto Nacional de Câncer (INCA).

Doutorado em Oncologia pelo Instituto Nacional de Câncer (INCA).

Dermatologista Oncológica no Gávea Medical Center.

Gisele Gargantini Rezze

Médica Dermatologista pela Sociedade Brasileira de Dermatologia (SBD).

Mestre e Doutora em Oncologia pela Fundação Antônio Prudente/AC Camargo Cancer Center.

Pós-douroranda de Dermatologia do Hospital de Clinic Barcelona.

Guilherme Gadens

Médico dermatologista orientador dos ambulatórios de câncer de pele, cirurgia micrográfica de Mohs e dermatoscopia digital da Santa Casa de Curitiba.

Ivana Lameiras Gibbons

Médica titular do Núcleo de Câncer de Pele do A. C. Camargo Cancer Center

Javiera Pérez-Anker

MD, PhD. Dermatologista e cirurgiã de Mohs do Hospital Clinic de Barcelona.

Responsável pela microscopía confocal ex vivo.

Joao Avancini

Médico Supervisor da Divisão de Dermatologia do Hospital das Clínicas da Faculdade de Medicina da Universidade de São Paulo (HC-FMUSP).

Joyce Gouvêa Freire

Médica dermatologista do Núcleo de Oncologia Cutânea do AC Camargo Cancer Center.

Lílian Licarião Rocha

Médica pela Faculdade de Medicina da Universidade de São Paulo (FMUSP).

Doutora em dermatologia pelo Hospital das Clínicas da Faculdade de Medicina da Universidade de São Paulo (HCFMUSP).

Médica coordenadora do grupo de Dermatologia do Grupo Fleury.

Pesquisadora no HCFMUSP.

Luciana Zattar

Médica Radiologista especialista em Musculoesquelético.

Responsável pela Ultrassonografia Dermatológica: pele e partes moles do Hospital Sírio-Libanês (HSL).

Membro do Núcleo de Oncologia Cutânea e Sarcomas do HSL.

Marco Antônio de Oliveira

Especialista em Dermatologia pela Sociedade Brasileira de Dermatologia.

Dermatologista assistente do Núcleo de Câncer de Pele do AC Camargo Cancer Center, São Paulo.

Marcus Maia

Professor de Dermatologia da Santa Casa de São Paulo.

Professor adjunto.

Maria Viviane Lócio

Médica dermatologista do Núcleo de Oncologia Cutânea do AC Camargo Cancer Center.

Mariana Carvalho Costa

Médica Dermatologista pela SBD/AMB

Doutora em Ciências Médicas pela Universidade de Brasília (UnB)

Pesquisadora Colaboradora Plena do PPGCM da UnB

Mauricio Mendonça

Médico Dermatologista pela Sociedade Brasileira de Dermatologia.

Doutor em Oncologia Cutânea pelo AC. Camargo Cancer Center.

Médico da Universidade Federal de São Paulo (UNIFESP) no Departamento de Dermatologia.

Priscila Ishioka

Mestrado e Doutorado pela Universidade Federal de São Paulo (Unifesp) e Santa Casa de São Paulo.

Dermatologista pela Faculdade de Medicina de Botucatu da Universidade Estadual Paulista Júlio de Mesquita Filho - UNESP.

Raquel Ramos Castro Carvalhal Ribas

Médica Dermatologista do Departamento de Oncologia Cutânea do AC Camargo Cancer Center.

Doutorado em Ciências- na Área de Oncologia na Fundação Antônio Prudente.

Renato Hikawa

Médico Dermatologista do Departamento de Dermatologia da EPM/UNIFESP

Membro do Grupo de Dermatosocopia do Departamento de Dermatologia da EPM/UNIFESP

Renato Marchiori Bakos

Professor Associado de Dermatologia – UFRGS

Chefe do Serviço de Dermatologia do HCPA

Presidente do GBM (Biênio 2022/23)

Sergio Henrique Hirata

Mestre e Doutor em Dermatologia.

Professor Associado do Departamento de Dermatologia da Escola Paulista de Medicina (UNIFESP).

Professor Orientador do curso de pós-graduação (senso estrito) em Saúde Baseada em Evidências da Escola Paulista de Medicina (UNIFESP).

Coordenador do Grupo de Dermatoscopia da Escola Paulista de Medicina (UNIFESP).

Chefe da Disciplina de Dermatologia Cirúrgica do Departamento de Dermatologia da Escola Paulista de Medicina (UNIFESP).

Tal Dahan, MD

Università degli Studi di Milano-Bicocca, Milan, italy

Tania Munhoz

Médica dermatologista do Núcleo de Câncer de Pele do AC Camargo Cancer Center

Doutora em Oncologia Cutânea, especialista em Dermatoscopia e Microscopia Confocal.

Zaeem Nazir, BA

Dermatology Service, Department of Medicine, Memorial Sloan Kettering Cancer Center, 1275 York Avenue, New York, NY 10065.

Zucker School of Medicine at Hofstra/Northwell, 500 Hofstra Boulevard, Hempstead, NY 11549.

Dedicatória

Às nossas famílias:
Aos nossos amados filhos, que abdicam da nossa presença e atenção e nos enchem de amor quando retornamos.
Aos nossos maridos, que apoiam, estimulam e prestigiam nosso trabalho.
Aos nossos pais, que nos ensinaram a importância e o amor pelos estudos.

Aos autores:
Aos autores deste atlas, que enriqueceram esta obra com lindas imagens e textos.

Ao Dr. João Duprat.

Ao Dr. João, que sempre acredita e apoia nossos projetos.

Ao AC Camargo Cancer Center.

Ao AC Camargo, que é nossa casa, fonte de conhecimento, pesquisa e satisfação no cuidar de nossos pacientes.

Prefácio

Nas últimas três décadas, nenhum campo na dermatologia clinicodiagnóstica teve tanto progresso e fez tanta diferença no desfecho dos pacientes com risco de tumores cutâneos, melanoma em especial, como a dermatoscopia, a microscopia confocal e afins. Evitamos cada vez mais retiradas desnecessárias e indicamos mais precisamente a retirada das lesões certas, aumentando a sobrevida e diminuindo o número de excisões desnecessárias para tratar *number to treat*. Estamos fazendo a diferença para os nossos pacientes.

Este volume, que tenho a honra de prefaciar, vem justamente preencher a lacuna existente na biblioteca básica do oncologista cutâneo. O aspecto de atlas ilustrado, com texto de consulta fácil e objetiva, atualizada e prática, é uma ferramenta imprescindível aos praticantes, sabendo que as informações presentes aqui são consolidadas, o que confere a este livro um caráter duradouro.

Sob a coordenação editorial de três experts nesta área – tanto que todas prestam serviços de excelência em âmbito mundial em oncologia da pele, o livro é de leitura fácil e as ilustrações muito didáticas, certamente complementarão o conhecimento ao mesmo tempo que o atualiza para todos os interessados no tema.

Bom aprendizado a todos!

Maurício Mendonça
Dermatologista da Unifesp – Escola Paulista de Medicina
Doutor em Oncologia Cutânea pelo A C Camargo Cancer Center
Dermatoscopista desde 1995

Sumário

INTRODUÇÃO

Aspectos Básicos da Dermatoscopia, 3
Guilherme Gadens

Aspectos Básicos da Microscopia Confocal *In Vivo*, 9
Raquel Castro

Aspectos Básicos da Tomografia de Coerência Óptica, 19
Elimar Elias Gomes

Aspectos Básicos da Ultrassonografia de Alta Frequência, 23
Ivana Lameiras Gibbons | Almir Galvão Vieira Bitencourt

MÉTODOS DE ANÁLISE

Dermoscopic Algorithms for the Evaluation of Skin Cancer, 29
Zaeem Nazir, BA | Ashfaq Marghoob, MD

Tradução do artigo acima

Algoritmos Dermatoscópicos para a Avaliação de Câncer de Pele, 41

Microscopia Confocal, 53
Juliana Casagrande | Gisele Rezze

Tomografia de Coerência Óptica, 59
Tatiana Blumetti

Ultrassonografia de Alta Frequência, 65
Ivana Lameiras Gibbons | Almir Galvão Vieira Bitencourt

CENÁRIOS NA ONCOLOGIA CUTÂNEA

1. INFÂNCIA E ADOLESCÊNCIA, 73

1.1 Nevos Melanocíticos na Infância, 73

1.1.1 Dermatoscopia , 73
Gabriella Campos do Carmo

1.1.2 Microscopia confocal , 74
Gabriella Campos do Carmo

1.2 Nevo Melanocítico Congênito, 91

1.2.1 Dermatoscopia, 91
Flávia Vasques Bittencourt

1.2.2 Microscopia confocal, 96
Raquel Castro

1.2.3 Ultrassom de alta frequência, 105
Elisa de Oliveira Barcaui

1.3 Nevos Halo, 109

1.3.1 Dermatoscopia, 109
Tania Munhoz

1.3.2 Microscopia confocal, 110
Tania Munhoz

1.4 Lesões Spitzoides, 113

1.4.2 Dermatoscopia , 114

Carlos Baptista Barcaui

1.4.3 Microscopia confocal , 114

Carlos Baptista Barcaui

1.5 Melanoma in Childhood and Adolescence: Epidemiology, Risk Factors and Diagnosis, 123

Dafi Porat, MD | Tal Dahan, MD | Alon Scope, MD

1.5.1 Epidemiology, 123

1.5.2 Risk factors, 123

1.5.3 Clinical Presentation, 123

1.5.4 Dermoscopic Features, 124

1.5.5 Reflectance Confocal Microscopy, 124

Tradução do artigo acima

1.5 Melanoma na Infância e Adolescência: Epidemiologia, Fatores de Risco e Diagnóstico, 128

1.5.1 Epidemiologia, 128

1.5.2 Fatores de risco, 128

1.5.3 Apresentação clínica, 129

1.5.4 Características dermatoscópicas, 129

1.5.5 Microscopia confocal de reflectância, 129

2. ADULTO, 133

2.1 Nevos Melanocíticos, 133

2.1.3 Dermatoscopia , 134

Ana Maria Fagundes Sortino

2.1.4 Microscopia confocal, 135
Ana Maria Fagundes Sortino

2.2 Nevos Atípicos, 159

2.2.2 Dermatoscopia, 159
Bianca Costa Soares de Sá

2.2.3 Microscopia confocal, 163
Raquel Castro

2.3 Nevos e Melanoma em Áreas Especiais – Unhas e Mucosa, 172

2.3.1 Dermatoscopia de unha e mucosas, 172
Sergio Hirata

2.3.2 Microscopia confocal de mucosa, 189
Ana Carolina Porto

2.3.3 Ultrassom de Alta Frequência da unha, 192
Elisa de Oliveira Barcaui

2.4 Nevos e Melanoma em Áreas Especiais – Couro Cabeludo, 195

2.4.1 Dermatoscopia, 195
Ana Carolina Porto

2.4.2 Microscopia confocal, 196
Ana Carolina Porto

2.5 Gestação, 202

2.5.1 Dermatoscopia, 202
Renato Marchiori Bakos

2.5.2 Microscopia confocal, 205
Lílian Licarião Rocha

2.6 Nevos em Crescimento, 208

2.6.1 Dermatoscopia, 208

Ana Flávia A. Moraes, 194

2.6.2 Microscopia confocal, 209

Ana Flávia A. Moraes

2.7 Melanoma, 216

2.7.1 Dermatoscopia, 216

Francisco Macedo Paschoal

2.7.2 Microscopia confocal, 226

Juliana Casagrande | Gisele Rezze

2.7.3 Ultrassonografia de alta frequência, 232

Ivana Lameiras Gibbons | Almir Galvão Vieira Bitencourt

2.8 Melanoma em Pele com Fotodano Extrafacial, 236

2.8.1 Dermatoscopia, 236

Joao Avancini | Lilian Rocha

2.8.2 Microscopia confocal, 237

Joao Avancini | Lilian Rocha

2.9 Nevo e Melanoma na Região Palmo-Plantar, 243

2.9.1 Dermatoscopia, 243

Renato Hikawa

3. FACE, 251

3.1 Lesões Pigmentadas Isoladas da Face e Seus Diagnósticos Diferenciais, 251

3.1.1 Dermatoscopia, 251
Mauricio Mendonça | Lilian Rocha | Fernanda Mendes

3.1.2 Microscopia confocal, 261
Lilian Rocha | Mauricio Mendonça

4. LESÕES NÃO MELANOCÍTICAS, 271

4.1 Queratose Seborreica, Dermatofibroma e Hemangioma, 271

4.1.1 Dermatoscopia, 271
Adriana Pessoa Mendes Eris

4.1.2 Microscopia confocal, 290
Maria Viviane Lócio | Joyce Gouvêa Freire

4.1.3 Ultrassom de alta frequência nos hemangiomas, 300
Mariana Carvalho Costa

4.2 Carcinoma Basocelular, 304

4.2.1 Dermatoscopia, 304
Juliana Arêas de Souza Lima Beltrame Ferreira

4.2.2 Microscopia confocal, 315
Juliana Arêas de Souza Lima Beltrame Ferreira

4.2.3 Tomografia de coerência óptica no carcinoma basocelular, 321
Elimar Elias Gomes

4.2.4 Ultrassom de alta frequência, 327
Elisa de Oliveira Barcaui

4.3 Queratose actínica e carcinoma espinocelular, 333

4.3.1 Dermatoscopia, 333
Cristina Martinez Zugaib Abdalla

4.3.2 Microscopia confocal, 334
Cristina Martinez Zugaib Abdalla

5. AVALIAÇÃO DAS LESÕES ROSADAS, 347

5.1 Lesões Rosadas e Seus Diagnósticos Diferenciais, 347

5.1.1 Dermatoscopia , 347
Priscila Ishioka | Marcus Maia

5.1.2 Microscopia confocal, 348
Priscila Ishioka | Marcus Maia

6. MAPEAMENTO CORPORAL TOTAL E DERMATOSCOPIA DIGITAL, 361

6.1 Indicações e Princípios Técnicos, 361

6.1.2 Seguimentos de curto e longo prazo, 362
Bianca Costa Soares de Sá

6.1.3 Microscopia confocal como técnica complementar , 368
Tania Munhoz

7. TUMORES DE PARTES MOLES BENIGNOS E MALIGNOS, 375
Luciana Carmen Zattar

7.1 Lipomatosos ou adiposos, 376

7.2 Fibroblásticos/miofibroblásticos, 376

7.3 Fibro-histiocíticos, 377

7.4 Músculo liso, 377

7.5 Pericíticos/perivasculares, 377

7.6 Músculo estriado , 377

7.7 Vascular , 377

7.8 Condro-ósseos, 378

7.9 Estromais gastrointestinais (GIST), 378

7.10 Tumor de bainha neural, 378

7.11 Diferenciação incerta, 378

7.12 Sarcomas indiferenciados de células pequenas e redondas, 379

8. MICROSCOPIA CONFOCAL EX VIVO, 389

8.1 Técnica e Princípios Básicos, 389
Javiera Pérez-Anker

8.2 Uso na Prática Clínico-Cirúrgica, 390
Javiera Pérez-Anker

9. AVALIAÇÃO E SEGUIMENTO PÓS-TRATAMENTO NÃO CIRÚRGICO DE TUMORES CUTÂNEOS, 395
Marco Antônio de Oliveira

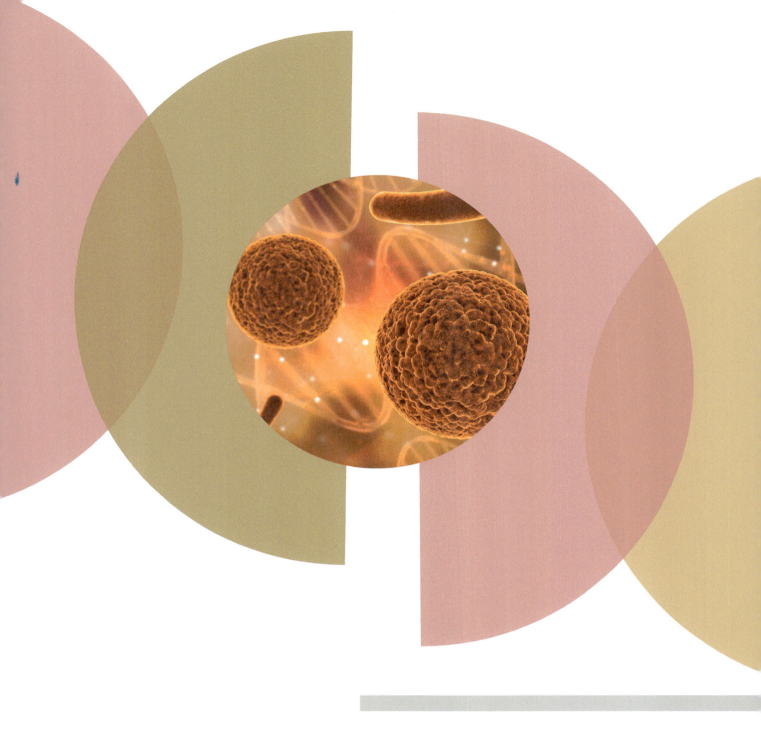

INTRODUÇÃO
DESCRIÇÃO DOS APARELHOS E PRINCÍPIOS TÉCNICOS

Aspectos Básicos da Dermatoscopia

Guilherme Gadens

A dermatoscopia é uma consagrada ferramenta auxiliar, não invasiva, no diagnóstico dermatológico. Por meio da utilização do dermatoscópio, equipamento composto essencialmente por uma fonte de iluminação e lentes de aumento, possibilita uma visualização mais profunda das características de uma lesão cutânea, uma vez que aumenta a acurácia diagnóstica tanto em lesões pigmentadas como não pigmentadas, quando comparada à avaliação a olho nu.[1,2]

Ao observarmos uma determinada lesão a olho nu (Figura 1.1A), ou até mesmo com o auxílio de uma simples lupa, conseguimos observar apenas as estruturas mais superficiais que a compõem. Isto ocorre porque o índice de refração da camada córnea, que é a mais superficial da nossa pele, é superior (aproximadamente 1,55) ao do ar (1,0), o que faz com que a maior parte da luz seja refletida já ao atingi-la, de modo a originar um brilho superficial e o ofuscamento dos poucos feixes luminosos que conseguiram atingir camadas mais profundas.[3] Esta dificuldade pode ser superada com o auxílio da dermatoscopia, que pode ser realizada de forma não polarizada ou polarizada.

A dermatoscopia não polarizada foi a primeira a ser adotada e utilizada. Nela, há a necessidade do emprego de algum fluido de imersão sobre a pele, e do posterior contato da lente do aparelho a este meio líquido. Sabemos que a propagação da luz é otimizada em meios com índices refrativos semelhantes. Como o índice de refração desta interface líquida é bastante próximo ao da lente do dermatoscópio (cerca de 1,52), assim como ao da camada córnea, há uma melhor penetração da luz, o que reduz os reflexos superficiais e permite uma maior visualização de estruturas mais profundas (Figura 1.1B). Ainda assim, há uma limitação da profundidade observada, restringindo-se principalmente às outras camadas da epiderme e à junção dermoepidérmica. Diferentes líquidos podem ser adotados com este objetivo. Em virtude da sua ampla

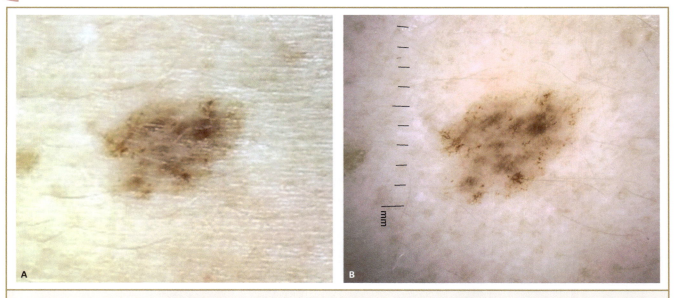

Figura 1.1 A. Nevo melanocítico observado a olho nu. B. Mesma lesão observada com o auxílio de uma interface líquida e com o uso de um dermatoscópio não polarizado.

disponibilidade, álcool em gel 70% é o mais utilizado, com estudos que demonstram eficácia satisfatória e baixa formação de bolhas.[4] Gel para ultrassom pode ser particularmente útil em avaliações próximas aos olhos e outras mucosas, em virtude da sua composição não alcoólica, assim como em lesões ungueais, pela sua maior viscosidade e menor dispersão na lâmina ungueal (superfície lisa e convexa).

A dermatoscopia polarizada foi adotada posteriormente e, por facilitar o exame dermatoscópico ao dispensar o contato do aparelho com a pele, tem sido a tecnologia mais utilizada atualmente. Funciona por meio do emprego de dois filtros polarizadores usados de forma perpendicular,[5] técnica conhecida como polarização cruzada (*cross-polarization*). O primeiro deles, situado logo após a fonte emissora de luz, transforma os feixes luminosos, que normalmente se propagam em todos os planos, num plano único, o que é a luz polarizada (por definição). Já o segundo filtro desempenha o seu papel após a luz polarizada ter atingido a lesão e ter sido refletida. Como ele é perpendicular ao primeiro filtro, permite a passagem apenas dos feixes que sofreram mudança no seu direcionamento, o que ocorre somente naqueles que atingiram camadas mais profundas. Os feixes refletidos já na superfície tendem a manter o seu direcionamento, sendo bloqueados pelo segundo filtro polarizador (Figura 1.2). Assim, a dermatoscopia polarizada permite uma melhor visualização das estruturas mais profundas (junção dermoepidérmica e derme superficial), mas perde definição na avaliação de estruturas superficiais. Pode ser empregada sem ou com contato com a pele, inclusive com a utilização de interface líquida.

Compreender os princípios básicos de ambas as tecnologias é fundamental para o entendimento das diferenças observadas entre elas. De maneira resumida, podemos dizer que a dermatoscopia não polarizada visualiza melhor estruturas mais superficiais, ao passo que a dermatoscopia polarizada identifica melhor estruturas mais profundas (e perde definição nas camadas mais superficiais). Assim, pseudocistos córneos e pseudoaberturas foliculares, por exemplo, por estarem situadas muito superficialmente, são mais bem identificadas com o uso da dermatoscopia não polarizada (Figura 1.3A) do que na polarizada (Figura 1.3B). Por outro lado, na avaliação dos padrões vasculares, por dispensar o contato e proporcionar menor compressão, assim como alcançar com maior facilidade a derme papilar, a avaliação polarizada apresenta maior nitidez.[6] Inúmeras outras situações podem apresentar diferenças entre as tecnologias (Tabela 1.1). Estas disparidades podem, inclusive, influenciar a acuidade diagnóstica e nível de confiança dos examinadores.[7]

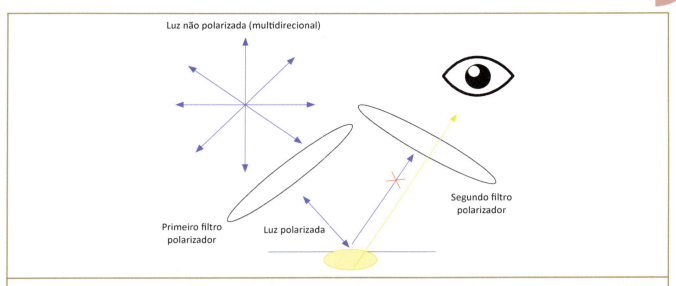

Figura 1.2 Dermatoscopia polarizada. Mecanismo de polarização cruzada. O primeiro filtro polarizador converte a luz multidirecional em luz polarizada (unidirecional). O segundo bloqueia os feixes mais superficiais e permite apenas a passagem dos feixes que atingiram camadas mais profundas.

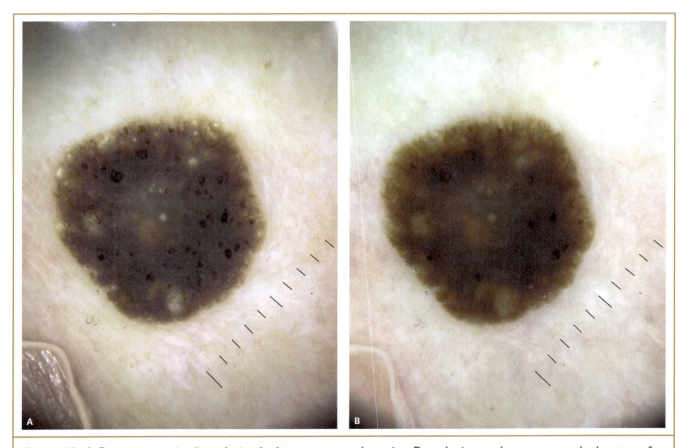

Figura 1.3 A. Dermatoscopia não polarizada de queratose seborreica. Pseudocistos córneos e pseudoaberturas foliculares nítidas. B. Dermatoscopia polarizada: estruturas ainda identificáveis, porém menos evidentes.

Tabela 1.1 Principais diferenças entre a dermatoscopia não polarizada e polarizada (assinaladas em negrito as características consideradas positivas).

Diagnóstico ou estrutura dermatoscópica	Dermatoscopia não polarizada (DNP)	Dermatoscopia polarizada (DP)
Pseudocistos córneos e pseudoaberturas foliculares	**Facilmente identificáveis**	Por representarem estruturas muito superficiais, são visualizadas com dificuldade
Padrão vascular	Necessita ser realizada sob pouca compressão para visualização	Exame sem contato é preferível (menor compressão). Mesmo quando realizado com contato, é superior à DNP
Pontos azul-acinzentados (*peppering*)	**Estrutura originada pela presença de incontinência de pigmento melânico na derme superficial. A pior visualização pela DNP nesta profundidade resulta em pontos pouco nítidos e com cor acinzentada, justamente o aspecto clássico do *peppering***	A melhor definição da DP para estruturas mais profundas, neste caso, dificulta a identificação, pois a clássica coloração azul-acinzentada é perdida (os pontos tendem a apresentar coloração marrom)
Nevo azul	**A pouca definição obtida pela DNP das células névicas mais profundas produz a coloração azulada homogênea característica**	A melhor visualização de estruturas profundas resulta na presença de tons acastanhados associados, o que pode dificultar a avaliação
Véu azul-esbranquiçado	**A coloração característica (influenciada por alterações epidérmicas superficiais, como ortoqueratose e acantose, além de incontinência de pigmento melânico na derme superficial) é melhor identificada**	Pode ser visualizado, porém de maneira menos nítida
Estruturas cristalinas: estrias ("crisálidas") e áreas branco-brilhosas, rosetas etc.	Não são visualizadas na DNP (diferença significativa, pois a identificação dessas estruturas é importante em inúmeros diagnósticos)	**Só podem ser identificadas pela DP**
Cores	Facilmente identificadas, porém em tons menos nítidos do que na DP	**Os diferentes tons relacionados à presença de melanina são mais perceptíveis. Áreas avermelhadas (geralmente relacionadas às alterações vasculares) são melhor visualizadas**

Fonte: Desenvolvida pela autoria.

O fato de não observarmos uma superioridade absoluta entre as tecnologias permite-nos concluir que, idealmente, aparelhos que permitam tanto a avaliação polarizada como não polarizada no mesmo equipamento são os mais indicados. Esses equipamentos são denominados híbridos. Ao realizarmos uma avaliação com imersão, por exemplo, podemos mudar de uma tecnologia para outra, observando com facilidade as diferenças entre ambas. Isto é útil tanto no processo de aprendizagem da dermatoscopia como na definição diagnóstica. Ao suspeitarmos da presença de estrias branco-brilhosas ("crisálidas"), por exemplo (Figura 1.4A), sabendo serem estruturas apenas visíveis sob luz polarizada, o desaparecimento das mesmas ao ativarmos a iluminação não polarizada (Figura 1.4B) confirma a nossa hipótese e facilita o diagnóstico. Os equipamentos que funcionam exclusivamente com luz não polarizada estão cada vez mais em desuso. A necessidade de um meio líquido e contato com a pele em todas as situações, torna o exame menos prático e consome mais tempo. Outro ponto negativo importante é a impossibilidade do reconhecimento das estruturas cristalinas, fundamentais em algumas situações para o correto diagnóstico. Já os equipamentos apenas com luz polarizada não terão os benefícios da comparação entre as tecnologias, nem tampouco a melhor observação das camadas mais superficiais, mas possibilitam o reconhecimento de todas as estruturas dermatoscópicas existentes.

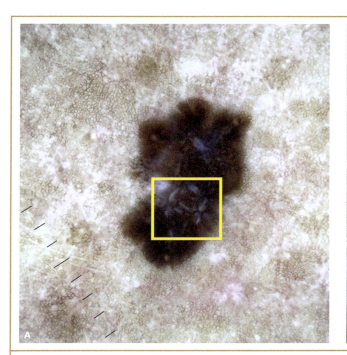 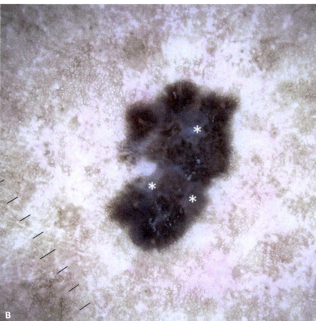

Figura 1.4 A. Estrias branco-brilhosas ou "crisálidas" (quadrado amarelo) observadas com luz polarizada em melanoma extensivo superficial (Breslow 0,5mm). B. Desaparecimento dessas estruturas na dermatoscopia não polarizada. Por outro lado, a área de véu azul-esbranquiçado (*) se destaca.

Pontos-chave

- A dermatoscopia melhora a acurácia diagnóstica tanto de lesões melanocíticas como não melanocíticas, quando comparada à avaliação a olho nu.
- Pode ser realizada com luz não polarizada ou polarizada.
- Dermatoscopia não polarizada visualiza melhor estruturas mais superficiais.
- Dermatoscopia polarizada dispensa a necessidade de contato e visualiza melhor estruturas mais profundas.

Referências

1. Rosendahl C, Tschandl P, Cameron A, Kittler H. Diagnostic accuracy of dermatoscopy for melanocytic and nonmelanocytic pigmented lesions. Journal of the American academy of dermatology. 2011;64(6):1068-73. doi: 10.1016/j.jaad.2010.03.039.

2. Sinz C, Tschandl P, Rosendahl C, Akay BN, Argenziano G, Blum A, et al. Accuracy of dermatoscopy for the diagnosis of nonpigmented cancers of the skin. Journal of the American Academy of Dermatology. 2017;77(6):1100-9. doi: 10.1016/j.jaad.2017.07.022.

3. Pan Y, Gareau DS, Scope A, Rajadhyaksha M, Mullani NA, Marghoob AA. Polarized and nonpolarized dermoscopy: the explanation for the observed differences. Archives of dermatology, 2008;144(6):828-9. doi: 10.1001/archderm.144.6.828.

4. Gewirtzman AJ, Saurat JH, Braun RP. An evaluation of dermoscopy fluids and application techniques. The British journal of dermatology. 2003;149(1):59-63. doi: 10.1046/j.1365-2133.2003.05366.x.

5. Hanlon KL. Cross-polarised and parallel-polarised light: viewing and photography for examination and documentation of biological materials in medicine and forensics. Journal of visual communication in medicine. 2018;41(1):3-8. doi: 10.1080/17453054.2018.1420418.

6. Benvenuto-Andrade C, Dusza SW, Agero ALC, Scope A, Rajadhyaksha M, Halpern AC, et al. Differences between polarized light dermoscopy and immersion contact dermoscopy for the evaluation of skin lesions. Archives of Dermatology. 2007;143(3). doi: 10.1001/archderm.143.3.329.

7. Wang SQ, Dusza SW, Scope A, Braun RP, Kopf AW, Marghoob AA. Differences in dermoscopic images from nonpolarized dermoscope and polarized dermoscope influence the diagnostic accuracy and confidence level: a pilot study. Dermatologic Surgery. 2008;34:1389-95. doi: 10.1111/j.1524-4725.2008.34293.x.

Aspectos Básicos da Microscopia Confocal *In Vivo*

Raquel Castro

Atualmente, diversas tecnologias estão disponíveis para auxiliar a avaliação e diagnóstico das lesões cutâneas, como o ultrassom, a microscopia confocal *in vivo* (MC), a microscopia confocal *ex vivo*, a ressonância magnética, a espectroscopia e a tomografia de coerência óptica.

A MC representa uma oportunidade única no exame não invasivo da pele sem a necessidade de utilização dos marcadores fluorescentes ou corantes teciduais, sendo possível a avaliação morfológica em nível celular e nuclear na pele humana *in vivo*.[1]

O contraste das imagens confocais ocorre devido às variações naturais do índice de refração, das organelas e microestruturas nas diferentes camadas da pele.

A ceratina epidérmica, por exemplo, apresenta diferentes índices de refração, a depender do estado de diferenciação do ceratinócito[2] (Figura 1.5).

A pigmentação melânica na epiderme tem um índice de refração ainda maior do que os ceratinócitos e, na MC, aparece como uma coloração branca e brilhante.[3]

Além dos ceratinócitos epidérmicos e dos melanócitos, a microscopia confocal permite também a visualização dos eritrócitos e leucócitos dos capilares da papila dérmica e bandas de colágeno na derme e apresenta correlação com os achados dermatoscópicos e histopatológicos.[2]

As imagens obtidas pela MC são conseguidas em planos paralelos à pele, diferentemente dos cortes histológicos convencionais que são perpendiculares e, por esta razão, a correlação entre estes dois métodos pode ser considerada um desafio[4] (Figura 1.6).

A profundidade da imagem é limitada a cerca de 200 µm, que atinge a derme papilar. No entanto, essa profundidade rotineiramente inclui e permite o exame da junção dermoepidérmica (JDE), que geralmente está em profundidades de 50 a 150 µm. Para dermatologistas e patologistas, a JDE é de grande interesse, pois quase

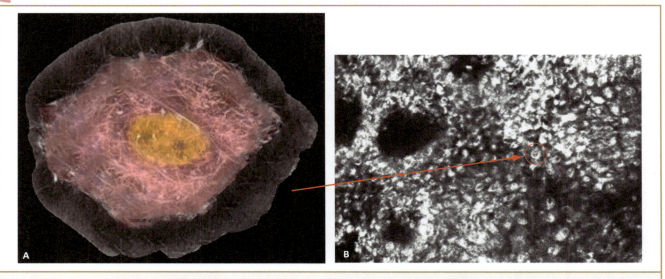

Figura 1.5 A imagem da MC é obtida devido ao contraste proporcionado por diferenças no índice de refração das organelas e de outras microestruturas. A. Imagem representativa de um ceratinócito (colorido artisticamente). B. O círculo vermelho mostra um ceratinócito na MC. (Rajadhyaksha et al., J Invest Dermatol 1995; 104:946-52).

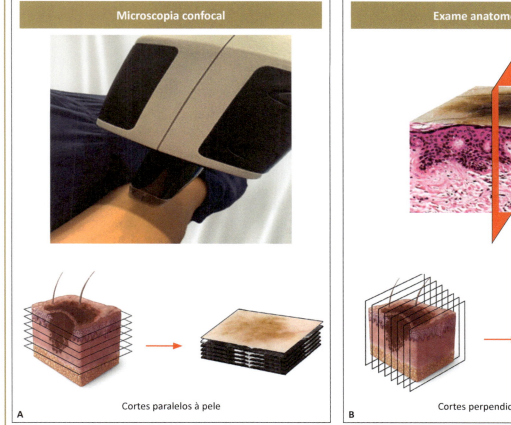
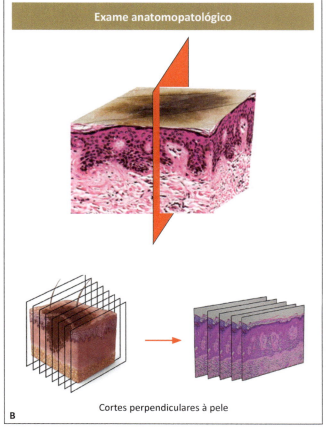

Figura 1.6 Imagem esquemática que compara os planos de visão observados na dermatoscopia, na microscopia confocal e na histopatologia. A. As imagens da MC são em cortes paralelos à superfície da pele. B. Na avaliação histopatológica convencional, os cortes são perpendiculares à pele.

todos os cânceres de pele se originam e se espalham a partir da camada basal.[5] Entretanto, este limite de profundidade pode dificultar a visualização de estruturas de interesse para avaliação de tumores em áreas especiais, como superfície palmo-palmar, lesões espessas, hiperceratóticas e ulceradas.

O resultado da análise das imagens depende de uma longa curva de aprendizado, porém, para médicos treinados, é uma ferramenta sensível e específica para detecção precoce de melanomas e de outros tumores cutâneos. As principais indicações atuais do exame são: avaliação isolada de lesões melanocíticas duvidosas, investigação de lesões pigmentadas ou não pigmentadas suspeitas de câncer de pele e delimitação de margens de tumores pré-cirúrgica ou seguimento pós-tratamento.

Realização do exame e princípios físicos

O aparelho de microscopia confocal possui dois *probes*, o Vivascope® 1500 acompanhado da Vivacam (imagem dermatoscópica), e o Vivascope ® 3000 (handheld), que emitem uma luz proveniente de um *laser* de diodo (comprimento de luz de 830nm – *near infrared laser*), de baixa potência (ao redor de 40 mW), com comprimento de onda próximo ao infravermelho (800 a 1064 nm) (Figura 1.7). O exame é indolor e não invasivo, sem danos teciduais.

Para a realização do exame pelo Vivascope® 1500, seleciona-se a lesão cutânea para ser avaliada. Sobre ela é aplicado um adesivo transparente descartável para acoplar a lente do aparelho, com a utilização de um óleo na interface entre o adesivo e a pele. O microscópio confocal possui um braço articulado que permite um melhor encaixe ao adesivo. Utiliza-se também um gel na interface entre o adesivo e a lente do microscópio contida na extremidade do braço articulado, para obtenção de uma imagem com melhor qualidade (Figura 1.8).

Com a utilização do adesivo, a pele torna-se estável lateralmente e permite que a lente se movimente para que toda a lesão seja

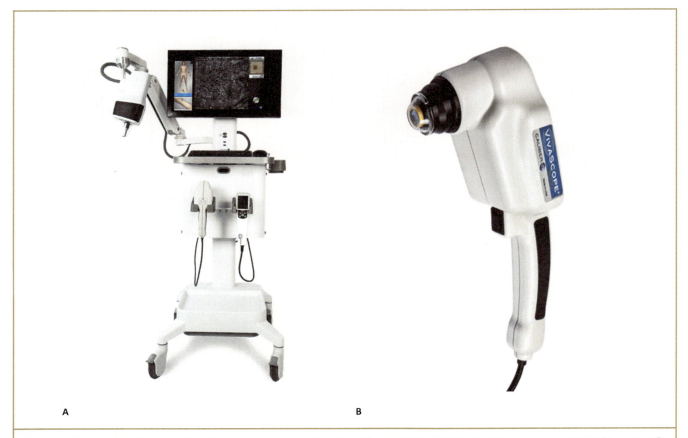

Figura 1.7 Imagem do aparelho de microscopia confocal A. Vivascope® 1500 e B. Vivascope ® 3000 (*handheld*), disponível em https://www.vivascope.de.

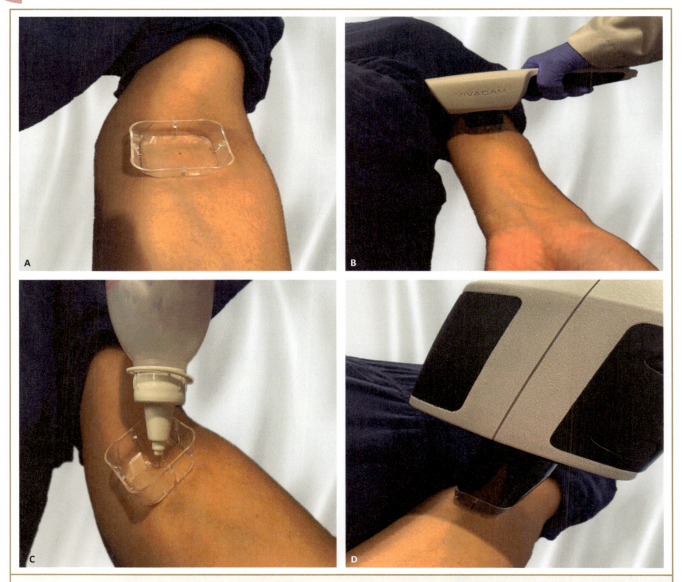

Figura 1.8 As imagens ilustram os passos mais importantes para a realização do exame com o aparelho Vivascope® 1500. A. Plástico adesivo fixado à pele (a aplicação do meio de imersão, geralmente óleo, é realizada antes de fixá-lo à pele). B. Aquisição da imagem dermatoscópica pela Vivacam. C. Adicionar gel de ultrassom ao plástico adesivo. D. Acoplar a lente do microscópio ao plástico adesivo.

examinada. A luz do *laser* incide sobre uma pequena área da lesão de interesse e é refletida e dispersada devido às variações no índice de refração de organelas e estruturas teciduais, o que resulta no contraste das imagens. A luz refletida e dispersada atravessa novamente a lente objetiva e alcança a abertura seletiva (*pinhole*) que impede a passagem da luz fora do foco (*out of focus*). A confocalidade do microscópio é proveniente, basicamente, do diâmetro da abertura seletiva (*pinhole*) que determina a resolução axial. Quanto menor a abertura, maior é a qualidade da imagem[7] (Figura 1.9).

O MC utiliza uma lente objetiva com aumento de 30 vezes, com abertura de 0,9NA. A imagem é obtida em planos, orientados paralelamente à superfície da pele com corte óptico de 2 a 5 μm e resolução de 0,5 a 1,0 μm. A imagem visualizada da epiderme e da derme papilar subjacente em pequenos campos de visão é de 0,5 × 0,5 mm2. Em qualquer profundidade de interesse, as imagens são capturadas em sequência,

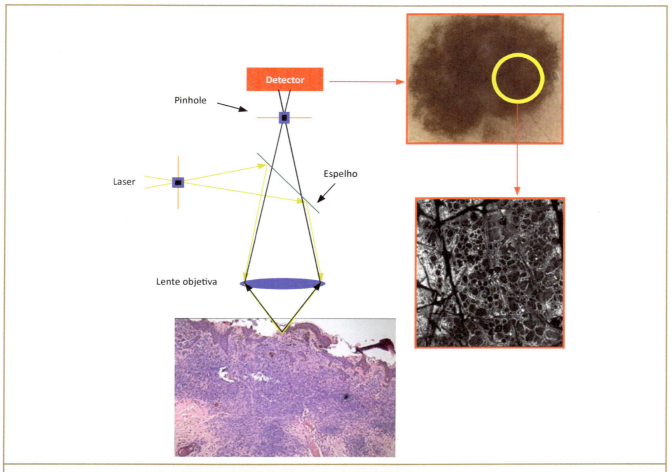

Figura 1.9 Ilustração esquemática dos princípios físicos do microscópio confocal.

de modo a formar uma imagem total como um mosaico com visualização panorâmica da lesão.

Os mosaicos possuem área de até 8 × 8 mm², que podem ser selecionados a depender do tamanho da lesão e área dermatoscópica de interesse (tendo como referência a imagem dermatoscópica da VivaCam)[8] (Figura 1.10).

O MC também pode produzir imagens verticais (Z *stacks*). A imagem em profundidade é realizada pela aquisição de uma sequência de imagens desde a superfície até a profundidade (desde a camada córnea até a derme papilar)[7] (Figura 1.11).

O MC ainda possui o Vivascope® 3000, um transdutor menor com *design* compacto e portátil. É especialmente flexível quando se trata de locais de imagem desafiadores, e pode ser aplicado em áreas irregulares da pele, especialmente na face, nariz, orelhas e outras regiões de difícil acesso. O Vivascope® 3000 possui imagem individual de 750 μm x 750 μm, sendo possível apenas realizar as imagens verticais (Z *stacks*). Ele pode complementar o exame do Vivascope® 1500 e pode ser utilizado isoladamente para avaliar margens cirúrgicas do lentigo maligno e carcinoma basocelular com excelente correlação anatomoclínica.[9,10] (Figura 1.12).

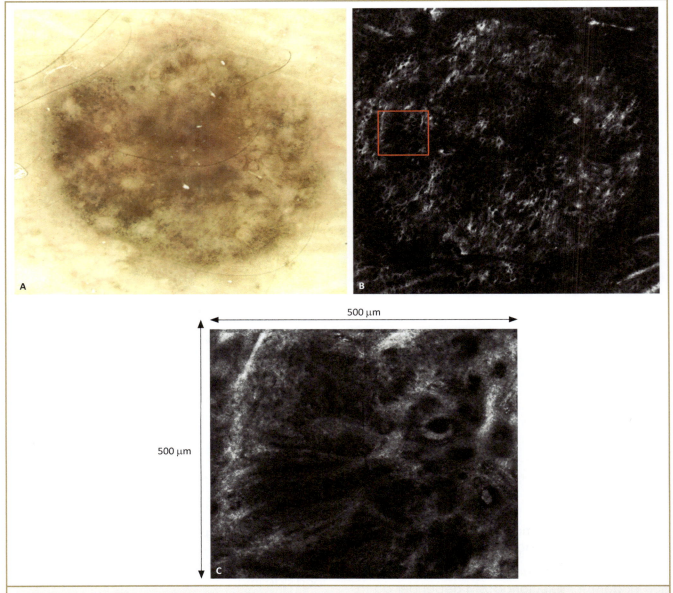

Figura 1.10 Ilustração do exame de MC realizado pelo Vivascope® 1500. A. Imagem dermatoscópica obtida pela Vivacam. B. Imagem em mosaico 8 x 8 mm2 (MC), observa-se a excelente correlação entre a imagem dermatoscópica e a imagem da microscopia confocal, quadrado vermelho *zoom* para a foto C. Imagem individual de 500 µm X 500 µm.

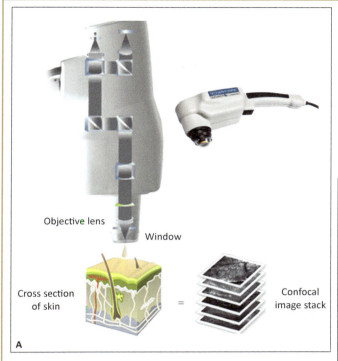
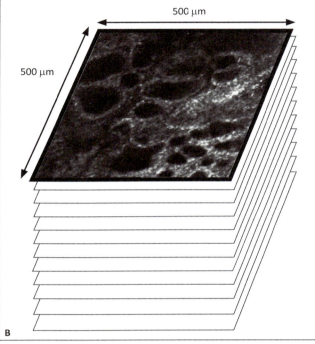

Figura 1.11 Resumo da captura das imagens por Z *stacks*. A. Imagem dos dois probes Vivascope® 1500 e Vivascope® 3000, disponível em https://www.vivascope.de. B. Esquema de Z *stacks*. Sequência de imagens individuais de 500 μm x 500 μm capturadas em diferentes profundidades, que podem ser selecionadas manualmente.

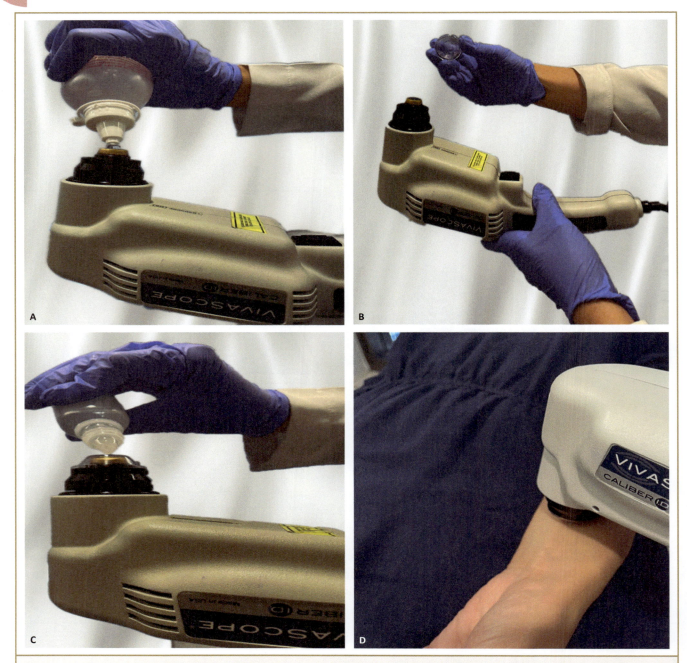

Figura 1.12 As imagens ilustram os passos mais importantes para a realização do exame com o aparelho Vivascope® 3000. A. Adicionar gel de ultrassom à lente do aparelho. B. Fixar a lente de acrílico . C. Aplicação do meio de imersão (geralmente óleo) na lente. D. Acoplar a lente do microscópio à lesão a ser examinada, disponível em https://www.vivascope.de.

Pontos-chave

◖ A microscopia confocal in vivo representa uma oportunidade única no exame não invasivo da pele.

◖ É uma ferramenta sensível e específica para detecção precoce de melanomas e de outros tumores cutâneos.

◖ Possui amplas aplicações, o que auxilia no diagnóstico dos tumores cutâneos, de modo a realizar mapeamento de margem do tumor, monitoramento da resposta a tratamentos clínicos ou cirúrgicos e estudo fisiopatológico de processos inflamatórios.

Referências

1. Rajadhyaksha M, Gonzalez S, Zavislan JM. Detectability of contrast agents for confocal reflectance imaging of skin and microcirculation. J Biomed Opt. 2004;9:323-31.

2. Rajadhyaksha M, Grossman M, Esterowitz D, Webb RH, Anderson RR. In vivo confocal scanning laser microscopy of human skin: melanin provides strong contrast. J Invest Dermatol. 1995;104:946-52.

3. Rajadhyaksha M, Gonzalez S, Zavislan JM, Anderson RR, Webb RH. In vivo confocal laser microscopy of human skin II: advances in instrumentation and comparison with histology. J Invest Dermatol. 1999;113:293-303.

4. Langley RG, Rajadhyaksha M, Dwyer PJ, et al. Confocal scanning laser microscopy of benign and malignant melanocytic skin lesions in vivo. J Am Acad Dermatol. 2001;45:365-76.

5. Rajadhyaksha M, Marghoob A, Rossi A, Halpern AC, Nehal KS. Reflectance confocal microscopy of skin in vivo: from bench to bedside. Lasers Surg Med. 2017;49(1):7-19.

6. Hashemi P, Pulitzer MP, Scope A, Kovalyshyn I, Halpern AC, Marghoob AA. Langerhans cells and melanocytes share similar morphologic features under in vivo reflectance confocal microscopy: a challenge for melanoma diagnosis. J Am Acad Dermatol. 2012;66:452-62.

7. Rajadhyaksha M. Confocal microscopy of skin cancers: translational advances toward clinical utility. Conf Proc IEEE Eng Med Biol Soc. 2009;2009:3231-3.

8. Nehal KS, Gareau D, Rajadhyaksha M. Skin imaging with reflectance confocal microscopy. Semin Cutan Med Surg. 2008;27:37-43.

9. Castro RP, Stephens A, Fraga-Braghiroli NA, Oliviero MC, Rezze GG, Rabinovitz H, et al. Accuracy of in vivo confocal microscopy for diagnosis of basal cell carcinoma: a comparative study between handheld and wide-probe confocal imaging. J Eur Acad Dermatol Venereol. 2015;29(6):1164-9.

10. Star P; Guitera P. Lentigo maligna, macules of the face, and Lesions on sun-damaged skin: confocal makes the difference. Derrmatol Clin. 2016;34(4):421-9.

Aspectos Básicos da Tomografia de Coerência Óptica

Elimar Elias Gomes

A tomografia de coerência óptica (OCT - *Optical Coherence Tomography*) é uma técnica de diagnóstico por imagem que fornece imagens da morfologia dos tecidos biológicos *in vivo* e em tempo real com micro resolução.[2] As tecnologias de diagnóstico por imagem diferem entre si pela resolução máxima das imagens e a profundidade de penetração na pele, a tomografia de coerência óptica pode alcançar uma profundidade de 1000µm com uma resolução de 7,5 a 15 µm, a depender do índice de refração e da propriedade de dispersão do tecido e da tecnologia do equipamento.[6]

Descrita inicialmente por Fercher *et al.* (1988)[1] e Huang *et al.* (1991)[4] para investigação dos tecidos dos olhos humanos, a tomografia de coerência óptica baseia-se no princípio da interferometria de Michelson e tem funcionamento análogo ao ultrassom, porém, os pulsos de ultrassom são substituídos por uma fonte de luz com comprimento de onda de 1300nm próxima ao infravermelho. A luz é dividida em dois feixes pelo interferômetro. Um feixe vai em direção a um espelho (feixe referência) e o outro incide sobre a pele (feixe amostral). O interferômetro compara o sinal proveniente da amostra com o sinal referência e o processamento matemático das diferenças resulta em uma imagem de alta qualidade. Este sistema óptico permite a obtenção de imagens em duas e/ou três dimensões, perpendiculares em relação à superfície cutânea, semelhantes à histologia e sem causar danos ao paciente.[8]

As imagens obtidas são em preto e branco e a variação de densidade e reflexividade das diferentes estruturas e camadas da pele possibilita a diferenciação entre elas. Alguns tecidos podem aparecer mais brancos (hiperreflexos), como os tecidos ricos em colágeno e os queratinócitos, ou mais escuros (hiporreflexos), como as células da camada basal e a queratina lamelar. Os fluidos e o ar, por não refletirem a luz, aparecem enegrecidos (arreflexos).

Para a interpretação do exame de tomografia de coerência óptica, é importante conhecer a aparência típica da pele normal nas diferentes regiões anatômicas.[9] As imagens apresentam pequenas variações, a depender principalmente da topografia, idade do paciente e presença de dano actínico.

Na Figura 1.13, no sentido vertical, o primeiro meio é de coloração preta, que equivale a interface de ar entre o aparelho e a pele. A primeira estrutura observada é um linha hiperreflexa, quase branca, que corresponde à linha de transição entre o ar e a pele; trata-se de um artefato e não tem correspondência anatômica. A seguir, é possível a visualização da epiderme, que se mostra como uma camada linear homogênea com um granulado grosso acinzentado e hiporreflexo (mais escuro) em relação à derme. A transição dermoepidérmica é bem marcada por uma linha hiperreflexa que corresponde ao início da derme e, algumas vezes, é possível observar uma faixa linear hiporreflexa que corresponde à camada basal. A derme papilar apresenta-se como uma faixa hiperreflexa (mais branca quando comparada às estruturas vizinhas) relativamente homogênea. Segue-se, finalmente, a derme reticular, estrutura em faixa hiporreflexa em relação às camadas superiores que gradativamente perde sinal e desaparece, sendo substituída por um área escura na parte inferior da figura na qual não é possível observar nenhuma estrutura.[6] Na derme papilar e reticular, é possível a observação de estruturas e anexos da pele normal.[3,10] Os vasos sanguíneos são visualizados como estruturas lineares ou arredondadas - a depender da incidência do exame em relação ao vaso (sagital ou longitudinal) - de coloração próximo ao preto (arreflexa) localizado abaixo da derme papilar.

A análise da pele da face (Figura 1.14) e couro cabeludo de um paciente adulto apresenta as maiores dificuldades de interpretação das imagens. Isto se deve, principalmente, à menor definição da transição dermoepidérmica pela presença de grande densidade de folículos pilosos e glândulas sebáceas.[5] Os folículos pilosos são vistos como estruturas arredondadas ou ovoides hiporreflexas em relação às estruturas adjacentes situadas na derme reticular que, no decorrer do exame, apresentam-se verticalizadas em contato com a derme papilar e epiderme. As glândulas sebáceas são vistas como estruturas arredondadas mal delimitadas hiporreflexas em formato de gota, situadas na derme papilar e em sua transição com a derme reticular. São encontradas adjacentes a folículos pilosos. Os pelos são observados como estruturas afiladas que apresentam-se hiperreflexas, situadas superiormente à epiderme.

Na superfície palmo-plantar (Figura 1.15), é possível a visualização de uma espessa camada córnea seguida do aspecto ondulado da transição dermoepidérmica. Os ductos écrinos são facilmente visualizados como pequenas bandas hiperreflexivas empilhadas na camada córnea.[5,10]

Recentemente, uma nova tecnologia foi incorporada à tomografia de coerência óptica, o que possibilita a detecção de movimento nas imagens e tem sido denominado D-OCT (*Dynamic Optical Coherence Tomography*). O algoritmo funciona bem até 0,5mm de profundidade e é ajustado para detectar preferencialmente o movimento do fluxo sanguíneo, e o *software* exibe as áreas de movimento detectadas como sobreposição vermelha na imagem padrão (em escala de cinza), o que permite a reconstrução 3D das redes vasculares. Essa tecnologia abre a possibilidade de avaliar a microvasculatura da pele *in vivo* e diversos estudos têm sido realizados para definir parâmetros que possibilitem diferenciar condições fisiológicas e patológicas.[7]

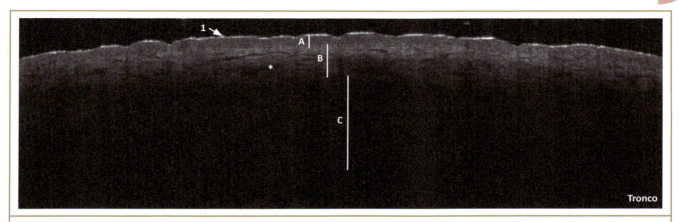

Figura 1.13 Imagem de 6 x 2 mm da tomografia de coerência óptica (Vivosight ®) da pele normal do tronco. A linha hiperreflexa (1) corresponde à linha de interface ar-pele. Observam-se a epiderme (A), a derme papilar (B), a derme reticular (C) e os vasos sanguíneos (*).

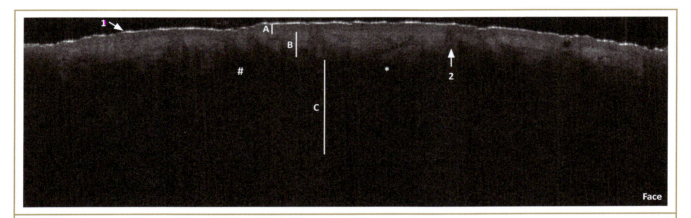

Figura 1.14 Imagem de 6 x 2 mm da tomografia de coerência óptica (Vivosight ®) da pele normal da face. A linha hiperreflexa (1) corresponde à linha de interface ar-pele. Observam-se a epiderme (A), a derme papilar (B), a derme reticular (C), os vasos sanguíneos (*), os folículos pilossebáceos (2) e as glândulas sebáceas (#).

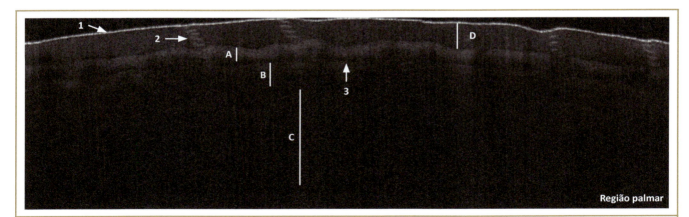

Figura 1.15 Imagem de 6 x 2 mm da tomografia de coerência óptica (Vivosight ®) da pele normal da região palmar. A linha hiperreflexa (1) corresponde à linha de interface ar-pele. Observam-se a epiderme (A), a derme papilar (B), a derme reticular (C), a camada córnea (D), os ductos écrinos (2) e a camada basal da epiderme (3).

Referências

1. Fercher AF, Mengedoht K, Werner W. Eye-length measurement by interferometry with partially coherent light. Optics letters. 1988;13(3):186-8. doi: 10.1364/ol.13.000186.

2. Gambichler T, Orlikov A, Vasa R, Moussa G, Hoffmann K, Stücker M, et al. In vivo optical coherence tomography of basal cell carcinoma. Journal of dermatological science. 2007;45(3):167-73. doi: 10.1016/j.jdermsci.2006.11.012.

3. Gladkova ND, Petrova GA, Nikulin NK, Radenska-Lopovok SG, Snopova LB, Chumakov YP, et al. In vivo optical coherence tomography imaging of human skin: norm and pathology. Skin research and technology: official journal of International Society for Bioengineering and the Skin (ISBS) [and] International Society for Digital Imaging of Skin (ISDIS) [and] International Society for Skin Imaging (ISSI). 2000;6(1):6-16. doi: 10.1034/j.1600-0846.2000.006001006.x.

4. Huang D, Swanson EA, Lin CP, Schuman JS, Stinson WG, Chang W, et al. Optical coherence tomography. Science (New York, N.Y.), 1991;254(5035):1178-81. doi: 10.1126/science.1957169.

5. Mogensen M, Morsy HA, Thrane L, Jemec GB. Morphology and epidermal thickness of normal skin imaged by optical coherence tomography. Dermatology (Basel, Switzerland). 2008;217(1):14–20. doi: 10.1159/000118508.

6. Schmitz L, Reinhold U, Bierhoff E, Dirschka T. Optical coherence tomography: its role in daily dermatological practice. Journal der Deutschen Dermatologischen Gesellschaft = Journal of the German Society of Dermatology: JDDG. 2013 ;11(6): 499-507. doi: 10.1111/ddg.12073.

7. Schuh S, Holmes J, Ulrich M, Themstrup L, Jemec G, De Carvalho N, et al. Imaging Blood Vessel Morphology in Skin: dynamic optical coherence tomography as a novel potential diagnostic tool in dermatology. Dermatology and therapy. 2017;7(2):187-202. doi: 10.1007/s13555-017-0175-4.

8. Thomas MW, Grichnik JM, Izatt JA. Three-dimensional images and vessel rendering using optical coherence tomography. Archives of dermatology. 2007;143(11):1468-9. doi: 10.1001/archderm.143.11.1468.

9. Welzel J, Reinhardt C, Lankenau E, Winter C, Wolff HH. Changes in function and morphology of normal human skin: evaluation using optical coherence tomography. The British journal of dermatology. 2004;150(2):220-5. doi: 10.1111/j.1365-2133.2004.05810.x.

10. Welzel J, Lankenau E, Birngruber R, Engelhardt R. Optical coherence tomography of the human skin. Journal of the American Academy of Dermatology. 1997;37(6):958-63. doi: 10.1016/s0190-9622(97)70072-0.

Aspectos Básicos da Ultrassonografia de Alta Frequência

Ivana Lameiras Gibbons
Almir Galvão Vieira Bitencourt

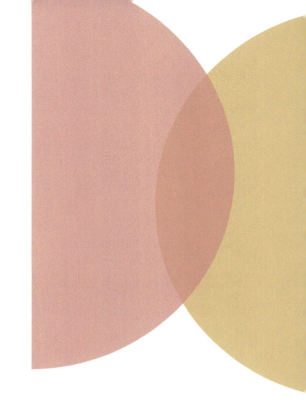

A ultrassonografia é um método de diagnóstico por imagem não invasivo, versátil, de fácil reprodutibilidade e sem riscos para o paciente, que permite a obtenção de imagens em tempo real dos processos benignos e malignos da pele e subcutâneo.[1]

O método ultrassonográfico baseia-se nas propriedades de reflexão das ondas sonoras através dos tecidos. As diferentes estruturas refletem essas ondas de maneira distinta, de acordo com variações em suas características físicas, principalmente elasticidade e densidade, que dependem de diferenças no conteúdo de água, colágeno e queratina. Em outras palavras, pode-se dizer que o som é refletido quando há uma diferença de densidade entre dois meios, o que forma uma superfície refletora, chamada de interface acústica. Esta variação torna a ultrassonografia um excelente método para avaliação de bordas e interface entre diferentes regiões.[2]

O transdutor é o principal componente de um aparelho de ultrassonografia. Ele é composto por cristais piezoelétricos, material responsável pela transformação de energia elétrica em pulsos acústicos dirigidos para o paciente e pela recepção dos ecos refletidos dos tecidos e conversão desses ecos em sinais elétricos. A energia elétrica, após ser processada pelo computador, origina a formação de uma imagem, representada na tela por pontos luminosos, com intensidades variáveis, de acordo com o grau de reflexão das estruturas atravessadas pelo feixe sonoro.[3]

As ondas sonoras interpretadas pelo equipamento de ultrassonografia são a representação das diferentes interfaces acústicas com que elas se deparam quando cruzam diferentes meios. Se a diferença de densidade for pequena, todas as ondas passarão pela interface acústica e nenhum ou pouco eco será produzido (anecoico/ hipoecoico). Por outro lado, se esta diferença for acentuada, os ecos serão intensos (hiperecoicos).[4]

A ultrassonografia bidimensional, modo B, método de escolha na dermatologia, converte as ondas refletidas em intensidades de brilho, o que será traduzido no monitor como imagem em escala de cinza. As imagens obtidas são em seção vertical, e tanto a resolução quanto a penetração variam conforme a frequência da onda sonora dada em mega hertz (MHz).[9] Quanto maior a frequência, maior a resolução e menor a profundidade alcançada (Tabela 1.2) (Figura 1.16).

Tabela 1.2 Frequência do ultrassom, resolução e estruturas visualizadas.

Frequência - MHz	Penetração máxima - mm	Resolução axial máxima (1580 m/s/ frequência) - µm	Estruturas visualizadas
10	35	158	Subcutâneo e linfonodos
20	10	79	Epiderme e derme
30	6	53	Epiderme e derme
50	4	32	Epiderme
75	3	21	Epiderme
100	1,5	16	Epiderme

Fonte: Adaptada de Kleinerman R, Whang TB, Bard RL, Marmur ES, 2012; Jasaitiene D, Valiukeviciene S, Linkeviciute G, et al., 2011.[5]

O desenvolvimento de aparelhos com frequências mais altas permitiu a avaliação das diferentes camadas da pele – epiderme, derme e subcutâneo – e tornou a ultrassonografia de alta frequência uma ferramenta importante para a pesquisa e clínica dermatológica. Transdutores com frequência maior que 20 MHz atingem uma profundidade de 8 a 30 mm, com uma resolução axial entre 30 e 72 µm e são usados para avaliação da epiderme e derme.[10]

A ultrassonografia dermatológica pode ser realizada com frequências que variam de 13,5 a 100 MHz,[6] mas, como as estruturas de interesse estão localizadas poucos milímetros abaixo da superfície cutânea, frequências acima de 20 MHz são ideais, pois geram imagens de melhor resolução das camadas mais superficiais da pele.[7] Frequências mais baixas, entre 5 e 12 MHz, também têm utilidade na avaliação de estruturas mais profundas, como linfonodos e tumores do tecido adiposo.

O modo Doppler permite a detecção de fluxo sanguíneo na ultrassonografia, além da definição de suas características, direção e velocidade. Ele possibilita a avaliação de fenômenos como inflamação e neovascularização, que são de interesse no estudo da biologia e das doenças da pele. As informações de fluxo e velocidade do sangue são calculadas pela unidade processadora e representadas em três diferentes modos: o *color* Doppler (Doppler colorido), o *power* Doppler (Doppler de intensidade) e o *pulsed* Doppler (Doppler pulsado). O *color* Doppler fornece informações sobre a direção e a velocidade do fluxo sanguíneo, que são representadas, respectivamente, por cores (usualmente azul e vermelho) e suas intensidades. O *power* Doppler é usado para a detecção de fluxos muito lentos e permite somente a avaliação da intensidade, sendo representado por uma única cor (usualmente amarelo alaranjado). A ferramenta SMI permite ainda a avaliação de microvasos ou vasos com fluxo de baixa velocidade com maior definição e detalhamento (Figura 1.17). O Doppler pulsado mostra a velocidade do fluxo na forma de uma curva e possibilita a medida das velocidades sistólica e diastólica, o que oferece, por meio do traçado dessas curvas, informações importantes sobre as características hemodinâmicas (índices de resistência e pulsatilidade) dos vasos sanguíneos.[4]

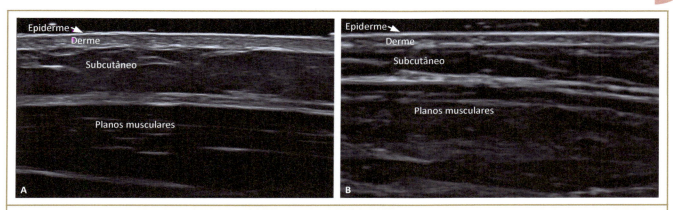

Figura 1.16 Ultrassonografia da pele normal a 24 Mhz (A) e 10 Mhz (B), que evidencia a melhor definição das camadas superficiais com o transdutor de maior frequência.

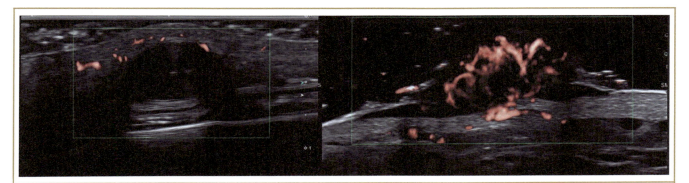

Figura 1.17 Exemplos de imagens de ultrassonografia dermatológica com Doppler SMI (superb microvascular imaging), evidenciando lesões com fluxo perilesional (A) e intralesional (B).

Referências

1. Dill- Müller D, Maschke J. Ultrassonography in dermatology. J Detsch Dermatol Ges. 2007;5(8):689-707.

2. Kleinerman R, Whang TB, Bard RL, Marmur ES. Ultrasound in dermatology: principles and applications. J Am Acad Dermatol. 2012;67(3):478-87.

3. Barcauí EO, Carvalho AC, Lopes FP, Piñeiro-Macieira J, Barcauí CB. High Frequency ultrasound with color Doppler in dermatology. An Bras Dermatol. 2016;91(3):262-73.

4. Alfageme F. Handbook of skin ultrasound. 2013a.. How to start working with ultrasound equipment – "buttonology"; p. 176-259. [2023 Jul. 25]. Disponível em: http://www.amazon.com/Handbook-Skin-Ultrasound-Fernando-Alfageme/dp/1480262846.

5. Jasaitiene D, Valiukeviciene S, Linkeviciute G, Raisutis R, Jasiuniene E, Kazys R. Principle of high-frequency ultrasonography for investigation of skin pathology. 2011;25:375-82.

6. Rallan D, Harland CC. Skin imaging: is it clinically useful? Clin Exp Dermatol. 2004;29:453-9.

7. Barcaui EO, Carvalho ACP, Piñeiro-Macieira J, Barcaui CB, Moraes H. Study of the skin anatomy with high-frequency (22MHz) ultrasonography and histological correlation. Radiol Bras. 2015;48(5):324-9.

8. Alfageme F. Handbook of skin ultrasound. 2013b. Doppler principles in skin ultrasound; p. 343-499. [2023 Jul. 25]. Disponível em: https://www.amazon.com/Handbook-Skin-Ultrasound-Fernando-Alfageme/dp/1480262846.

9. Kleinerman R, Whang TB, Bard RL, Marmur ES. Ultrasound in dermatology: principles and applications. J Am Acad Dermatol. 2012;67(3):478-87.

10. Jasaitiene D, Valiukeviciene S, Linkeviciute G, Raisutis R, Jasiuniene E, Kazys R. Principle of high-frequency ultrasonography for investigation of skin pathology. 2011;25:375-82.

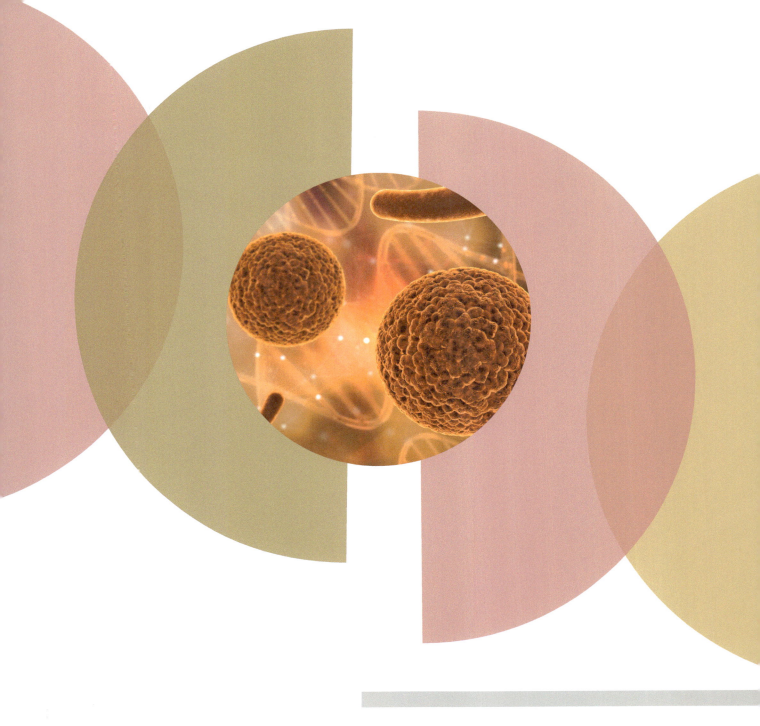

MÉTODOS DE ANÁLISE

Dermoscopic Algorithms for the Evaluation of Skin Cancer

Zaeem Nazir, BA
Ashfaq Marghoob, MD

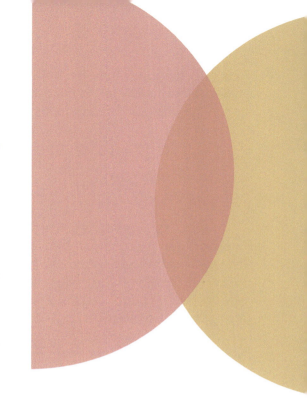

2.1 Introduction

By its nature, skin cancer often exhibits atypical, disorganized characteristics on multiple levels of examination. At the macroscopic level, the clinical examination allows us to detect and follow skin cancer, while at the cellular level, the histopathological examination provides precise prognostic and diagnostic insight into skin cancer. With the advent of dermoscopy, we have been able to add a new, microscopic level of insight which has transformed the diagnostic process by improving the accuracy[1] and early detection[2] of skin cancer.

Modern dermoscopy traces its origins in the 1980s and 1990s with the increased availability of portable dermatoscopes.[3] Novel research at the time funded our knowledge of dermoscopy, which has since grown to describe and evaluate the diagnostic utility of the dermoscopic features we now characteristically associate with certain skin lesions. Consensus committees at the time convened to solidify standardized terminology and determine a 2-step procedure for classifying pigmented skin lesions.[3] While the original 2-step procedure successfully achieved its primary goal of avoiding missed melanomas,[5] as our understanding has grown, so too has the challenge in determining a singular dermoscopy algorithm.

Algorithm *noun*: a process or set of rules to be followed in calculations or other problem-solving operations, especially by a computer.

Diagnostic and treatment algorithms have aided clinical decision-making for generations. While algorithms can seemingly substitute clinical decision-making, we must acknowledge that any algorithm, including those designed to assist with the dermoscopic evaluation, are not expressly designed to replace clinical judgment. As we will see with melanoma, although many algorithms utilize similar criterion, all algorithms intend for us to identify and weigh the cardinal dermoscopic signs of a diagnosis through the lens of our clinical judgement. Nowhere is this better exemplified than in the original 2-step algorithm.

2.2 Dermoscopy algorithms for melanoma

2.2.1 Two-Step Algorithm

The original Two-step algorithm was evaluated by expert dermoscopists at the virtual Consensus Net Meeting on Dermoscopy in 2000. Its primary goal was to avoid missed melanomas, with secondary goals of introducing a systematic methodology to generate a probabilistic differential diagnosis for skin lesions (Figure 2.1). The first step algorithm aims to determine whether a lesion is melanocytic or nonmelanocytic by asking the reviewer to identify among highly sensitive dermoscopic features associated with each. The second step employs one of several follow-up algorithms (Pattern analysis, ABCD rule, Menzies method, 7-point checklist) intended to differentiate nevi from melanoma.

The first step algorithm performs well at differentiating melanocytic from nonmelanocytic lesions (95.2% sensitivity and 90.5% specificity).[6] While all four of the second step algorithms had comparable sensitivity, Pattern analysis had significantly better specificity than the other three methods. This was not unexpected. While the other three methods use checklists of pre-selected features, pattern analysis heavily depends on the gestalt of a reviewer's experience with dermoscopy and the Bayesian inferencing reviewers use with their broad knowledge of dermoscopic features—culminating in what is commonly known as "clinical judgement".[6] Because the three other algorithms convert this dynamic evaluation into a pre-defined formula, they allow both experts and non-experts to identify melanoma at the cost of decreased specificity.[6] Thus, while algorithms can help improve diagnostic performance, they function by augmenting an individual's clinical judgement and should be used to help guide the decision-making process, not substitute it.

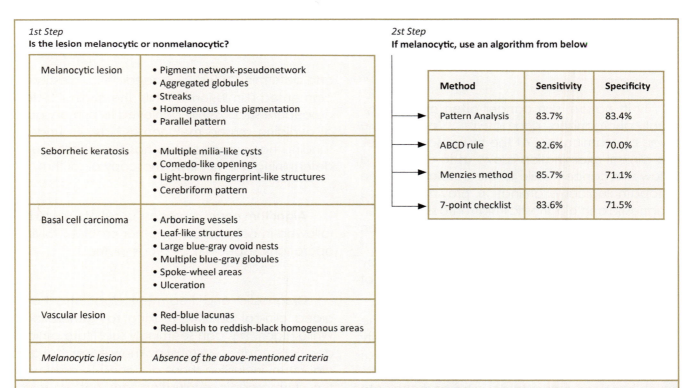

Figure 2.1 Diagram of the original Two-Step Algorithm as evaluated at the virtual Consensus Net Meeting on Dermoscopy (2000). Sensitivities and specificities of the algorithms used in the second step were evaluated during the meeting.

Source: Adapted from Argenziano G, Soyer HP, Chimenti S, et al., 2003.

The original Two-step algorithm has several limitations. It doesn't adequately address screening for amelanotic and hypomelanotic lesions,[7,8] the fact that initial errors in the classification of melanocytic status renders the second step irrelevant,[5] and how it cannot be used for lesions of the nail, face or acral skin.[9]

2.2.2 The "Second Step" Algorithms

Although there are a considerable number of dermoscopy algorithms designed for melanoma detection, nearly all have comparable efficacy and performance although they take different approaches to assessing and weighing the cardinal characteristics of melanoma (Figure 2.2). The ABCD rule (Stolz method) and CASH algorithm attempt to quantify the level of disorganization in a lesion using broad structural features such as symmetry, architectural disorder, border sharpness, color variegation and structural heterogeneity.[10] In contrast, the Seven-point checklist relies upon the identification of specific dermoscopic structures, such as atypical pigment network and blue-white veil.[10] The Menzies method, Three-point checklist, and Chaos and clues method include elements of both approaches without a significant change in performance[10] (Figure 2.3).

Since the publication of these algorithms, several structures were discovered to be associated with melanoma. These include shiny white structures,[11,12] negative network,[13] angulated lines[14] and peripheral tan structureless areas.[14,15] While efforts have yet to be undertaken to update dermoscopy algorithms to evaluate and reflect these discoveries, in practice, the authors recommend

Criterion	ABCD Rule	CASH	Menzies Method	7-Point Checklist	3-Point Checklist	Chaos and Clues
Symmetry in colors or structures	✓	✓	✓		✓	✓
Border sharpness	✓					
Quantity of specified colors	✓	✓	✓			
Quantity of specified structures	✓	✓				
Architectural disorder		✓				
Blue-white veil			✓	✓	✓	✓
Any blue or white color					✓	✓
Atypical dots or globules			✓	✓		✓
Regression			✓	✓	✓	✓
Streaks			✓	✓		✓
Atypical network			✓	✓	✓	✓
Atypical or Polymorphous vessels				✓		✓
Irregular blotch				✓		✓
Shiny white structures						
Negative network						
Angulated lines						
Structureless						

Figure 2.2 Comparison of Dermoscopic Criteria of Simplified Diagnostic Algorithms for Melanoma.
Source: Adapted from Carrera C, Marchetti MA, Dusza SW, et al., 2016.

Measure	ABCD Rule	CASH	Menzies Method	7-Point Checklist	3-Point Checklist	Chaos and Clues
Sensitivity, % (95% CI)	70.6 (61.5-78.6)	77.9 (69.7-85.1)	95.1 (89.0-98.4)	74.8 (66.0-82.3)	68.9 (59.8-77.1)	82.4 (66.1-96.5)
Specificity, % (95% CI)	57.5 (52.2-62.7)	50.9 (45.4-56.4)	24.8 (20.1-30.1)	59.4 (54.0-64.6)	58.7 (53.4-63.8)	40.2 (35.1-45.5)
ROC area (95% CI)	0.65 (0.59-0.69)	0.65 (0.59-0.69)	0.60 (0.57-0.63)	0.66 (0.62-0.72)	0.64 (0.59-0.69)	0.66 (0.63-0.70)

Figure 2.3 Measures of Diagnostic Accuracy for 6 "Second-step" Dermoscopy Algorithms.
Source: Adapted from Carrera C, Marchetti MA, Dusza SW, et al., 2016.

adding these structures where fitting to the algorithm of one's choice.

Because no one method is significantly better than another, a clinician can choose a preferred method. However, it is the authors opinion that a diagnostic algorithm should be used as a learning tool to ultimately titer and correct one's own clinical gestalt. In fact, the sum of our gestalt may be more powerful than dermoscopic algorithms may suggest. Dolianitis and colleagues have shown that while interobserver agreement on individual dermoscopic criteria may be poor among participants, there was no significant difference in their performance once lesions were evaluated using a dermoscopic algorithm.[16] This also supports the notion that as new structures are discovered and evaluated, one should integrate them into their own gestalt rather than depend upon updates to algorithms. Thus, clinical judgement may play a larger than anticipated role, even in the novice dermoscopist.

2.2.3 Revisions to the Two-Step Algorithm

Since the development of the original Two-step algorithm, revisions have been proposed with the intention of addressing weaknesses of prior algorithms. The revised Two-step algorithm attempted to address the evaluation of amelanotic of hypomelanotic lesions. It accomplishes this by re-ordering the first step with the intention to identify structures characteristic of non-melanocytic lesions (BCCs, Seborrheic keratoses, Vascular lesions) as well as vascular structures specific for nonmelanocytic lesions.[7]

A third version of the Two-step algorithm was proposed by the authors and other collaborators on dermoscopedia.org. The third revision aims to improve the identification and categorization of benign skin lesions before proceeding to evaluate for malignancy. While the first step previously determined whether a lesion is melanocytic or not, in this third revision, we now determine whether a lesion globally and exclusively manifests a pattern characteristic of a benign lesion (e.g. nevus, seborrheic keratoses). If there is no such pattern, we proceed to the second step, where characteristic features of malignancy are considered in the context of whether the lesion is organized or disorganized overall, followed by the evaluating of malignancy specific structures. An additional "Third-step" was added to address melanomas on the palms, soles, face and mucosa (Figure 2.4).

2.3 Dermoscopy algorithms for nonmelanoma skin cancers

After melanoma, there remain two major cutaneous malignancies to consider: squamous cell carcinoma and basal cell carcinoma. In practice, there are no fully encompassing dermoscopy algorithms used for the diagnosis of squamous cell carcinoma or basal cell carcinoma. Pattern analysis, which employs knowledge of the individual dermoscopic features associated with the diagnosis, is regularly employed for these cancers (Figure 2.5).

However, an exception to this rule would be Menzies and colleague's algorithm for pigmented basal cell carcinomas (BCCs), which represents 6.7% to 8.5% of all BCCs.[17] Proposed in 2000, the original algorithm had two components: "for a pigmented BCC to be diagnosed, it must not have a pigment network and must have 1 or more of the following six features (large gray-blue ovoid nests, multiple gray-blue globules, maple leaflike areas, spoke wheel areas, ulceration, and arborizing "treelike" telangiectasia)".[17] This algorithm was found to have 97% sensitivity when evaluated using an image set of pigmented BCCs, and high specificity when evaluated on image sets other lesions, such as invasive melanoma (93%) and benign pigmented skin lesions (92%).[17]

Since publication, significant contributions have been made identifying structures associated with both pigmented and non-pigmented BCC. While evaluated in non-pigmented BCCs, it is thought that multiple aggregated yellow-white (MAY) globules could be an additional feature for evaluating pigmented BCC.[18] Other additions include shiny white blotches and strands, multiple in-focus dots and concentric structures.[15] The authors recommend that readers consider an updated approach, which integrates these four additional structures into the second step of Menzies and colleague's original algorithm.

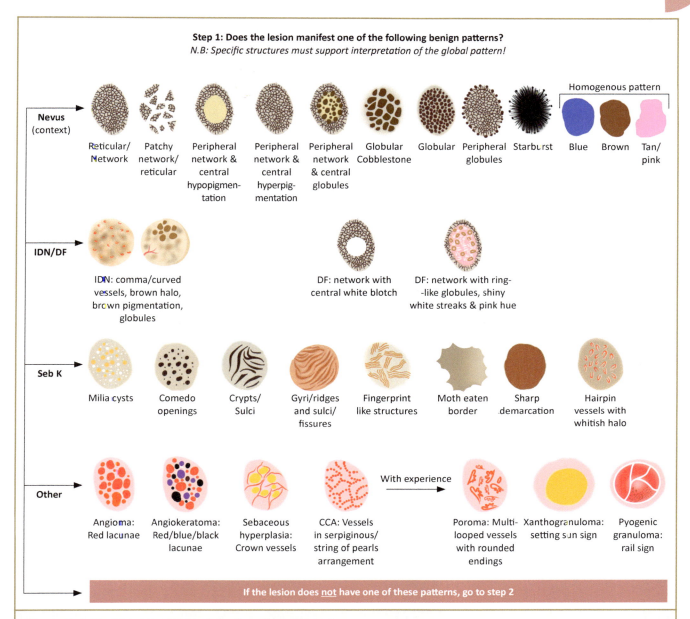

Figure 2.4 The Third Revision of the Two-Step Algorithm.
Source: Courtesy of dermoscopedia.org

(*Continue*)

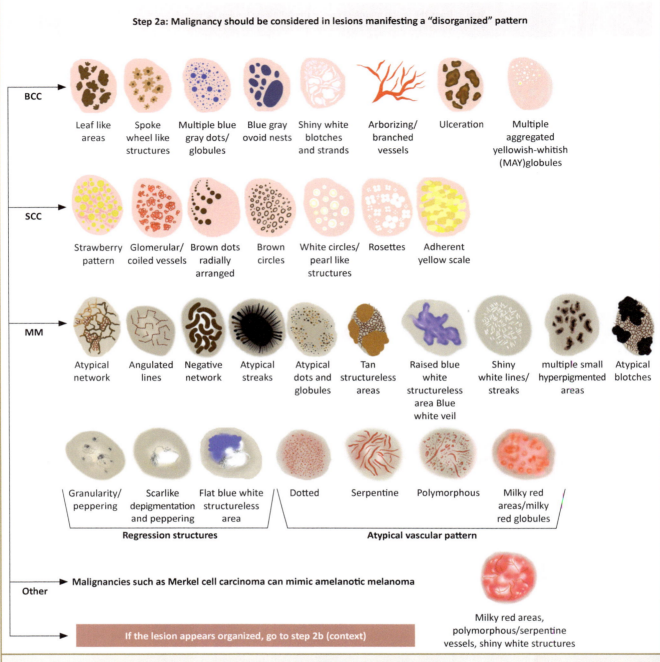

Figure 2.4 The Third Revision of the Two-Step Algorithm. (*Continuation*)
Source: Courtesy of dermoscopedia.org

(*Continue*)

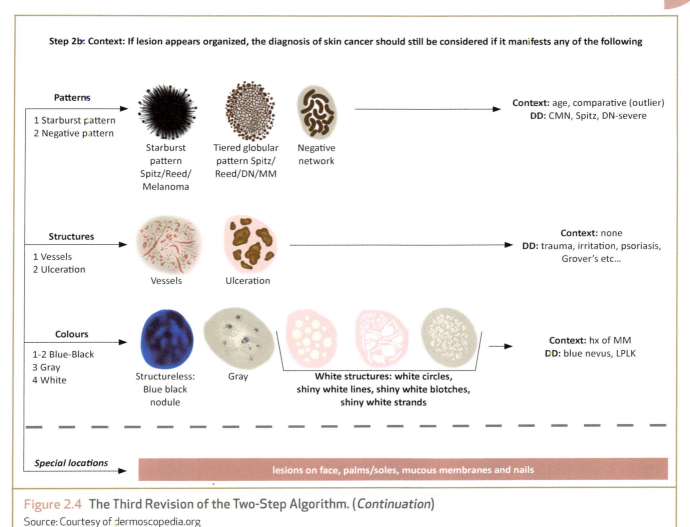

Figure 2.4 The Third Revision of the Two-Step Algorithm. (*Continuation*)
Source: Courtesy of dermoscopedia.org

(*Continue*)

ATLAS DE ONCOLOGIA CUTÂNEA APLICADA – DERMATOSCOPIA, MICROSCOPIA CONFOCAL E OUTRAS TECNOLOGIAS

Step 3: Additional melanoma features associated with melanomas on palms, soles, face, mucosa

Palms and soles

Parallel ridge pattern

Atypical fibrillar pattern

Diffuse pigmentation with multiple shades of brown

Milky red areas

Multi-component pattern

Face

Pigmented follicular openings

Annular granular pattern

Rhomboidal structures

Dark blotches and obliterated hair follicles

Mucosa

Blue/gray/white color in combination with structureless zones

Figure 2.4 The Third Revision of the Two-Step Algorithm. (*Continuation*)
Source: Courtesy of dermoscopedia.org

(*Continue*)

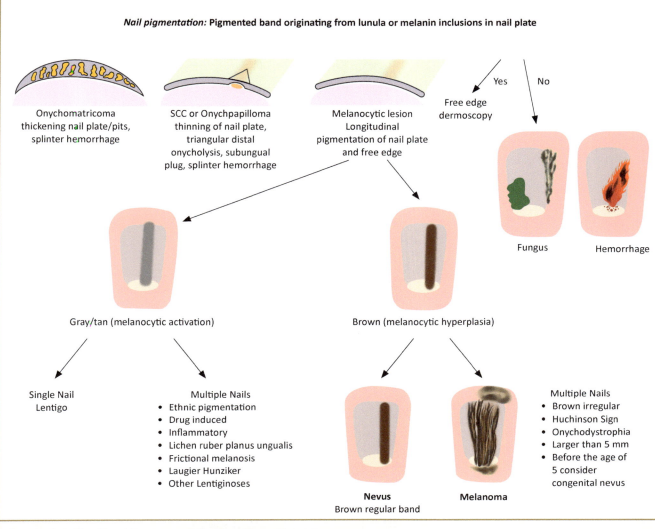

Figure 2.4 The Third Revision of the Two-Step Algorithm.
Source: Courtesy of dermoscopedia.org

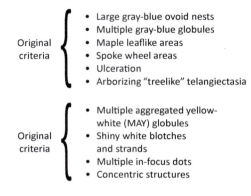

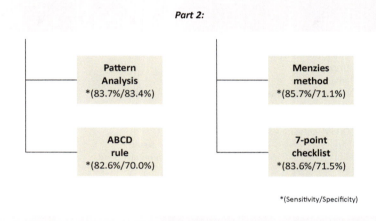

Figure 2.5 **Algorithm for diagnosing pigmented basal cell carcinoma with suggested additions from the authors.**
Source: Adapted from Menzies SW, Westerhoff K, Rabinovitz H, et al., 2000.

2.4 Triage algorithms

Triage algorithms attempt to provide a skin cancer screening method designed for use by non-expert clinicians. There are two algorithms commonly used: the Three-point checklist and the Triage Amalgamated Dermoscopy Algorithm (TADA) algorithm. The Three-point checklist was developed as a high-sensitivity screening tool for pigmented skin cancers; therefore, it cannot aid in the detection of amelanotic or hypomelanotic skin cancers, including melanoma, BCC and SCC. The TADA algorithm was developed to guide the triage and management of any suspicious skin lesion.[19]

2.5 Conclusion

Dermoscopy algorithms can play an instrumental role in aiding the screening and diagnosis of skin cancers. For the novice dermoscopist, their strength lies in their ability to provide comparable sensitivity and slightly less specificity than an expert dermoscopist.[6] For dermoscopists of all skill levels, their strength lies in their ability to systematically evaluate the pertinent positives and negatives of a lesion when rendering a diagnosis. While dermoscopy algorithms are valuable teaching tools since they are simplified models of the often--complex diagnostic decision-making process, it is of paramount importance to remember that algorithms perform best when used to guide, not substitute one's clinical decision-making.

References

1. Kittler H, Pehamberger H, Wolff K, Binder M. Diagnostic accuracy of dermoscopy. The Lancet Oncology. 2002;3(3):159-65. doi: 10.1016/S1470-2045(02)00679-4.

2. Chappuis P, Duru G, Marchal O, Girier P, Dalle S, Thomas L. Dermoscopy, a useful tool for general practitioners in melanoma screening: a nationwide survey. Br J Dermatol. 2016;175(4):744-50. doi: 10.1111/bjd.14495.

3. Marghoob AA, Braun R, Kopf AW, (Eds.) Atlas of Dermoscopy. 1. ed. Informa Health Care, 2004.

4. Marghoob AA, Braun R (Eds). An Atlas of Dermoscopy. 2. ed. CRC Press, 2012. doi: 10.3109/9781841847627.

5. Chen LL, Dusza SW, Jaimes N, Marghoob AA. Performance of the first step of the 2-step dermoscopy algorithm. JAMA Dermatol. 2015;151(7):715. doi: 10.1001/jamadermatol.2014.4642.

6. Argenziano G, Soyer HP, Chimenti S, et al. Dermoscopy of pigmented skin lesions: results of a consensus meeting via the Internet. Journal of the American Academy of Dermatology. 2003;48(5):679-93. doi: 10.1067/mjd.2003.281.

7. Marghoob AA, Braun R. Proposal for a revised 2-step algorithm for the classification of lesions of the skin using dermoscopy. Arch Dermatol. 2010;146(4). doi: 10.1001/archdermatol.2010.41.

8. Scope A, Benvenuto-Andrade C, Agero ALC, Marghoob AA. Nonmelanocytic lesions defying the two-step dermoscopy algorithm. Dermatol Surg. 2006;32(11):1398-406. doi: 10.1111/j.1524-4725.2006.32312.x.

9. Kittler H. Why the first step should be abandoned! Arch Dermatol. 2010;146(10). doi: 10.1001/archdermatol.2010.271.

10. Carrera C, Marchetti MA, Dusza SW, et al. Validity and reliability of dermoscopic criteria used to differentiate nevi from melanoma: a web-based international dermoscopy society study. JAMA Dermatol. 2016;152(7):798. doi: 10.1001/jamadermatol.2016.0624.

11. Liebman TN, Rabinovitz HS, Dusza SW, Marghoob AA. White shiny structures: dermoscopic features revealed under polarized light: Shiny white structures under polarized dermoscopy. Journal of the European Academy of Dermatology and Venereology. Published online October 2011:no-no. doi: 10.1111/j.1468-3083.2011.04317.x.

12. Verzi AE, Quan VL, Walton KE, et al. The diagnostic value and histologic correlate of distinct patterns of shiny white streaks for the diagnosis of melanoma: a retrospective, case-control study. Journal of the American Academy of Dermatology. 2018;78(5):913-19. doi: 10.1016/j.jaad.2017.11.021.

13. Pizzichetta MA, Talamini R, Marghoob AA, et al. Negative pigment network: an additional dermoscopic feature for the diagnosis of melanoma. Journal of the American Academy of Dermatology. 2013;68(4):552-9. doi: 10.1016/j.jaad.2012.08.012.

14. Jaimes N, Marghoob AA, Rabinovitz H, et al. Clinical and dermoscopic characteristics of melanomas on nonfacial chronically sun-damaged skin. Journal of the American Academy of Dermatology. 2015;72(6):1027-35. doi: 10.1016/j.jaad.2015.02.1117.

15. Reiter O, Kurtansky N, Nanda JK, et al. The differences in clinical and dermoscopic features between in situ and invasive nevus-associated melanomas and de novo melanomas. J Eur Acad Dermatol Venereol. 2021;35(5):1111-8. doi: 10.1111/jdv.17133.

16. Dolianitis C, Kelly J, Wolfe R, Simpson P. Comparative performance of 4 dermoscopic algorithms by nonexperts for the diagnosis of melanocytic lesions. Arch Dermatol. 2005;141(8). doi: 10.1001/archderm.141.8.1008.

17. Menzies SW, Westerhoff K, Rabinovitz H, Kopf AW, McCarthy WH, Katz B. Surface microscopy of pigmented basal cell carcinoma. Arch Dermatol. 2000;136(8). doi: 10.1001/archderm.136.8.1012.

18. Navarrete-Dechent C, Liopyris K, Rishpon A, et al. Association of multiple aggregated yellow-white globules with nonpigmented basal cell carcinoma. JAMA Dermatol. 2020;156(8):882. doi: 10.1001/jamadermatol.2020.1450.

19. Rogers T, Marino M, Dusza S, Bajaj S, Marchetti M, Marghoob A. Triage amalgamated dermoscopic algorithm (Tada) for skin cancer screening. Dermatol Pract Concept. 2017;7(2). doi: 10.5826/dpc.0702a09.

Tradução do artigo anterior original
DERMOSCOPIC ALGORITHMS FOR
THE EVALUATION OF SKIN CANCER

Algoritmos Dermatoscópicos para a Avaliação de Câncer de Pele

Zaeem Nazir, BA
Ashfaq Marghoob, MD

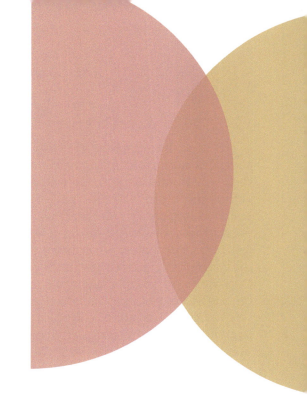

2.1 Introdução

Por sua natureza, o câncer de pele geralmente exibe características atípicas e desorganizadas nas diferentes formas de análise. No nível macroscópico, o exame clínico possibilita a detecção e o acompanhamento do câncer de pele, enquanto no nível celular o exame histopatológico fornece um prognóstico preciso e uma visão diagnóstica. Com o advento da dermatoscopia, conseguimos adicionar um novo nível microscópico de percepção que transformou o processo de diagnóstico, melhorando a precisão[1] e a detecção precoce[2] do câncer de pele.

A dermatoscopia moderna tem suas origens nas décadas de 1980 e 1990 com o aumento da disponibilidade de dermatoscópios portáteis (Marghoob, 2004). Novas pesquisas na época aumentaram nosso conhecimento de dermatoscopia, descrevendo e avaliando a utilidade diagnóstica das características dermatoscópicas das lesões cutâneas. Comitês de consenso na época foram convocados para solidificar a terminologia padronizada e determinar uma avaliação em dois passos para classificar lesões de pele pigmentadas.[3] Embora o algoritmo de dois passos tenha alcançado com sucesso seu objetivo principal de evitar negligenciar melanomas,[5] à medida que nossa compreensão aumentou, aumentou também o desafio de determinar um algoritmo de dermatoscopia singular.

Algoritmo: um processo ou conjunto de regras a serem seguidas em cálculos ou outras operações de resolução de problemas.

Algoritmos de diagnóstico e tratamento têm auxiliado na tomada de decisões clínicas por gerações. Embora os algoritmos possam aparentemente substituir a tomada de decisão clínica, devemos reconhecer que qualquer algoritmo, incluindo aqueles projetados para auxiliar na avaliação dermatoscópica, não são expressamente desenhados para substituir o julgamento clínico. Como veremos com o melanoma, embora muitos algoritmos utilizem critérios semelhantes, todos são destinados a nos ajudar a identificar e ponderar os sinais dermatoscópicos de um diagnóstico por meio das lentes de nosso dermatoscópio. Em nenhum lugar isso é mais bem exemplificado do que no algoritmo de dois passos.

2.2 Algoritmos de dermatoscopia para melanoma

2.2.1 Algoritmo dos Dois Passos

O algoritmo original dos dois passos foi avaliado por dermatoscopistas especialistas no *Consensus Net Meeting on Dermoscopy* realizado virtualmente em 2000. Seu objetivo principal era evitar negligenciar melanomas, com objetivos secundários de introduzir uma metodologia sistemática para gerar um diagnóstico diferencial probabilístico para lesões cutâneas (Figura 2.1). O primeiro passo do algoritmo visa determinar se uma lesão é melanocítica ou não melanocítica, solicitando ao revisor que identifique entre as características dermatoscópicas altamente sensíveis associadas a cada uma. O segundo passo emprega um dos vários algoritmos de acompanhamento (análise de padrões, regra do ABCD, método de Menzies, lista de regra dos 7 pontos) destinados a diferenciar nevos de melanoma.

O algoritmo do primeiro passo tem um bom desempenho na diferenciação de lesões melanocíticas de não melanocíticas (sensibilidade de 95,2% e especificidade de 90,5%).[6] Embora todos os quatro algoritmos do segundo passo tivessem sensibilidade comparável, a análise de padrões tinha especificidade significativamente melhor do que os outros três métodos. Isso não foi inesperado. Enquanto os outros três métodos usam características pré-selecionadas, a análise de padrões depende muito da "gestalt" da experiência de um revisor em dermatoscopia e da inferência bayesiana que os revisores usam com seu amplo conhecimento de características dermatoscópicas – culminando no que é comumente conhecido como "julgamento clínico".[6] Como os outros três algoritmos convertem essa avaliação dinâmica em uma fórmula pré-definida, eles possibilitam que especialistas e não especialistas identifiquem o melanoma ao custo de menor especificidade.[6] Assim, embora os algoritmos possam ajudar a melhorar o desempenho do diagnóstico, eles funcionam aumentando o julgamento clínico de um indivíduo e devem ser usados para ajudar a orientar o processo de tomada de decisão, não para substituí-lo.

1ª Etapa
A lesão é melanocítica ou não melanocítica?

Lesão melanocítica	• Rede e pseudorede pigmentada • Glóbulos agregados • Estrias • Pigmentação azul homogênea • Padrão paralelo
Ceratose seborreica	• Múltiplos pseudocistos • Pseudoaberturas foliculares • Áreas em impressão digital marrom-claras • Padrão cerebriforme
Carcinoma basocelular	• Vasos arboriformes • Estruturas semelhantes a áreas em folha • Grandes ninhos ovoides cinza-azulados • Múltiplos glóbulos cinza-azulados • Áreas em raio de roda • Ulceração
Lesão vascular	• Lacunas vermelho-azuis • Áreas homogêneas vermelho-azuladas a preto-avermelhadas
Lesão melanocítica	*Ausência dos critérios mencionados anteriormente*

2ª Etapa
Se melanocítico, use um algoritmo abaixo

Método	Sensibilidade	Especificidade
Análise de Padrões	83,7%	83,4%
Regra do ABCD	82,6%	70,0%
Método de Menzies	85,7%	71,1%
Regra dos 7 pontos	83,6%	71,5%

Figura 2.1 **Diagrama do Algoritmo dos dois passos, conforme avaliado no *Virtual Consensus Net Meeting on Dermoscopy* (2000). As sensibilidades e especificidades dos algoritmos utilizados na segunda etapa foram avaliadas durante o encontro.**

Fonte: Adapted from Argenziano G, Soyer HP, Chimenti S, et al., 2003.

O algoritmo original de dois passos tem várias limitações. Não aborda adequadamente o exame de lesões amelanóticas e hipomelanóticas,[7,8] o fato de que erros iniciais na classificação de lesão melanocítica tornam o segundo passo irrelevante[5] e como ele não pode ser usado para lesões da unha, face ou pele acral.[9]

2.2.2 Os Algoritmos do "segundo passo"

Embora haja um número considerável de algoritmos de dermatoscopia projetados para detecção de melanoma, quase todos têm eficácia e desempenho comparáveis, embora adotem abordagens diferentes para avaliar e ponderar as características clássicas do melanoma (Figura 2.2).

A regra ABCD (método Stolz) e o algoritmo CASH tentam quantificar o nível de desorganização em uma lesão utilizando características estruturais amplas, como simetria, desordem arquitetural, regularidade das bordas, variação de cores e heterogeneidade estrutural.[10] Em contrapartida, a regra dos 7 pontos depende da identificação de estruturas dermatoscópicas específicas, como rede pigmentar atípica e véu azul esbranquiçado.[10] O método Menzies, a regra dos 3 pontos e o método *Chaos and clues* incluem elementos de ambas as abordagens sem uma mudança significativa no desempenho[10] (Figura 2.3).

Desde a publicação desses algoritmos, várias estruturas foram descobertas associadas ao

Critério	Regra ABCD	CASH	Método Menzies	Regra dos 7 pontos	Regra dos 3 pontos	*Chaos and Clues*
Simetria em cores ou estruturas	✓	✓	✓		✓	✓
Regularidade das bordas	✓					
Quantidade de cores especificadas	✓	✓	✓			
Quantidade de estruturas especificadas	✓	✓				
Desordem arquitetural		✓				
Véu azul esbranquiçado			✓	✓	✓	✓
Qualquer cor azul ou branca				✓		✓
Pontos ou glóbulos atípicos			✓	✓		✓
Regressão			✓	✓	✓	✓
Estrias			✓	✓		✓
Rede atípica			✓	✓	✓	✓
Vasos atípicos ou polimorfos				✓		✓
Borrões irregulares				✓		✓
Estruturas brancas brilhantes						
Rede negativa						
Linhas anguladas						
Sem estrutura						

Figura 2.2 **Comparação de critérios dermatoscópicos de algoritmos de diagnóstico simplificados para melanoma.**
Fonte: Adapted from Carrera C, Marchetti MA, Dusza SW, et al., 2016.

Medida	Regra ABCD	CASH	Método Menzies	Regra dos 7 pontos	Regra dos 3 pontos	*Chaos and Clues*
Sensibilidade, % (95% CI)	70,6 (61,5-78,6)	77,9 (69,7-85,1)	95,1 (89,0-98,4)	74,8 (66,0-82,3)	68,9 (59,8-77,1)	82,4 (66,1-96,5)
Especificidade, % (95% CI)	57,5 (52,2-62,7)	50,9 (45,4-56,4)	24,8 (20,1-30,1)	59.4 (54,0-64,6)	58,7 (53,4-63,8)	40,2 (35,1-45,5)
Área ROC (95% CI)	0,65 (0,59-0,69)	0,65 (0,59-0,69)	0,60 (0,57-0,63)	0,66 (0,62-0,72)	0,64 (0,59-0,69)	0,66 (0,63-0,70)

Figura 2.3 **Medidas de precisão diagnóstica para 6 algoritmos de dermatoscopia do "Segundo Passo".**
Fonte: Adapted from Carrera C, Marchetti MA, Dusza SW, et al., 2016.

melanoma. Estes incluem estruturas brancas brilhantes,[11,12] rede negativa,[13] linhas anguladas[14] e áreas periféricas acastanhadas sem estrutura.[14,15] Embora esforços ainda tenham de ser empreendidos para atualizar algoritmos de dermatoscopia, na prática os autores recomendam adicionar essas estruturas quando adequado ao algoritmo de sua escolha.

Como nenhum método é significativamente melhor do que outro, um médico pode escolher um método preferido. No entanto, é escolha dos autores se um algoritmo de diagnóstico deve ser usado como ferramenta de aprendizagem para finalmente aprimorar e corrigir a própria "gestalt" clínica de cada um. Na verdade, a soma de nossa "gestalt" pode ser mais poderosa do que os algoritmos dermatoscópicos podem sugerir. Dolianitis e colaboradores mostraram que, embora a concordância interobservador sobre critérios dermatoscópicos individuais possa ser ruim entre os participantes, não houve diferença significativa em seu desempenho quando as lesões foram avaliadas usando um algoritmo dermatoscópico.[16] Isso também sustenta a noção de que, à medida que novas estruturas são descobertas e avaliadas, deve-se integrá-las em sua própria "gestalt", em vez de depender de atualizações de algoritmos. Assim, o julgamento clínico pode desempenhar um papel maior do que o previsto – mesmo para o dermatoscopista iniciante.

2.2.3 Revisões do Algoritmo de Dois Passos

Desde o desenvolvimento do algoritmo original de dois passos, revisões foram propostas com a intenção de abordar os pontos fracos dos algoritmos anteriores. O algoritmo revisado de dois passos tentou abordar a avaliação de lesões amelanóticas ou hipomelanóticas. Ele consegue isso reordenando o primeiro passo com a intenção de identificar estruturas típicas de lesões não melanocíticas (CBC, ceratoses seborreicas, lesões vasculares), bem como estruturas vasculares específicas para lesões não melanocíticas.[7]

Uma terceira versão do algoritmo de dois passos foi proposta pelos autores e outros colaboradores em dermoscopedia.org. A terceira revisão visa melhorar a identificação e categorização de lesões cutâneas benignas antes de proceder à avaliação de malignidade. Enquanto o primeiro passo anteriormente determinava se uma lesão é melanocítica ou não, nesta terceira

revisão agora determinamos se uma lesão manifesta global e exclusivamente um padrão característico de uma lesão benigna (p. ex., nevo, ceratoses seborreicas). Se não houver tal padrão, passamos para o segundo passo, onde as características típicas de malignidade são consideradas no contexto de se a lesão é organizada ou desorganizada em geral, prosseguindo-se pela avaliação de estruturas específicas de malignidade. Um "terceiro passo" foi adicionado para abordar melanomas nas palmas das mãos, plantas dos pés, face e mucosa (Figura 2.4).

2.3 Algoritmos de dermatoscopia para câncer de pele não melanoma

Após o melanoma, restam duas grandes neoplasias cutâneas a serem consideradas: o carcinoma espinocelular e o carcinoma basocelular. Na prática, não há algoritmos de dermatoscopia totalmente abrangentes usados para o diagnóstico de carcinoma de células escamosas ou carcinoma basocelular. A análise de padrões, que emprega o conhecimento das características dermatoscópicas individuais associadas ao diagnóstico, é regularmente empregada para esses cânceres (Figura 2.5).

No entanto, uma exceção a essa regra seria o algoritmo de Menzies *et al* para carcinomas basocelulares pigmentados (CBC) - que representam 6,7% a 8,5% de todos os CBC.[17] Proposto em 2000, o algoritmo original tinha dois componentes: "para que um CBC pigmentado seja diagnosticado, ele não pode ter uma rede pigmentada e deve ter 1 ou mais das seis características a seguir: grandes ninhos ovoides azul acinzentados, vários glóbulos azul acinzentados, áreas semelhantes a folhas de bordo, áreas em raio de roda, ulceração e telangiectasia arboriforme.[17] Verificou-se que esse algoritmo tem sensibilidade de 97% quando avaliado usando um conjunto de imagens de CBC pigmentados e alta especificidade quando avaliado em conjuntos de imagens de outras lesões, como melanoma invasivo (93%) e lesões cutâneas pigmentadas benignas (92%).[17]

Desde a publicação, contribuições significativas foram feitas identificando estruturas associadas a CBC pigmentados e não pigmentados. Embora avaliados em CBC não pigmentados, acredita-se que múltiplos glóbulos branco amarelados agregados (MAY) possam ser uma característica adicional para avaliar CBC pigmentados.[18] Outras adições incluem manchas e estruturas brancas brilhantes, vários pontos em foco e estruturas concêntricas.[15] Os autores recomendam que os leitores considerem uma abordagem atualizada, que integra essas quatro estruturas adicionais na segunda etapa do algoritmo original de Menzies e colaboradores.

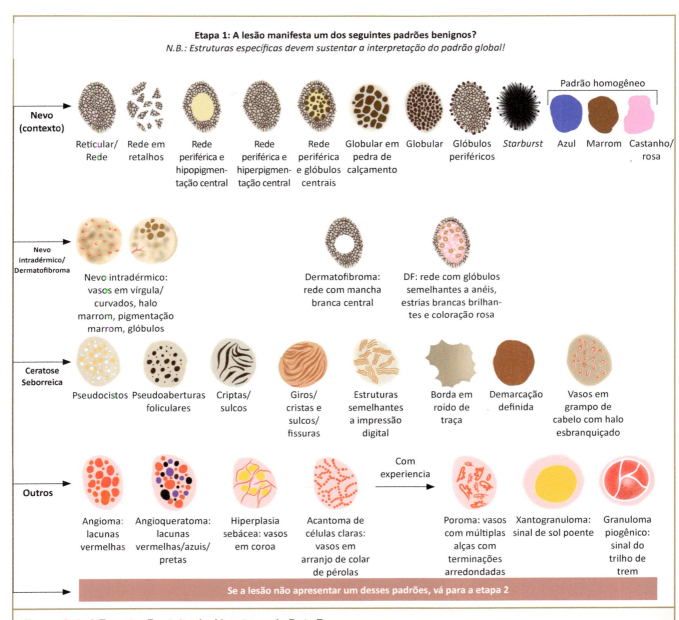

Figura 2.4 A Terceira Revisão do Algoritmo de Dois Passos.
Fonte: Courtesy of dermoscopedia.org

(*Continua*)

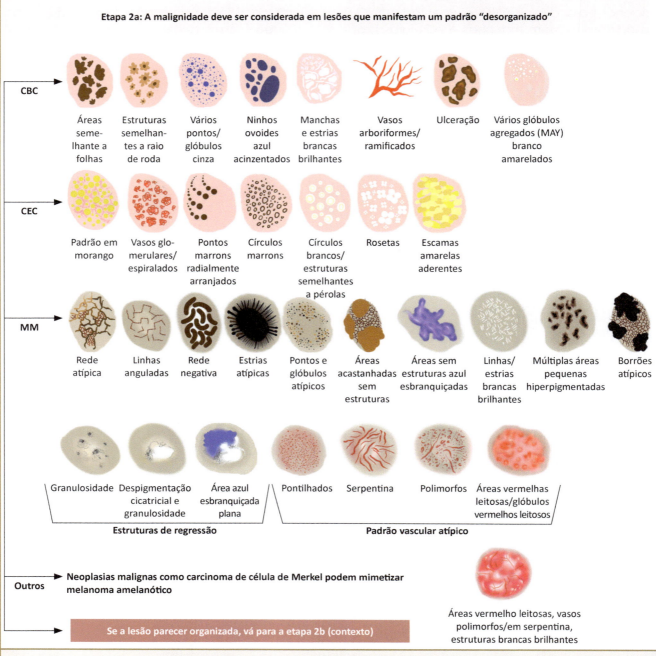

Figura 2.4 A Terceira Revisão do Algoritmo de Dois Passos. (*Continuação*)
Fonte: Courtesy of dermoscopedia.org

(*Continua*)

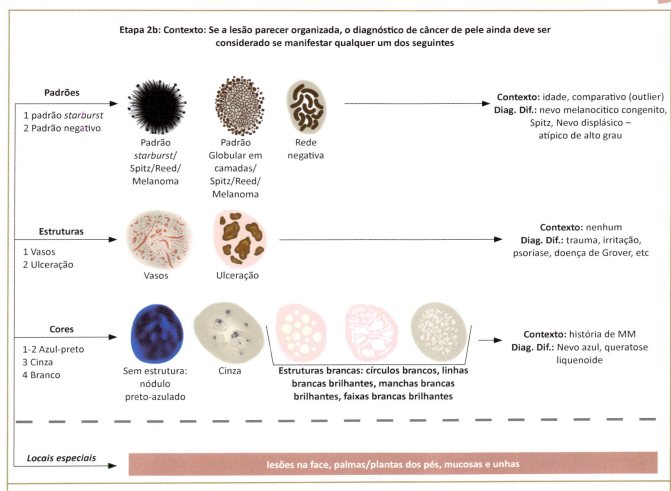

Figura 2.4 A Terceira Revisão do Algoritmo de Dois Passos. (*Continuação*)
Fonte: Courtesy of dermoscopedia.org

(*Continua*)

Etapa 3: Características adicionais de melanoma associadas a melanomas nas palmas das mãos, plantas dos pés, face, mucosa

Palmas da mão e plantas dos pés

Padrão de crista paralela

Padrão fibrilar atípico

Pigmentação difusa com várias nuances de marrom

Áreas vermelho leitosas

Padrão multicomponente

Face

Aberturas foliculares com pigmentação assimétrica

Padrão anular granular

Estruturas rromboidais

Borrões e folículos pilosos obliterados

Mucosa

Cor azul/cinza/branca em combinação com áreas sem estrutura

Figure 2.4 A Terceira Revisão do Algoritmo de Dois Passos. (*Continuação*)
Fonte: Courtesy of dermoscopedia.org

(*Continua*)

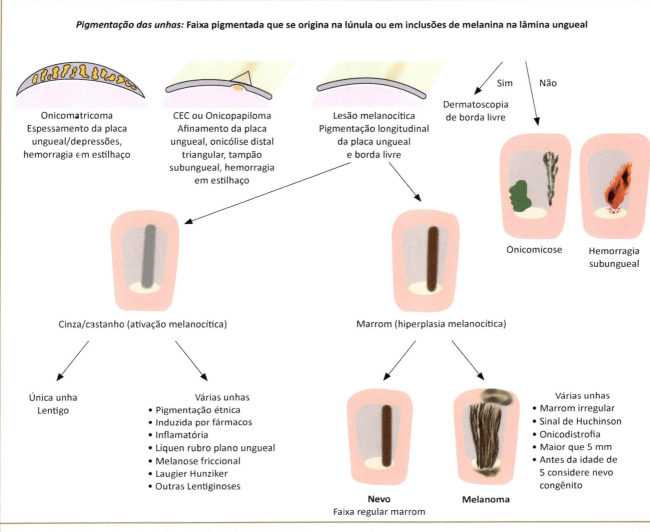

Figura 2.4 A Terceira Revisão do Algoritmo de Dois Passos.
Fonte: Courtesy of dermoscopedia.org

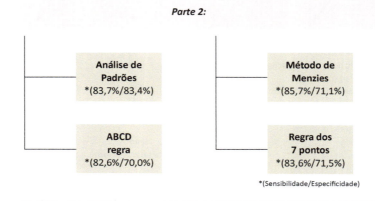

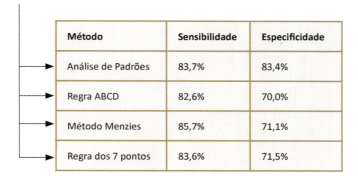

Figure 2.5 Algoritmo para diagnóstico de carcinoma basocelular pigmentado com acréscimos sugeridos pelos autores.
Fonte: Adapted from Menzies SW, Westerhoff K, Rabinovitz H, et al., 2000.

2.4 Algoritmos de triagem

Os algoritmos de triagem tentam fornecer um método de triagem de câncer de pele projetado para uso por médicos não especialistas. Existem dois algoritmos comumente usados: a Regra dos 3 pontos e o algoritmo Triage Amalgamated Dermoscopy Algorithm (TADA). A Regra dos 3 pontos foi desenvolvida como uma ferramenta de triagem de alta sensibilidade para cânceres de pele pigmentados; portanto, não pode auxiliar na detecção de cânceres de pele amelanóticos ou hipomelanóticos, como melanoma, CBC e CEC. O algoritmo TADA foi desenvolvido para orientar a triagem e o manejo de qualquer lesão cutânea suspeita.[19]

2.5 Conclusão

Os algoritmos de dermatoscopia podem desempenhar um papel instrumental no auxílio à triagem e ao diagnóstico de cânceres de pele. Para o dermatoscopista iniciante, sua força reside na capacidade de fornecer sensibilidade comparável e especificidade ligeiramente menor do que um dermatoscopista especialista.[6] Para dermatoscopistas de todos os níveis de habilidade, sua força reside em sua capacidade de avaliar sistematicamente os aspectos positivos e negativos pertinentes de uma lesão ao fazer um diagnóstico. Embora os algoritmos de dermatoscopia sejam ferramentas de ensino valiosas, por serem modelos simplificados do frequentemente complexo processo de tomada de decisão diagnóstica, é de suma importância lembrar que os algoritmos funcionam melhor quando usados para orientar, e não substituir a decisão clínica de uma pessoa.

Referências

1. Kittler H, Pehamberger H, Wolff K, Binder M. Diagnostic accuracy of dermoscopy. The Lancet Oncology. 2002;3(3):159-65. doi: 10.1016/S1470-2045(02)00679-4.

2. Chappuis P, Duru G, Marchal O, Girier P, Dalle S, Thomas L. Dermoscopy, a useful tool for general practitioners in melanoma screening: a nationwide survey. Br J Dermatol. 2016;175(4):744-50. doi: 10.1111/bjd.14495.

3. Marghoob AA, Braun R, Kopf AW, (Eds.) Atlas of dermoscopy. 1. ed. Informa Health Care, 2004.

4. Marghoob AA, Braun R, (Eds.) An Atlas of dermoscopy. 2. ed. CRC Press, 2012. doi: 10.3109/9781841847627.

5. Chen LL, Dusza SW, Jaimes N, Marghoob AA. Performance of the first step of the 2-step dermoscopy algorithm. JAMA Dermatol. 2015;151(7):715. doi: 10.1001/jamadermatol.2014.4642.

6. Argenziano G, Soyer HP, Chimenti S, et al. Dermoscopy of pigmented skin lesions: results of a consensus meeting via the Internet. Journal of the American Academy of Dermatology. 2003;48(5):679-93. doi: 10.1067/mjd.2003.281.

7. Marghoob AA, Braun R. Proposal for a revised 2-step algorithm for the classification of lesions of the skin using dermoscopy. Arch Dermatol. 2010;146(4). doi: 10.1001/archdermatol.2010.41.

8. Scope A, Benvenuto-Andrade C, Agero ALC, Marghoob AA. Nonmelanocytic lesions defying the two-step dermoscopy algorithm. Dermatol Surg. 2006;32(11):1398-406. doi: 10.1111/j.1524-4725.2006.32312.x.

9. Kittler H. Why the first step should be abandoned! Arch Dermatol. 2010;146(10). doi: 10.1001/archdermatol.2010.271.

10. Carrera C, Marchetti MA, Dusza SW, et al. Validity and reliability of dermoscopic criteria used to differentiate nevi from melanoma: a web-based international dermoscopy society study. JAMA Dermatol. 2016;152(7):798. doi: 10.1001/jamadermatol.2016.0624.

11. Liebman TN, Rabinovitz HS, Dusza SW, Marghoob AA. White shiny structures: dermoscopic features revealed under polarized light: Shiny white structures under polarized dermoscopy. Journal of the European Academy of Dermatology and Venereology. Published online October 2011:no-no. doi: 10.1111/j.1468-3083.2011.04317.x.

12. Verzi AE, Quan VL, Walton KE, et al. The diagnostic value and histologic correlate of distinct patterns of shiny white streaks for the diagnosis of melanoma: a retrospective, case-control study. Journal of the American Academy of Dermatology. 2018;78(5):913-19. doi: 10.1016/j.jaad.2017.11.021.

13. Pizzichetta MA, Talamini R, Marghoob AA, et al. Negative pigment network: an additional dermoscopic feature for the diagnosis of melanoma. Journal of the American Academy of Dermatology. 2013;68(4):552-9. doi: 10.1016/j.jaad.2012.08.012.

14. Jaimes N, Marghoob AA, Rabinovitz H, et al. Clinical and dermoscopic characteristics of melanomas on nonfacial chronically sun-damaged skin. Journal of the American Academy of Dermatology. 2015;72(6):1027-35. doi: 10.1016/j.jaad.2015.02.1117.

15. Reiter O, Kurtansky N, Nanda JK, et al. The differences in clinical and dermoscopic features between in situ and invasive nevus--associated melanomas and de novo melanomas. J Eur Acad Dermatol Venereol. 2021;35(5):1111-8. doi: 10.1111/jdv.17133.

16. Dolianitis C, Kelly J, Wolfe R, Simpson P. Comparative performance of 4 dermoscopic algorithms by nonexperts for the diagnosis of melanocytic lesions. Arch Dermatol. 2005;141(8). doi: 10.1001/archderm.141.8.1008.

17. Menzies SW, Westerhoff K, Rabinovitz H, Kopf AW, McCarthy WH, Katz B. Surface microscopy of pigmented basal cell carcinoma. Arch Dermatol. 2000;136(8). doi: 10.1001/archderm.136.8.1012.

18. Navarrete-Dechent C, Liopyris K, Rishpon A, *et al*. Association of multiple aggregated yellow-white globules with nonpigmented basal cell carcinoma. JAMA Dermatol. 2020;156(8):882. doi: 10.1001/jamadermatol.2020.1450.

19. Rogers T, Marino M, Dusza S, Bajaj S, Marchetti M, Marghoob A. Triage amalgamated dermoscopic algorithm (Tada) for skin cancer screening. Dermatol Pract Concept. 2017;7(2). doi: 10.5826/dpc.0702a09.

Microscopia Confocal

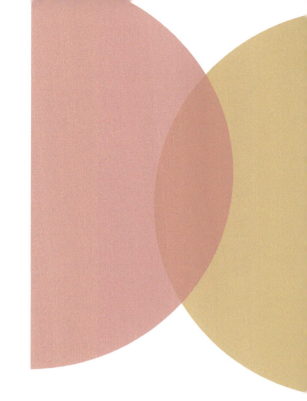

Juliana Casagrande
Gisele Rezze

A terminologia para avaliação das lesões melanocíticas pela microscopia confocal (MC) foi estabelecida por um grupo de especialistas em 2007 e descrita em um glossário.[1]

Os termos específicos da MC e as características arquiteturais e estruturais da pele normal foram definidos, por exemplo: o padrão favo de mel e pedra de calçamento descrevem a distribuição poligonal dos ceratinócitos nas camadas espinhosa, granulosa e basal (Figura 2.2.1).[1]

Os tipos de células individuais, inclusive melanócitos, ceratinócitos e melanófagos, foram descritos em termos morfológicos (p. ex., redondo e poligonal) e pelos padrões de distribuição (p. ex., disseminação pagetoide, agrupamentos e ninhos).[1]

Um resumo da terminologia básica utilizada para descrever as lesões melanocíticas encontra-se na Tabela 2.1 (Figuras 2.2.2-5).[1-3]

Tabela 2.1 Terminologia básica utilizada para descrever as lesões melanocíticas[1-4]

Camada	Terminologia	Descrição
Epiderme superficial (suprabasal)	Padrão favo de mel	Os ceratinócitos normais aparecem como células poligonais com contornos celulares bem demarcados (brilhantes)
	Padrão pedra de calçamento	Pequenas células redondas monomorfas que aparecem brilhantes devido a uma alta quantidade de melanina
	Padrão favo de mel ou pedra de calçamento atípicos	Ceratinócitos com formatos irregulares
	Desarranjo epidérmico (ou padrão desorganizado)	Perda do padrão favo de mel ou pedra de calçamento, substituídos por células atípicas
	Células pagetoides	Células com o dobro do tamanho dos ceratinócitos. Podem ser redondas, dendríticas ou ambas
Camada basal e JDE	Papilas demarcadas	Papilas dérmicas normais circundadas por uma borda de células refrativas (brilhantes)
	Papilas não demarcadas	As papilas dérmicas não são visíveis ou não são demarcadas por uma borda de células brilhantes
	JDE desorganizada	Perda da arquitetura normal da JDE
	Ninhos	Estruturas brilhantes ovais a redondas que correspondem a agregados de melanócitos. Os ninhos podem ser denso, esparso ou cerebriforme

Fonte: Adaptada de Scope A, Benvenuto-Andrade C, Agero A-LC *et al.*, 2007; Shahriari N, Grant-Kels JM, Rabinovitz H, *et al.*, 2021; Navarrete-Dechent C, Liopyris K, Monnier J, *et al.*, 2021; Waddell A, Star P, Guitera P, 2018.

A terminologia para avaliação do carcinoma basocelular e do carcinoma espinocelular será abordada nos respectivos capítulos.

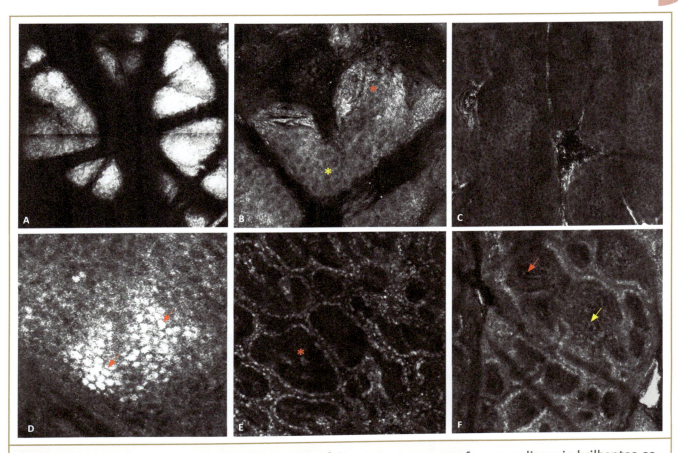

Figura 2.2.1 Pele Normal. A. Camada córnea: corneócitos aparecem como formas poligonais brilhantes separadas por depressões cutâneas não refráteis ou dermatoglifos. B. Camada córnea (asterisco vermelho) e camada granulosa (asterisco amarelo) com padrão em favo de mel composto por células poligonais com núcleos ovais centrais e escuros, circundados por citoplasma brilhante com aparência granular. C. Camada espinhosa: padrão em favo de mel com ceratinócitos poligonais com limites celulares bem demarcados. D. Camada suprapapilar (basal): padrão em pedra de calçamento com ceratinócitos basais uniformes em tamanho e formato (setas vermelhas). E. Junção dermoepidérmica: papilas dérmicas escuras (asterisco vermelho) circundadas por anel de ceratinócitos brilhantes da camada basal (seta amarela), denominadas papilas demarcadas. F. Derme papilar: colágeno reticulado (seta amarela) e estruturas canaliculares que correspondem aos capilares sanguíneos (seta vermelha).

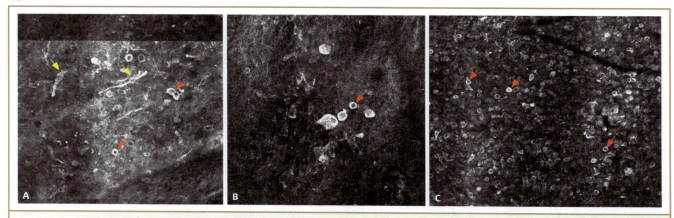

Figura 2.2.2 Epiderme superficial (suprabasal). A a C. Células pagetoides dendríticas (setas amarelas) e redondas (setas vermelhas). Desarranjo epidérmico (padrão desorganizado): perda do padrão favo de mel, substituído por inúmeras células atípicas.

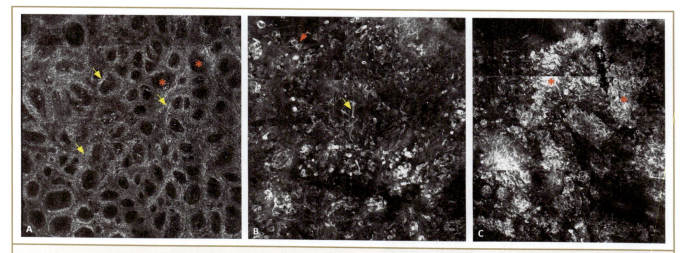

Figura 2.2.3 Junção dermoepidérmica. A. Padrão em malha atípico com papilas não demarcadas (asteriscos vermelhos) e ampliação dos espaços interpapilares pela presença de células dendríticas (setas amarelas). B. Junção dermoepidérmica desorganizada – perda da arquitetura normal da JDE pela presença de inúmeras células atípicas dendríticas (seta amarela) e redondas nucleadas (seta vermelha). C. Papilas dérmicas não visualizadas, substituídas por "lençóis" de células atípicas (asteriscos vermelhos).

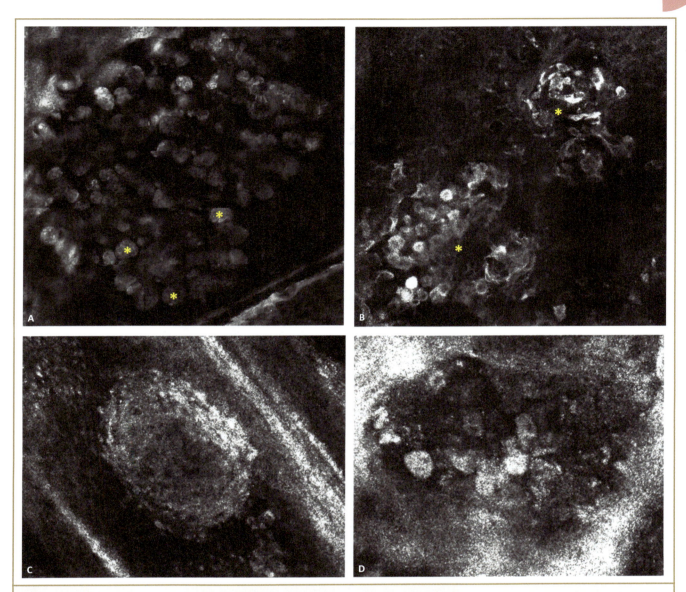

Figura 2.2.4 Derme. A. Múltiplos ninhos densos (asteriscos amarelos). B. Ninhos densos e esparsos com pleomorfismo de melanócitos (asteriscos amarelos). C. Ninho denso. D. Ninhos esparso com pleomorfismo de melanócitos.

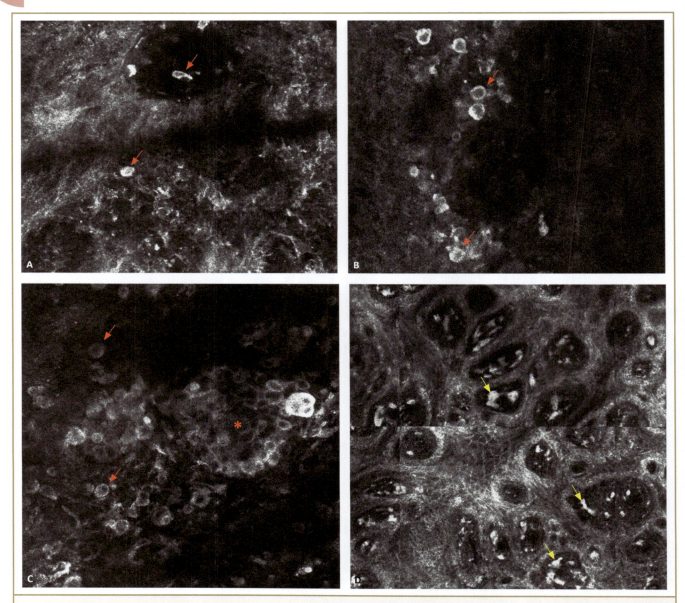

2.2.5 Derme. A-C. Células nucleadas atípicas na derme, isoladas (setas vermelhas) ou em ninhos (asterisco vermelho). D. Múltiplos melanófagos (setas amarelas).

Referências

1. Scope A, Benvenuto-Andrade C, Agero A-LC, et al. In vivo reflectance confocal microscopy imaging of melanocytic skin lesions: consensus terminology glossary and illustrative images. J Am Acad Dermatol. 2007;57(4):644-58.

2. Shahriari N, Grant-Kels JM, Rabinovitz H, Oliviero M, Scope A. Reflectance confocal microscopy: principles, basic terminology, clinical indications, limitations, and practical considerations. J Am Acad Dermatol. 2021;84(1):1-14.

3. Navarrete-Dechent C, Liopyris K, Monnier J, Aleissa S, Boyce LM, Longo C, et al. Reflectance confocal microscopy terminology glossary for melanocytic skin lesions: a systematic review. J Am Acad Dermatol. 2021;84(1):102-19.

4. Waddell A, Star P, Guitera P. Advances in the use of reflectance confocal microscopy in melanoma. Melanoma Manag. 2018;5(1):MMT04.

Tomografia de Coerência Óptica

Tatiana Blumetti

2.3.1 Tomografia de Coerência Óptica na prática clínica

Para a OCT convencional, a imagem é obtida por meio de um probe em contato direto com a pele e emissão sequencial de feixes de luz na região de interesse. Após a emissão sequencial, obtêm-se a imagens processadas sequenciais em preto e branco na tela de um computador. Para a OCT convencional, estes cortes são axiais e perpendiculares à pele, o que gera imagens semelhantes ao corte histopatológico convencional. É possível a visualização das imagens separadamente (60 a 120 "cortes") ou o *software* do aparelho é capaz de "construir" imagens em "3D" nas quais conseguimos visualizar cortes transversais paralelos à superfície da pele.

2.3.1.1 Terminologia

A Optical Coherence Tomography (OCT) tem sido estudada e utilizada predominantemente para avaliar tumores cutâneos, principalmente o carcinoma basocelular. Por tratar-se de um tecnologia recente, não há consenso na terminologia na descrição das estruturas visualizadas. Neste capítulo, descreveremos as terminologias mais utilizadas para a avaliação de tumores melanocíticos e não melanocíticos.

O carcinoma basocelular é o câncer de pele o qual OCT mostrou-se uma tecnologia útil na avaliação para diagnóstico, avaliação de margens pré-cirúrgicas e seguimento de tratamento não cirúrgico[1-3] (Figuras 2.3.1 e 2.3.2). O carcinoma basocelular do subtipo nodular é visualizado com uma área hiperreflexiva (quando pigmentado) bem delimitada na derme, ou hiporreflexivo (quando não pigmentado), circundado por colágeno hiperreflexivo na derme. Áreas císticas ou mucina também podem ser visualizados nesses tumores quando presentes.[4] O carcinoma basocelular superficial é visualizado como uma área de espessamento na epiderme com uma borda hiporreflexa subjacente.[5] A descrição detalhada das estruturas em carcinoma basocelular serão detalhadas em capítulo específico.

O carcinoma espinocelular e o melanoma também já foram estudados por OCT; entretanto, a necessidade de resolução celular para esses tumores é um fator limitante na avaliação.[4,5]

No carcinoma espinocelular, é descrita a perda da arquitetura habitual da epiderme devido à queratina exuberante e à ulceração. Quando a camada córnea está preservada e o tumor está confinado à epiderme, é possível a visualização do espessamento irregular da epiderme (Figura 2.3.3). Quando o carcinoma espinocelular é invasivo, observa-se a perda da visualização da transição dermoepidérmica.[6]

Os nevos e o melanoma podem apresentar diferentes padrões na OCT. Nos nevos, o padrão de arquitetura epidérmico e dérmico estão habitualmente preservados, e o componente intradérmico não impede a visualização do colágeno dérmico subjacente. No melanoma, pode ocorrer a perda da arquitetura habitual da transição dermoepidérmica e derme, com perda da visualização do colágeno subjacente a lesão, sombras estruturas semelhantes a "espículas de gelo" (icicle-like structures).[7,8] Como mencionado anteriormente, a resolução do aparelho é um fator limitante para avaliação como técnica isolada de lesões melanocíticas[9] (Figuras 2.3.4).

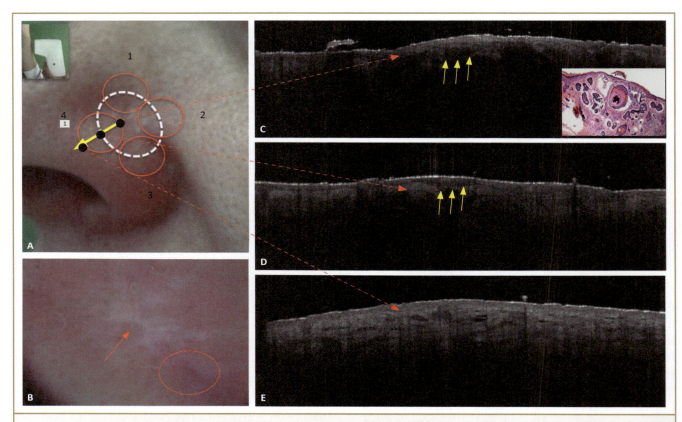

Figura 2.3.1 Exemplo de aplicabilidade clínica da tomografia de coerência óptica – avaliação de margens pré-cirúrgicas de carcinoma basocelular na asa nasal esquerda. A. Imagem clínica e esquemática de varredura da tomografia de coerência óptica em sentido circular e centrífugo (inset de exemplo de probe em contato com a pele). B. Imagem de dermatoscopia da lesão com seta vermelha na região de cicatriz de biópsia prévia e área circular em vermelho ilustrando área suspeita de acometimento por carcinoma basocelular. C. Demonstra imagem de OCT área central comprometida por carcinoma basocelular (setas amarelas indicando a presença de blocos tumorais com paliçada periférica na derme). D. Representa imagem de OCT da borda da região comprometida, ilustrando componente superficial do carcinoma superficial, representado por setas amarelas demonstrando espessamento epidérmico. E. Imagem de OCT representando pele de aspecto normal, livre de acometimento por carcinoma basocelular.

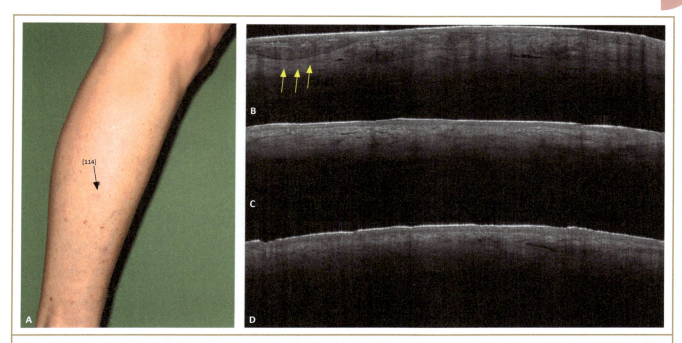

Figura 2.3.2 Exemplo de seguimento de tratamento não cirúrgico de carcinoma basocelular com imiquimode por 6 semanas. A. Imagem clínica de lesão com diagnóstico de carcinoma basocelular. B. Imagem de OCT pré-tratamento demonstrando área de espessamento epidérmico (setas amarelas) com comprometimento por carcinoma basocelular. C e D. Demonstra imagem de OCT após 30 e 180 dias do término do tratamento, sem evidência de tumor residual.

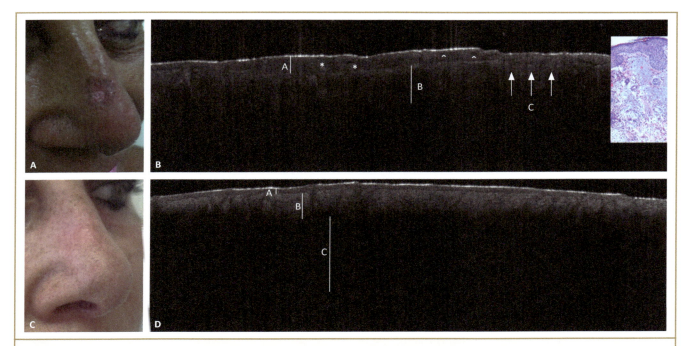

Figura 2.3.3 Exemplo de seguimento de tratamento não cirúrgico de queratose actínica bowenoide pigmentada no dorso nasal com imiquimode. A. Imagem clínica de lesão pigmentada pré-tratamento B. Imagem de OCT pré-tratamento demonstrando área de espessamento epidérmico (a letra "A" representa a epiderme com espessamento focal na região de proliferação atípica de queratinócitos, a letra "B" representa o colágeno da derme e a letra "C" indica a perda de visualização da transição dermoepidérmica). C. Imagem clínica após o tratamento. D. Demonstra imagem de OCT após 180 dias do término do tratamento, sem evidência de tumor residual ("A" epiderme normal; "B" colágeno na derme de aspecto normal; "C" área de derme reticular).

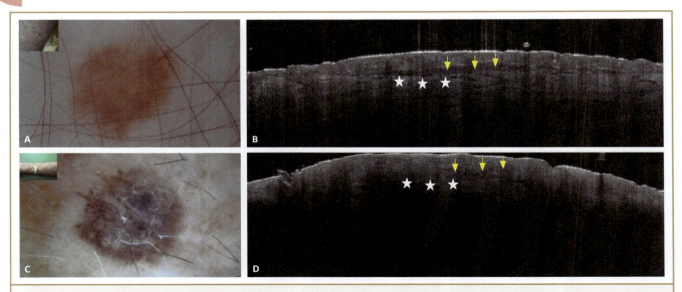

Figura 2.3.4 Exemplo de lesões melanocíticas visualizadas pela OCT. A. Imagem clínica e dermatoscopia de nevo melanocítico composto atípico na face medial da coxa. B. Imagem de OCT ilustrando área hiporreflexa bem delimitada correspondente aos ninhos de células névicas dentro da derme (banda hiporreflexa na seta amarela). Observa-se também a imagem hiperreflexa do colageno subjante de aspecto normal (estrelas brancas). C. Imagem clínica e dermatoscópica de melanoma *in situ* no antebraço. D. Imagem de OCT ilustrando a desorganização da arquitetura da derme, perda da visualização da transição dermoepidérmica e do colágeno da derme (setas amarelas e estrelas brancas).

Referências

1. Di Ruffano LF, Dinnes J, Deeks JJ, Chuchu N, Bayliss SE, Davenport C, et al. Cochrane skin cancer diagnostic test accuracy group. Optical coherence tomography for diagnosing skin cancer in adults. Cochrane Database Syst Rev. 2018;12(12):CD013189. doi: 10.1002/14651858.CD013189. PMID: 30521690; PMCID: PMC6516952.

2. Pomerantz R, Zell D, McKenzie G, Siegel DM. Optical coherence tomography used as a modality to delineate basal cell carcinoma prior to mohs micrographic surgery. Case Rep Dermatol. 2011;3(3):212-8. doi: 10.1159/000333000. Epub 2011 Sep 30. PMID: 22110434; PMCID: PMC3219453.

3. Alawi SA, Kuck M, Wahrlich C, Batz S, McKenzie G, Fluhr JW, Lademann J, Ulrich M. Optical coherence tomography for presurgical margin assessment of non-melanoma skin cancer - a practical approach. Exp Dermatol. 2013;22(8):547-51. doi: 10.1111/exd.12196. PMID: 23879814.

4. Gambichler T, Orlikov A, Vasa R, Moussa G, Hoffmann K, Stücker M, et al. In vivo optical coherence tomography of basal cell carcinoma. J Dermatol Sci. 2007;45(3):167-73. doi: 10.1016/j.jdermsci.2006.11.012. Epub 2007 Jan 9. PMID: 17215110.

5. Cheng HM, Lo S, Scolyer R, Meekings A, Carlos G, Guitera P. Accuracy of optical coherence tomography for the diagnosis of superficial basal cell carcinoma: a prospective, consecutive, cohort study of 168 cases. Br J Dermatol. 2016;175(6):1290-300. doi: 10.1111/bjd.14714. Epub 2016 Sep 24. PMID: 27146027.

6. Batz S, Wahrlich C, Alawi A, Ulrich M, Lademann J. Differentiation of different nonmelanoma skin cancer types using OCT. Skin Pharmacol Physiol. 2018;31(5):238-45. doi: 10.1159/000489269. Epub 2018 Jun 12. PMID: 29894994.

7. Gambichler T, Regeniter P, Bechara FG, Orlikov A, Vasa R, Moussa G, et al. Characterization of benign and malignant melanocytic skin lesions using optical coherence tomography in vivo. J Am Acad Dermatol. 2007;57(4):629-37. doi: 10.1016/j.jaad.2007.05.029. Epub 2007 Jul 3. PMID: 17610989.

8. Moraes Pinto Blumetti TC, Cohen MP, Gomes EE, Petaccia de Macedo M, Ferreira de Souza Begnami MD, Tavares Guerreiro Fregnani JH, et al. Optical coherence tomography (OCT) features of nevi and melanomas and their association with intraepidermal or dermal involvement: a pilot study. J Am Acad Dermatol. 2015;73(2):315-7. doi: 10.1016/j.jaad.2015.05.009. PMID: 26183975.

9. Maher NG, Blumetti TP, Gomes EE, Cheng HM, Satgunaseelan L, Lo S, et al. Melanoma diagnosis may be a pitfall for optical coherence tomography assessment of equivocal amelanotic or hypomelanotic skin lesions. Br J Dermatol. 2017;177(2):574-7. doi: 10.1111/bjd.15187. Epub 2017 Jun 22. PMID: 27861726.

10. Gomes EE, Moraes Pinto Blumetti TC, de Macedo MP, Cohen MP, Bergam MD, Rezze GG. Optical coherence tomography in the diagnosis of basal cell carcinoma. Surgical and Cosmetic Dermatology. 2013;5(3):241-3.

Ultrassonografia de Alta Frequência

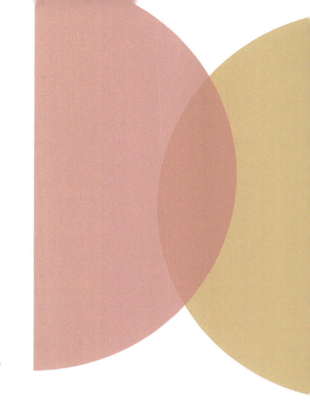

Ivana Lameiras Gibbons
Almir Galvão Vieira Bitencourt

2.4.1 Técnica de exame

Inicia-se a ultrassonografia dermatológica com uma inspeção visual e preparação do local a ser examinado. A remoção de crostas e hiperqueratose acentuada é recomendada, uma vez que provocam a atenuação do feixe sonoro e, consequentemente, diminuição da acurácia do exame.[1]

Após a preparação, aplica-se uma camada de gel sobre a área a ser estudada, que funciona como uma interface entre o transdutor e a pele. Placas de gel também podem ser utilizadas como meio de transmissão, mas têm a desvantagem de não se adaptarem bem a todas as áreas.[2]

A pressão aplicada com o transdutor sobre a pele deve ser mínima para evitar a compressão de estruturas e vasos superficiais[3,4] e a varredura deve ser realizada em pelo menos dois eixos perpendiculares.[4]

A ultrassonografia dermatológica deve incluir a discriminação exata da topografia a ser estudada e as lesões, quando presentes, devem ser avaliadas quanto a sua localização (epiderme, derme e/ou subcutâneo), ecogenicidade (anecoica, hipoecoica, isoecoica ou hiperecoica), ecotextura (homogênea ou heterogênea), morfologia, contorno, conteúdo (cístico, sólido ou misto), presença de focos de calcificação ou necrose, presença de fenômenos acústicos posteriores (sombra, reforço), relação com estruturas adjacentes, e dimensões (três eixos)[1,3,4]

Em casos suspeitos de malignidade, áreas vizinhas também devem ser avaliadas para a pesquisa de metástases locorregionais.[3]

Por ser um estudo dinâmico, durante a realização do exame, parâmetros como frequência do transdutor, foco, profundidade e ganho (total e parcial) devem ser constantemente ajustados para a otimização da imagem da estrutura a ser avaliada.

2.4.2 Características ultrassonográficas da pele normal

A pele normal é composta por três camadas: epiderme, derme e tecido adiposo.

A ecogenicidade de cada camada depende do seu principal componente: queratina (epiderme), colágeno (derme) e lóbulos de gordura (subcutâneo) (Figura 2.4.1)

A epiderme é uma estrutura altamente refletiva e é vista, ao ultrassom, como uma linha hiperecoica,[5] cuja espessura varia de acordo com a região anatômica. Nas palmas e plantas, esta camada da pele é vista como uma estrutura hiperecogênica bilaminar, provavelmente resultante do contraste entre a epiderme propriamente dita e o estrato córneo bastante espesso e compacto presente nestas áreas[6] (Figura 2.4.2).

A derme caracteriza-se por uma faixa menos brilhante que a epiderme[1] e sua espessura e ecogenicidade podem variar de acordo com a idade do paciente.[7] Em neonatos, ela é levemente hipoecoica, e em idosos ou indivíduos com intenso dano actínico, pode ser observada uma banda subepidérmica de baixa ecogenicidade (SLEB), que corresponde a depósitos de glicosaminoglicano na camada superior da derme, o que representa uma manifestação ultrassonográfica de elastose solar[1] (Figura 2.4.3). Alguns autores sugerem que a medida dessa faixa poderia quantificar o dano actínico[7]; Dill-Müller D *et al.*, 2007).

O tecido adiposo é visto como uma camada hipoecogênica que contém faixas hiperecoicas, que correspondem aos septos fibrosos.[5]

Os folículos pilosos aparecem como estruturas hipoecoicas, oblíquas, normalmente mais largas na porção inferior, localizadas na derme. No couro cabeludo, os fios se apresentam como estruturas trilaminares hiperecoicas, sendo as duas camadas mais externas correspondentes ao córtex e a cutícula, e a mais interna, a medula. Pela localização dos folículos, também é possível identificar a fase do ciclo capilar.[6] Na fase telógena, o bulbo está localizado na derme, e na anágena, localiza-se no tecido subcutâneo[8] (Figura 2.4.4).

Cada um dos componentes do aparelho ungueal apresenta características sonográficas próprias. A lâmina ungueal aparece como uma estrutura hiperecoica, bilaminar, composta por duas linhas paralelas, placas ventral e dorsal, separadas por um espaço quase virtual, que é visto como uma área hipoecoica entre as lâminas. O leito ungueal é visualizado como uma estrutura hipoecoica, abaixo da lâmina e, na sua porção proximal, observa-se estrutura levemente hiperecogênica, a matriz ungueal. As pregas ungueais (laterais e proximal) apresentam, ao ultrassom, o mesmo aspecto da pele normal de outras áreas, exceto pela ausência quase total de tecido adiposo. Um padrão de vascularização de baixo fluxo (arterial e venoso) é frequentemente detectado no leito ungueal, próximo à borda óssea hiperecoica da falange distal[6] (Figura 2.4.5).

As glândulas sebáceas e sudoríparas não são visibilizadas com os atuais equipamentos de ultrassonografia disponíveis para uso clínico.[6]

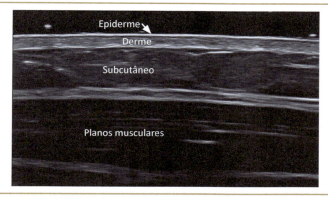

2.4.1 Anatomia ultrassonográfica normal da pele a 24 MHz (exceto regiões palmoplantares).

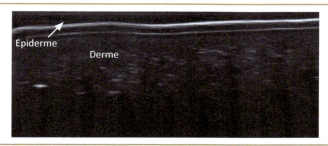

2.4.2 Anatomia ultrassonográfica da pele glabra normal (região plantar) a 24 MHz, com epiderme de aspecto bilaminar.

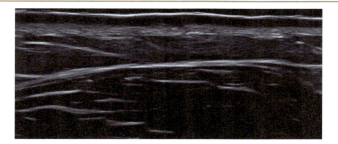

2.4.3 Faixa hipoecogênica subepidérmica (SLEB), que corresponde à elastose solar.

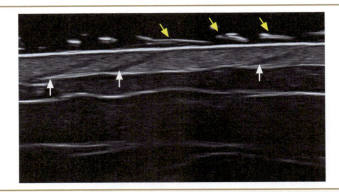

2.4.4 Anatomia ultrassonográfica dos folículos pilosos a 24 MHz. Folículos pilosos (setas brancas) e hastes pilosas (setas amarelas)

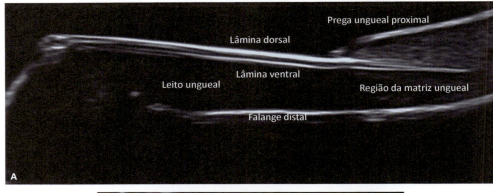
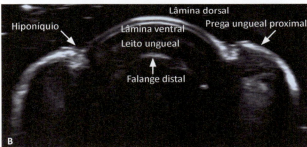

2.4.5 Anatomia ultrassonográfica da unha a 24 Mhz. A. no corte longitudinal e B. transversal.

Referências

1. Barcauí EO, Carvalho AC, Lopes FP, Piñeiro-Macieira J, Barcauí CB. High Frequency ultrasound with color Doppler in dermatology. An Bras Dermatol. 2016;91(3):262-73.

2. Alfageme F. Handbook of skin ultrasound. 2013a. How to start working with ultrasound equipment – "buttonology"; p. 176-259. [2023 Jul. 25]. Disponível em: http://www.amazon.com/Handbook-Skin-Ultrasound-Fernando-Alfageme/dp/1480262846.

3. Mandava A, Ravuri PR, Konathan R. High- resolution ultrasound imaging of cutaneous lesions. Indian J Radiol Imaging. 2013;23(3):269-77.

4. Wortsman X. How to start on skin, nail, and hair ultrasound: guidance and protocols. In: Wortsman X, Jemec GBE. Dermatologic ultrasound with clinical and histologic correlations. New York: Springer, 2013;597-608.

5. Szymańska E, Nowicki A, Mlosek K, Litniewski J, Lewandowski M, Secomski W, et al. Skin imaging with high frequency ultrasound - preliminary results. Eur J Ultrasound. 2000;12(1):9-16.

6. Wortsman X, Wortsman J, Carreño L, Morales C, Sazunic I, Jemec GBE. Sonographic anatomy of the skin, appendages, and adjacent structures. In: Wortsman X, Jemec GBE. Dermatologic ultrasound with clinical and histologic correlations. New York: Springer, 2013;15-35.

7. Gniadecka M. Effects of ageing on dermal echogenicity. Skin Res Technol. 2001;7:204-7.

8. Wortsman X, Wortsman J, Matsuoka L, et al. Sonography in pathologies of scalp and hair. Br J Radiol. 2012;85:647-55.

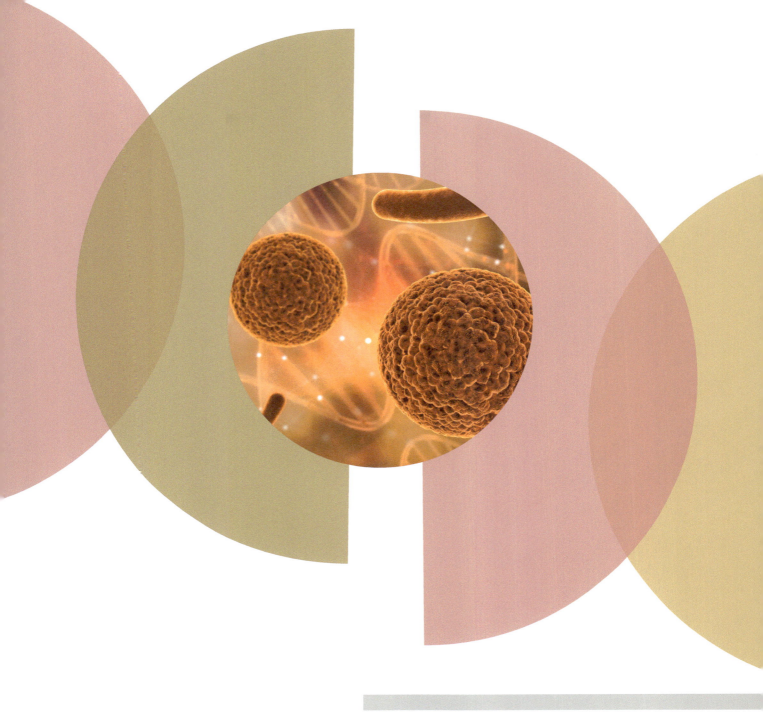

CENÁRIOS NA ONCOLOGIA CUTÂNEA

Infância e Adolescência

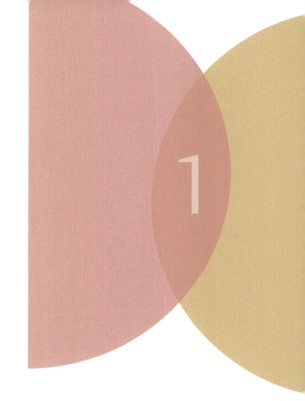

1.1
Nevos Melanocíticos na Infância

Gabriella Campos do Carmo | Flávia Vasques Bittencourt

Os nevos melanocíticos são comumente observados na infância e na adolescência. Podem ser classificados em congênitos e adquiridos. Os nevos congênitos serão abordados no capítulo a seguir. Neste capítulo, serão discutidos os nevos adquiridos.

As primeiras duas décadas de vida são marcadas pelo surgimento e crescimento dos nevos melanocíticos adquiridos. Os nevos adquiridos são ausentes ao nascimento, começam a surgir, geralmente, nos primeiros anos da infância e aumentam em número e tamanho na adolescência e na idade adulta jovem, com pico na terceira década de vida, quando podem, então, regredir lentamente ao longo dos anos.[1,2] Localizam-se principalmente nas áreas fotoexpostas, e surgem como pequenas máculas acastanhadas, que evoluem com crescimento gradual até 4 a 6 milímetros de diâmetro.[3-5] Os nevos melanocíticos são extremamente comuns na população pediátrica, com a contagem média de 15 a 30 nevos nas crianças causasianas até o final da primeira década de vida.[1]

Alguns nevos podem sofrer alterações clínicas e dermatoscópicas durante a evolução, como o crescimento assimétrico, com bordas irregulares, variações na cor, entre outras, o que caracteriza os nevos atípicos.[3,4] Alguns fatores predisponentes para o surgimento dos nevos atípicos são a hereditariedade, a exposição solar e o fototipo, com maior predileção pelos fototipos mais baixos.[1]

1.1.1 Dermatoscopia

Gabriella Campos do Carmo

Existem diferentes formas de apresentação dermatoscópica dos nevos nessa faixa etária e, de forma geral, o mesmo nevo passa por diversas modificações ao longo dos anos, especialmente na pré-puberdade, durante e após a adolescência.[4] A dermatoscopia dos nevos na infância engloba padrões dermatoscópicos que dependerão, principalmente, da idade e da localização.

As principais características dermatoscópicas dos nevos nessa faixa etária são:

- pequeno diâmetro;
- coloração marrom-claro;
- padrão dermatoscópico globular, globular-homogêneo ou retículo-globular;
- presença de glóbulos periféricos simétricos.

Os glóbulos na periferia sinalizam que a lesão está em crescimento, e normalmente variam de marrom-claro a escuro, uniformes na cor e tamanho e simétricos na distribuição, localizados nas bordas da lesão. Este padrão de organização dos glóbulos é mais prevalente na infância e na adolescência, e menos comum ao longo dos anos, de modo a tornar-se raro e incomum em pessoas acima de 60 anos.[4,5]

O padrão globular, em geral, é o mais observado em crianças, e corresponde ao nevo composto ou intradérmico, muitas vezes com características de nevo congênito-*like* na histopatologia (Figuras 1.1.1 a 1.1.13). Normalmente, diferem em relação à distribuição anatômica e ao tamanho, sendo mais frequente e de maior tamanho no tronco superior do que no tronco inferior.[5,6] Já nos adultos, geralmente há o predomínio de nevos com padrão reticular, o que corresponde aos nevos lentiginosos, juncionais ou compostos na histopatologia.[5]

Alguns nevos apresentam características especiais, e podem estar presentes na infância, entre eles o nevo congênito (Figura 1.1.14), o de mucosa (Figura 1.1.16), o nevo de Spitz (Figura 1.1.18), o nevo acral (Figuras 1.1.19 a 1.1.21), o nevo azul (Figura 1.1.22), o nevo halo e o nevo em alvo.

A maioria das lesões pigmentadas na infância e adolescência serão conduzidas pela histórica clínica e dermatoscopia, algumas serão monitoradas especialmente para tranquilizar os pais e os pediatras que nos encaminham seus pacientes. Lesões novas e de crescimento rápido podem ser nevos de Spitz ou nevos de Reed, que apresentam características especiais e serão abordados em outro capítulo.

1.1.2 Microscopia confocal

Gabriella Campos do Carmo

A Microscopia Confocal de Reflectância (MC) é uma ferramenta indispensável para estudar a estrutura da pele *in vivo*, de forma não invasiva.

A utilização da microscopia confocal em crianças e adolescentes permitiu constatar que a pele como um todo nessa faixa etária passa por um processo de maturação mais longo do que se imaginava. A pele na infância difere da pele nos adultos por parâmetros que vão da espessura da camada epidérmica, tamanho dos queratinócitos, topologia das células até estrutura da matriz dérmica.[7]

Nas crianças e adolescentes, onde a imensa maioria das lesões é benigna, a utilização da MC representa uma alternativa não invasiva para corroborar os achados de benignidade já identificados pela dermatoscopia. Tem indicação, em especial, para lesões mais duvidosas, pois permite a avaliação mais detalhada e que, muitas vezes, pode evitar um procedimento invasivo.

A maioria dos nevos melanocíticos na infância e na adolescência é representada por nevos melanocíticos compostos, que apresentam um padrão dermatoscópico globular. Esses nevos possuem um componente juncional e um dérmico. Na microscopia confocal, o primeiro componente muitas vezes tem o padrão em malha (*meshwork pattern*), e pode também ser encontrado o padrão em anéis. Já o componente dérmico caracteriza-se por ninhos de melanócitos na papila dérmica.[8]

Apresentaremos, a seguir, alguns exemplos de nevos melanocíticos mais comumente encontrados na infância (Figuras 1.1.1 a 1.1.13), assim como outros cenários de casos documentados com Microscopia Confocal nessa faixa etária, alguns apenas como ilustração (Figuras 1.1.15, 1.1.16, 1.1.19 a 1.1.23), e dois casos especiais em criança com Xeroderma Pigmentoso, em que a MC foi auxiliar e definiu a conduta final (Figuras 1.1.17 e 1.1.18).

Pontos-chave

- Nevos adquiridos comuns na infância e adolescência.
- Padrão globular à dermatoscopia em sua maioria.
- Padrão em crescimento com glóbulos periféricos, evento comum.
- Microscopia Confocal – padrão em malhas e de ninhos juncionais e dérmicos.
- Exemplos de situações especiais documentadas na infância.

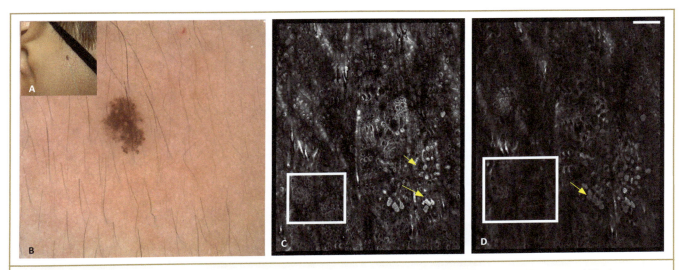

Figura 1.1.1 A. Lesão pigmentada nova, pré-auricular. B. Dermatoscopia: pseudorrede reticular com glóbulos na periferia, sugestiva de nevo melanocítico juncional / composto, em crescimento. C. e D. Microscopia confocal: imagem em mosaico, com presença de ninhos densos (setas amarelas) na JDE e na derme papilar. Padrão anelado/malha com ninhos juncionais e dérmicos (quadrado branco).

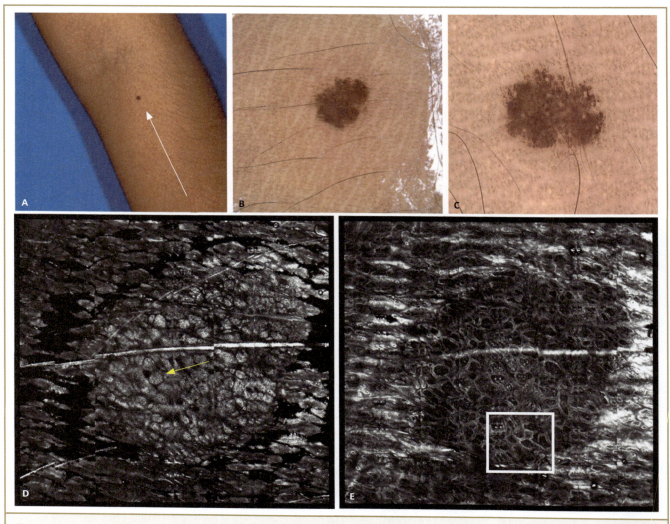

Figura 1.1.2 A. Lesão pigmentada com discreto relevo no antebraço de uma criança. B e C. Dermatoscopia: padrão retícular-globular com alguns glóbulos periféricos, sugestiva de nevo melanocítico composto, em crescimento. D e E: Microscopia confocal: imagem em mosaico, com padrão em malha com ninhos na JDE e derme papilar, localizados na periferia da lesão (quadrado branco).

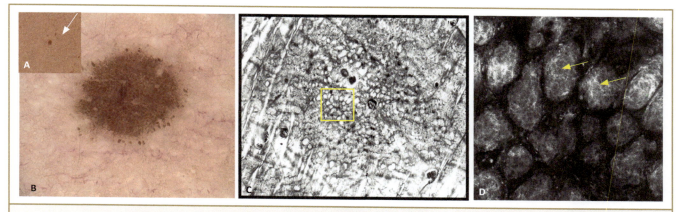

Figura 1.1.3 A. Lesão pigmentada no ombro esquerdo de um adolescente. B. Dermatoscopia: padrão globular, com glóbulos periféricos destacados. C. Microscopia confocal: imagem em mosaico com padrão em ninhos (*clod pattern* – quadrado branco). D. Microscopia confocal: imagem individual com presença de ninhos poligonais densos (setas amarelas).

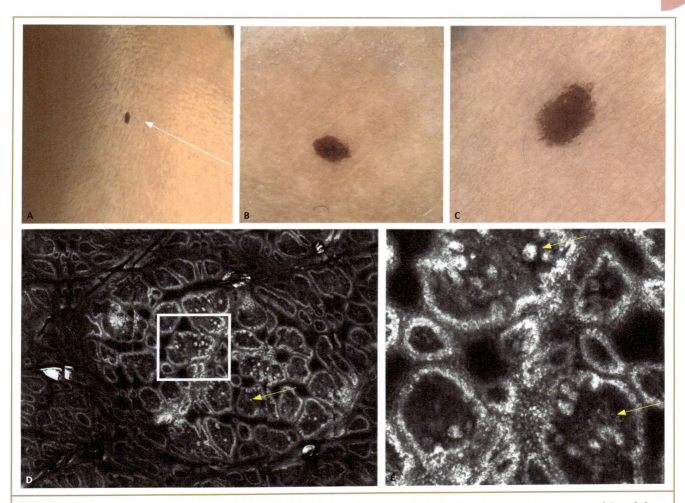

Figura 1.1.4 A. Lesão pigmentada nova com discreto relevo em uma criança. B e C. Dermatoscopia: padrão globular-homogêneo, sugestiva de nevo melanocítico composto. D e E. Microscopia confocal: imagem em mosaico, com padrão anelado e em ninho (quadrado branco) e presença de ninhos dentro da papila dérmica (seta amarela).

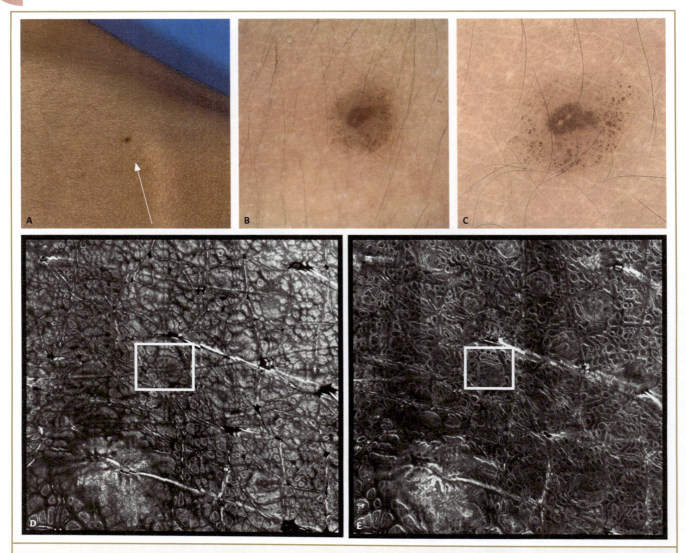

Figura 1.1.5 A. Lesão melanocítica na região clavicular de uma criança. B e C. Dermatoscopia: padrão globular-homogêneo, sugestivo de nevo melanocítico composto. D e E. Microscopia confocal: imagem em mosaico, com padrão anelado e presença de ninhos juncionais e dérmicos (quadrado branco).

CENÁRIOS NA ONCOLOGIA CUTÂNEA 79

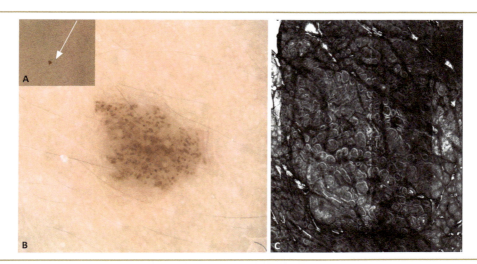

Figura 1.1.6 A. Lesão pigmentada, com discreto relevo, no dorso de uma criança. B. Dermatoscopia: padrão globular, sugestivo de nevo melanocítico composto. C. Microscopia confocal: imagem em mosaico, com padrão anelado e presença de papilas demarcadas.

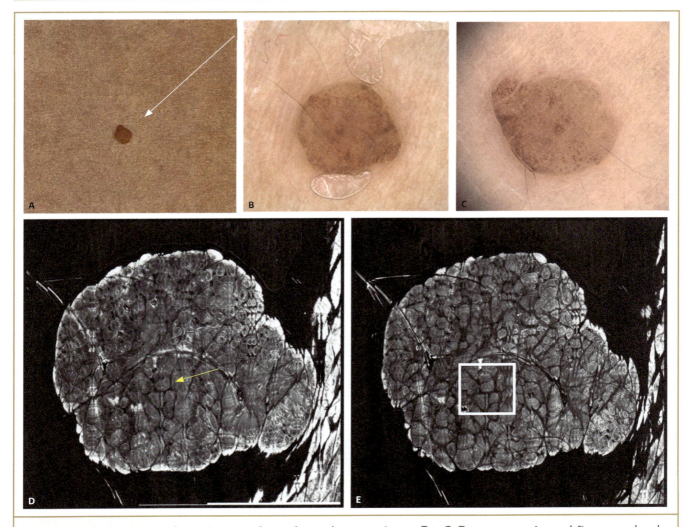

Figura 1.1.7 A. Lesão papulosa pigmentada no dorso de uma criança. B e C. Dermatoscopia: padrão em pedra de calçamento, sugestivo de nevo melanocítico intradérmico. D e E: Microscopia confocal: imagem em mosaico, com padrão em ninhos (quadrado branco) e presença de ninhos poligonais densos (seta amarela).

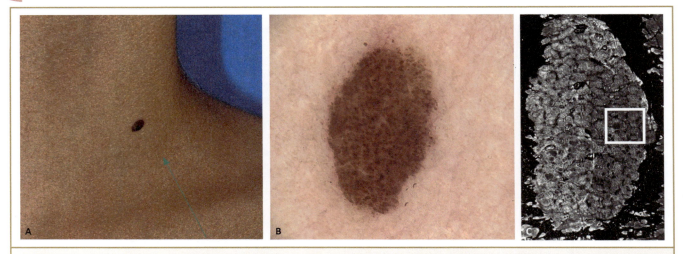

Figura 1.1.8 A. Lesão pigmentada papulosa na região cervical de uma criança. B. Dermatoscopia: padrão em pedra de calçamento, sugestivo de nevo melanocítico composto/intradérmico. C: Microscopia confocal: imagem em mosaico com padrão em ninho e presença de ninhos poligonais densos (quadrado branco).

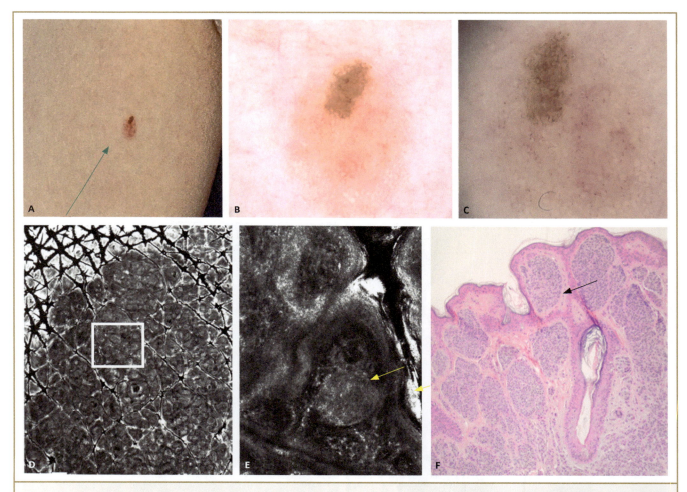

Figura 1.1.9 A. Lesão pigmentada heterogênea, com relevo, no braço de uma criança. B e C. Dermatoscopia: padrão homogêneo eritematoso, com alguns vasos puntiformes e em vírgula, com hiperpigmentação reticular excêntrica, sugestivo de nevo melanocítico composto. D. Microscopia confocal: imagem em mosaico com padrão em ninhos (quadrado branco). E. Microscopia confocal: imagem individual com presença de ninhos densos na JDE e derme papilar (seta amarela). F. Histopatologia H&E Aumento 100X: ninhos dérmicos.

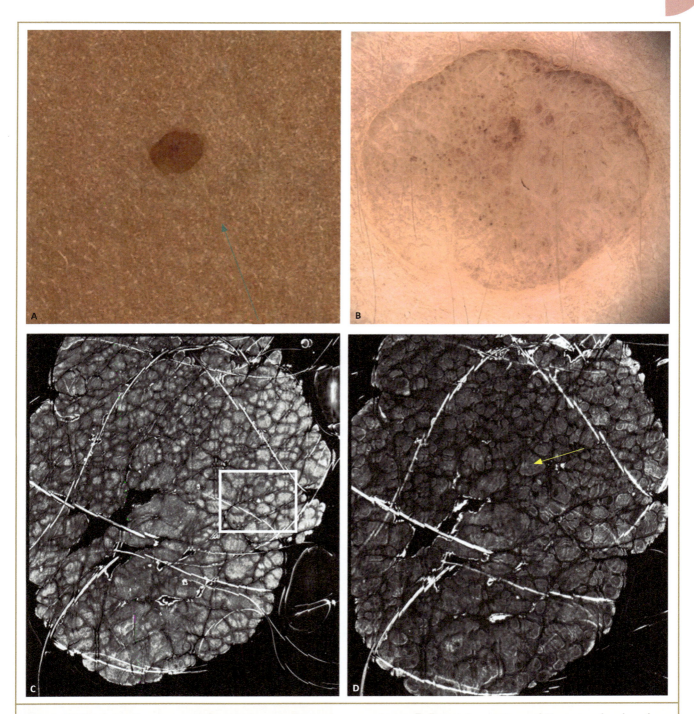

Figura 1.1.10 A. Lesão pigmentada papulosa no dorso de uma criança. B. Dermatoscopia: padrão em pedra de calçamento, sugestivo de nevo melanocítico intradérmico. C e D. microscopia confocal: imagem em mosaico com padrão em ninhos (quadrado branco) e presença de ninhos poligonais densos (seta amarela).

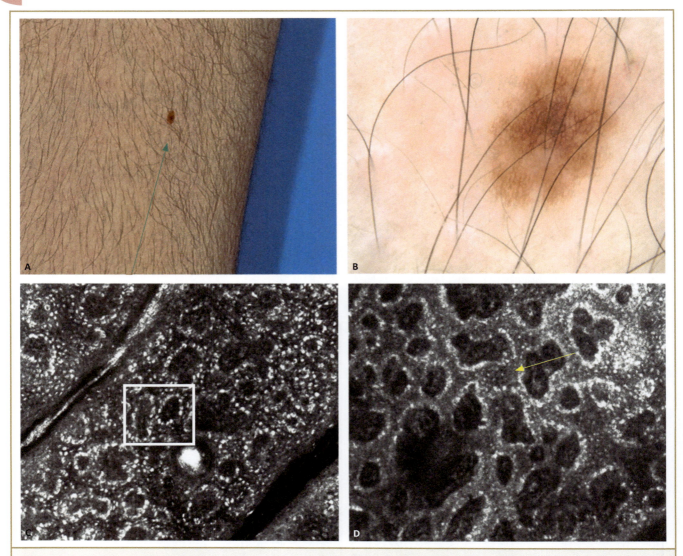

Figura 1.1.11 A. Lesão pigmentada plana na coxa de uma pré-adolescente. B. Dermatoscopia: padrão reticular, sugestivo de nevo melanocítico juncional. C e D. Microscopia confocal: imagens em mosaico, com padrão anelado (quadrado branco) e, em maior detalhe, observamos alargamento do espaço juncional, padrão em malha (seta amarela).

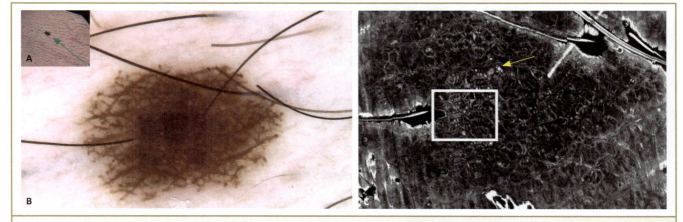

Figura 1.1.12 A. Lesão pigmentada com discreto relevo na virilha de um adolescente. B. Dermatoscopia: padrão reticular alargado, com alguns glóbulos, sugestivo de nevo melanocítico juncional / composto, em área especial. C. Microscopia confocal: imagem em mosaico, com padrão em malha (quadrado branco) e ninhos densos (seta amarela).

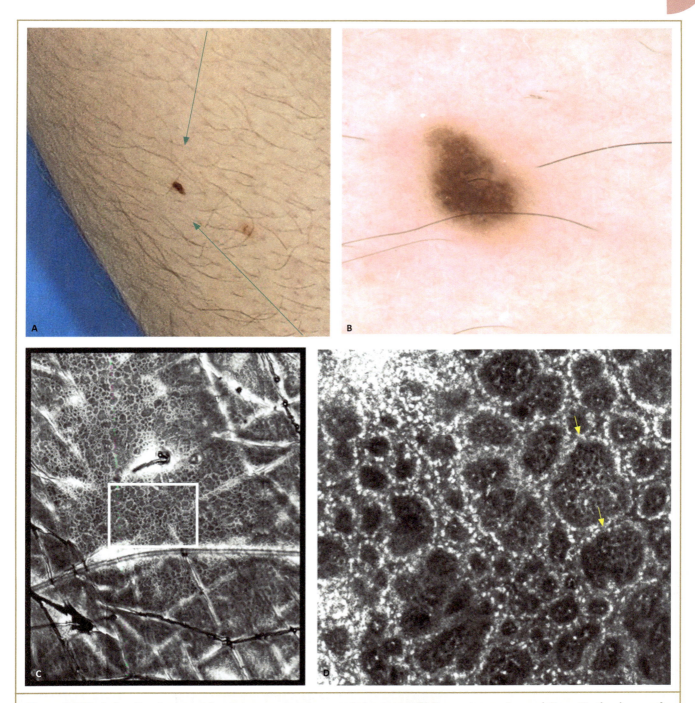

Figura 1.1.13 A. Lesão pigmentada plana na coxa de um adolescente. B. Dermatoscopia: padrão reticular-homogêneo, sugestivo de nevo melanocítico composto. C. Microscopia confocal: imagem em mosaico com padrão anelado (quadrado branco). D. Em maior detalhe, microscopia confocal com imagem em mosaico, mostrando papilas bem demarcadas (setas amarelas).

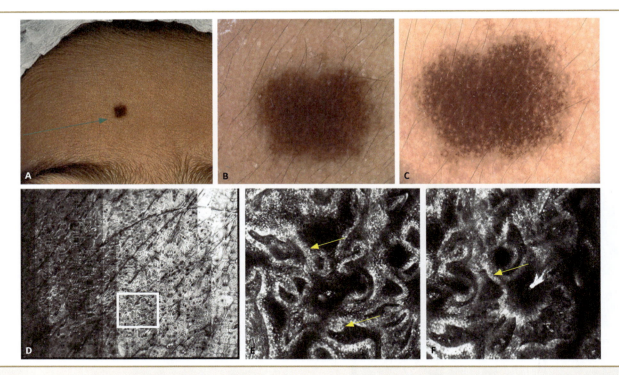

Figura 1.1.14 A. Lesão pigmentada com discreto relevo, na face de uma criança, desde o nascimento. B e C. Dermatoscopia: pseudorrede homogênea com pontos difusos, sugestivo de nevo melanocítico composto, congênito. D. Microscopia confocal: imagem em mosaico com padrão em malha (quadrado branco). E e F. Em maior detalhe, microscopia confocal (imagem individual) com espessamento interpapilar (seta amarela).

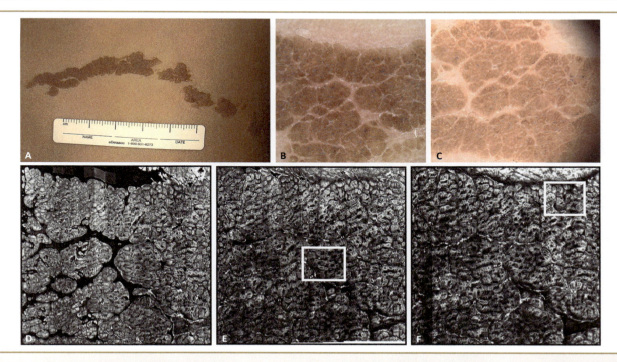

Figura 1.1.15 A. Lesão pigmentada verrucosa linear, no tronco lateral de uma criança, desde o nascimento, com crescimento progressivo. B e C. Dermatoscopia: padrão cerebriforme, sugestivo de nevo verrucoso. D, E e F. Microscopia confocal: imagem em mosaico, com papilas policíclicas e polimórficas (quadrado branco). Observação: Achados semelhantes aos encontrados na ceratose seborreica.

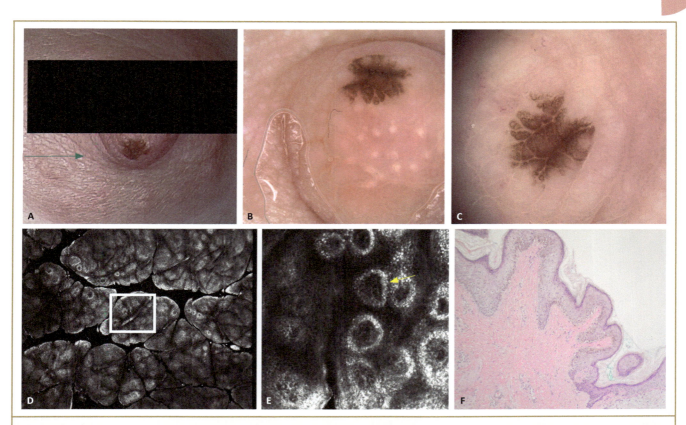

Figura 1.1.16 A. Lesão pigmentada plana no mamilo de uma pré-adolescente, de crescimento rápido. B e C. Dermatoscopia: padrão reticular em área especial, sugestivo de melanose de mucosa versus lentigo simples versus nevo melanocítico juncional. D e E. Microscopia confocal: imagem em mosaico e individual, respectivamente, com padrão anelado em área especial (quadrado branco), detalhe do padrão anelado na JDE (seta amarela). F. Histopatologia, H&E 40X: proliferação de melanócitos com leves atipias localizados lado a lado na camada basal, sem formar ninhos. Lentigo simples. Cortesia Dra Mayra Rochael.

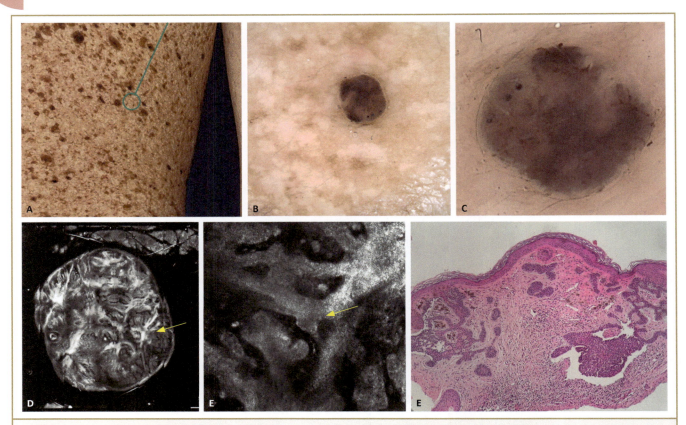

Figura 1.1.17 A. Pápula pigmentada no dorso de uma criança com xeroderma pigmentoso. B e C. Dermatoscopia: presença de pigmentação homogênea cinza-azulada, com diagnóstico diferencial entre carcinoma basocelular pigmentado e nevo melanocítico intradérmico. D e E. Microscopia confocal: imagem em mosaico e individual, respectivamente, com presença de cordões de células basaloides (setas amarela). F. Histopatologia: H&E: Aumento de 100X: Ninhos de células basaloides atípicas, com periferia em paliçada e fenda entre alguns ninhos e o estroma circunjacente: carcinoma basocelular pigmentado. Dr. Gustavo Verardino.

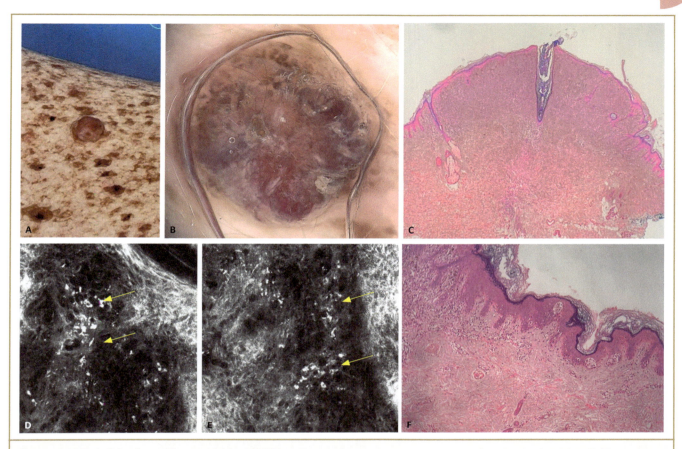

Figura 1.1.18 A. Pápula eritêmato-acastanhada no braço de uma criança com xeroderma pigmentoso. B. Dermatoscopia: presença de pigmentação heterogênea marrom-acinzentada, com glóbulos e vasos irregulares, com diagnóstico diferencial entre nevo melanocítico intradérmico traumatizado e melanoma nodular (spitzoide). D e E. Microscopia confocal: imagem em mosaico, com presença de células pagetoides na epiderme (setas amarelas), em meio a um padrão em favo de mel. C e F: Histopatologia 20X e 100X: Proliferação de melanócitos distribuídos na forma de ninhos juncionais ou como células isoladas na camada basal. A derme exibe proliferação de melanócitos atípicos sem figuras de mitose, com maturação celular em direção à profundidade da lesão. Nevo de Spitz composto.

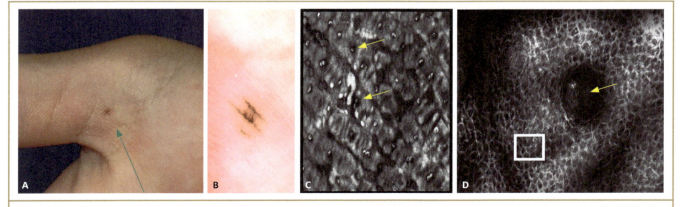

Figura 1.1.19 A. Lesão pigmentada plana na região palmar de uma criança. B. Dermatoscopia: padrão em treliça, típico de nevo juncional acral. C e D. Microscopia confocal: imagem em mosaico e individual, respectivamente, mostrando aberturas das glândulas sudoríparas (seta amarela), em meio a um padrão em favo de mel (quadrado branco). Limitação de visualização pela camada córnea mais espessa.

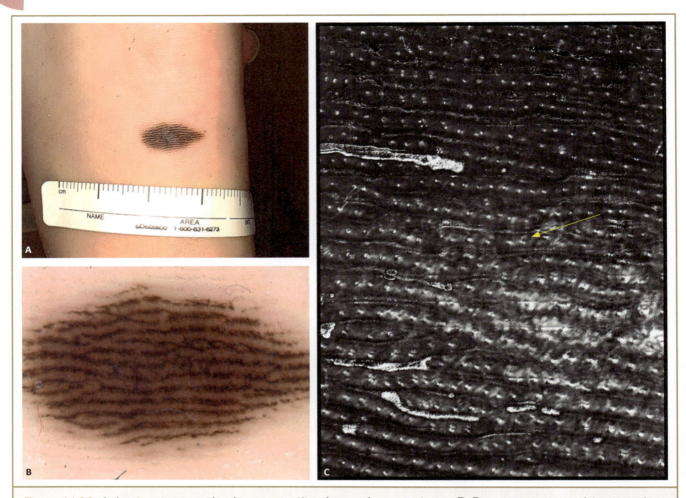

Figura 1.1.20 A. Lesão pigmentada plana na região plantar de uma criança. B. Dermatoscopia: padrão em sulcos paralelos, típico de nevo juncional acral. C. Microscopia confocal: imagem em mosaico mostrando aberturas das glândulas sudoríparas (seta amarela). Limitação de visualização pela camada córnea mais espessa.

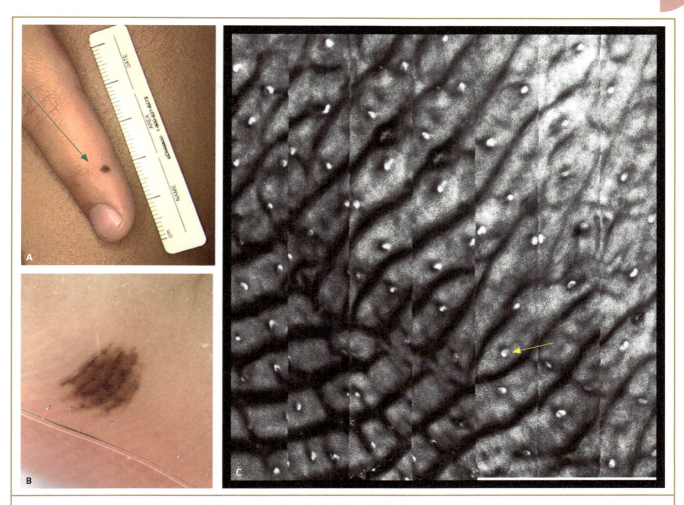

Figura 1.1.21 A. Lesão pigmentada plana na região palmar de uma criança. B e C. Dermatoscopia: padrão em sulcos paralelos/ treliça, típico de nevo juncional acral. C. Microscopia confocal: imagem em mosaico, mostrando aberturas das glândulas sudoríparas (seta amarela). Limitação de visualização pela camada córnea mais espessa.

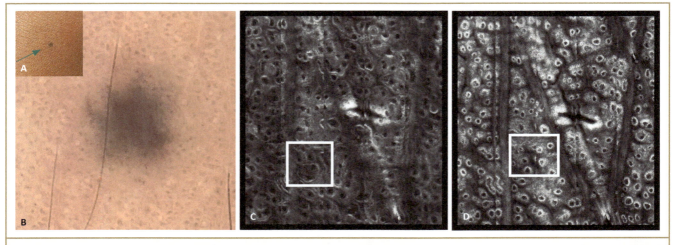

Figura 1.1.22 A. Lesão plana azulada no dorso da mão de uma criança. B: Dermatoscopia: padrão azul-homogêneo sugestivo de nevo azul. C e D: Microscopia confocal: imagem em mosaico, com padrão anelado. Limitação de visualização do pigmento em camadas mais profundas da derme.

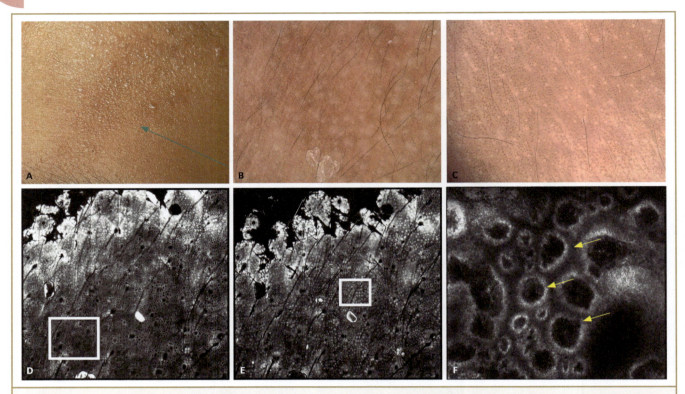

Figura 1.1.23 A. Mácula acastanhada na face de uma criança. B e C: Dermatoscopia: pseudorrede regular. Sugestiva de mácula café com leite. D e E: Microscopia confocal: imagem em mosaico, com padrão anelado. F: Microscopia confocal: imagem individual com papilas demarcadas (setas amarelas).

Referências

1. Levy R, Lara-Corrales I. Melanocytic nevi in children: a review. Pediatric Annals. 2016;45(8):e293-e8. doi: 10.3928/19382359-20160720-07.

2. Scope A, Marchetti MA, Marghoob AA, Dusza SW, Geller AC, Satagopan JM, et al. The study of nevi in children: Principles learned and implications for melanoma diagnosis. Journal of the American Academy of Dermatology. 2016;75(4): 813-23. doi: 10.1016/j.jaad.2016.03.027.

3. Oliveria SA, Satagopan JM, Geller AC, Dusza SW, Weinstock MA, Berwick M, et al. Study of nevi in children (SONIC): baseline findings and predictors of nevus count. American journal of epidemiology. 2009;169(1):41-53. doi: 10.1093/aje/kwn289.

4. Moscarella E. Screening children. Chapter seventeen, 363-378. In: Heinitz I, Wilkinson D, Argenziano G, Lallas A, Blum A, Hofmann-Wellenhof R, et al. Dermoscopy and diagnosis of benign and malignant skin lesions. Health Cert. 2018.

5. Zalaudek I, Schmid K, Marghoob AA, Scope A, Manzo M, Moscarella E, et al. Frequency of dermoscopic nevus subtypes by age and body site: a cross-sectional study. Archives of dermatology. 2011;147(6):663-70. doi: 10.1001/archdermatol.2011.149.

6. Scope A, Marghoob AA, Dusza SW, Satagopan JM, Agero ALC, Benvenuto-Andrade C, et al. Dermoscopic patterns of naevi in fifth grade children of the Framingham school system. British Journal of Dermatology. 2008;158(5):1041-9. doi: 10.1111/j.1365-2133.2008.08510.x.

7. Kollias N, Stamatas G. Infant skin maturation: structural changes revealed by in vivo reflectance confocal microscopy and future perspectives. (14):129-140. In: González S. (Ed.). Reflectance confocal microscopy of cutaneous tumors. CRC Press. 2017.

8. Castro R, Casagrande J, Pellacani G. Nevos melanocíticos comuns. (7):81-90. In: Rezze GG, Casagrande J. Atlas de microscopia confocal na dermatologia, 2015.

1.2
Nevo Melanocítico Congênito

Flávia Vasques Bittencourt | **Raquel Castro** | **Elisa de Oliveira Barcaui**

1.2.1 Dermatoscopia

Flávia Vasques Bittencourt

Os nevos são considerados congênitos quando presentes ao nascimento ou, segundo alguns autores, quando de surgimento até os dois anos de vida (nevo congênito tardio). São classificados, de acordo com o tamanho que atingem na vida adulta, em nevo melanocítico congênito (NMC) pequeno (< 1,5cm), médio (1,5 a 20 cm), grande/gigante (> 20cm). Uma classificação mais recente estratifica o NMC médio em M1 (1,5 a 10 cm), M2 (10 a 20 cm) e o NMC grande (20 a 40 cm) e gigante (> 40 cm).[1]

O fato do NMC apresentar peculiaridades clínicas (diversidade de tamanho, heterogeneidade de cor, irregularidade de superfície, presença de pelos terminais) e histopatológicas (células névicas situadas mais profundamente na derme, entremeadas ao tecido colágeno e também presentes ao redor de anexos, vasos ou nervos) determina, consequentemente, aspectos dermatoscópicos distintos.

A dermatoscopia é de grande auxílio na avaliação e no seguimento dos NMC, especialmente os de menor tamanho (pequenos e M1). Parece haver uma correlação histopatológica do tamanho do NMC com a profundidade das lesões névicas: quanto maior o nevo, maior a profundidade das células névicas, o que dificulta, portanto, a visualização de estruturas dermatoscópicas nos nevos maiores. Nestes nevos, especialmente nos NMC grandes/gigantes, as células névicas podem atingir o tecido subcutâneo e até mesmo a fáscia muscular, enquanto nos nevos menores há um acometimento da derme reticular. A maioria dos NMC pequenos e médios apresenta aspectos clínicos e dermatoscópicos homogêneos, e como o melanoma associado a essas lesões geralmente ocorre mais superficialmente na junção dermoepidérmica, a dermatoscopia pode ter papel importante no seu diagnóstico.[2,3]

A maioria dos NMC de menores dimensões apresenta um dos seguintes padrões dermatoscópicos:[2-4]

- Padrão reticular difuso ou focal: a rede pode ser avaliada quanto à qualidade (fina, espessa ou ambas) e distribuição (homogênea, focal, ou presente apenas na periferia).

- Padrão globular: os glóbulos, de vários tamanhos e tonalidades de marrom, são distribuídos uniformemente na lesão, esparsos ou densos e, quando agregados e angulados, recebem a denominação de padrão em "calçamento de pedra", considerado um dos mais emblemáticos do NMC (Figura 1.2.1.1).

- Padrão reticulo-globular: glóbulos centrais e rede pigmentar na periferia.

- Padrão homogêneo: pigmentação difusa homogênea, com ou sem remanescentes de glóbulos ou rede pigmentar.

- Padrão multicomponente: presença de três ou mais estruturas dermatoscópicas, distribuídas de forma usualmente mais assimétrica.

- Outros padrões menos frequentemente identificados são o globular-homogêneo e o reticular-homogêneo.

Os seguintes achados dermatoscópicos são considerados específicos dos NMC (Quadro 1.2.1.1):[2-6]

- Estruturas em alvo: rede alvo/*target network* (rede pigmentar entremeada com pontos, glóbulos ou vasos sanguíneos); glóbulo alvo (glóbulo marrom-claro com um ponto mais escuro central) e glóbulo halo (glóbulo rodeado de um halo hipopigmentado) (Figura 1.2.1.2). Para serem consideradas estruturas em alvo, é preciso a presença de no mínimo três dessas unidades (três glóbulos alvo ou halo ou três espaços de rede alvo).[5]

(Hipopigmentação ou hiperpigmentação perifolicular: folículos pilosos hipertróficos e células névicas ao redor dos folículos talvez possam explicar o frequente achado de alteração pigmentar perifolicular nos NMC, especialmente a hipopigmentação, que é mais comum (Figura 1.2.1.3).

Quadro 1.2.1.1 Estruturas dermatoscópicas específicas dos nevos melanocíticos congênitos

Estruturas em alvo:	Glóbulos alvo
	Glóbulos halo
	Rede em alvo
Padrão globular em "calçamento de pedras"	
Rede pigmentar tipo "hifa"	
Hipo e hiperpigmentação perifolicular	
Sulcos hipopigmentados na pele Ilhas de pigmentação	
Hipertricose	

Fonte: Desenvolvido pela autoria.

(Rede pigmentar tipo hifa: rede pigmentar fragmentada que lembra as estruturas tubulares das hifas fúngicas (Figura 1.2.1.4).

(Linhas hipopigmentadas na pele: hipopigmentação nos sulcos da epiderme (Figura 1.2.1.5).

(Ilhas de pigmentação: áreas pigmentadas, delimitadas, constiuídas de rede pigmentar, glóbulos ou área homogênea (Figura 1.2.1.6).

(Hipertricose: presença de pelos terminais em maior número do que na pele circunjacente. Representa uma das características mais específicas dos NMC.

Outros achados dermatoscópicos dos NMC incluem pseudocistos córneos, pseudoaberturas foliculares, vasos sanguíneos, seja em vírgula, puntiformes, serpiginosos ou rede em alvo com vasos.[3,4] Nos NMC grandes/gigantes, é comum encontrar um fundo marrom homogêneo salpicado com áreas mais pigmentadas, as chamadas ilhas de pigmentação. Cada ilha, no entanto, tende a apresentar um padrão dermatoscópico benigno, homogêneo.[2] O número de cores nos NMC geralmente é maior do que nos nevos adquiridos. A presença da cor azul, devido à característica anatômica de maior profundidade das células névicas na pele, eventualmente gera preocupação na diferenciação dermatoscópica com o melanoma.[7] Nesses casos, a história clínica é essencial para melhor definição.

Nos NMC grandes/gigantes, a dermatoscopia não é de tanta utilidade, seja tanto pela profundidade das células névicas quanto pela extensão do nevo, e é realizada de forma mais direcionada para as áreas com algum tipo de heterogeneidade ou suspeita. Ademais, distintamente dos NMC pequenos e médios em que os melanomas são mais superficiais, nos nevos gigantes esses tumores são usualmente de origem dérmica, razão pela qual a dermatoscopia é de pouco auxílio na sua identificação.[2] Como geralmente são melanomas não epidérmicos, a palpação da lesão é de maior importância e destaque para a detecção de um eventual tumor. Lesões menores, conhecidas como nevos satélites, estão presentes em quase 80% dos NMC grandes/gigantes e não é esperada a ocorrência de melanoma nelas. Portanto, não é rotina o exame dermatoscópico das lesões satélites, a não ser quando houver algum dado clínico relevante. Têm importância não apenas pelo impacto estético, mas especialmente pelo seu significado clínico pois, quando profusas, são indicativas de um maior risco de desenvolvimento de melanoma e de melanose neurocutânea.

Os padrões dermatoscópicos podem variar de acordo com o sítio anatômico do NMC, sendo o padrão globular mais frequentemente identificado na cabeça, pescoço e tronco, enquanto o padrão reticular ocorre mais comumente nas lesões localizadas nos membros inferiores, o que pode ser explicado devido à rota de migração embriológica dos melanoblastos.[5] Quanto à idade, há predominância do padrão reticular e homogêneo nos indivíduos maiores de 12 anos, enquanto o padrão globular prevalece nos abaixo de 12 anos.[8]

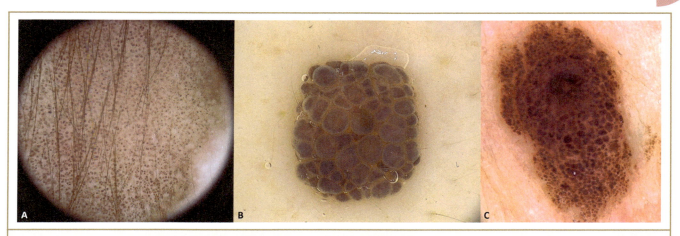

Figura 1.2.1.1 A. Padrão globular (glóbulos esparsos); B e C. Padrão globular em calçamento de pedras (glóbulos angulados).

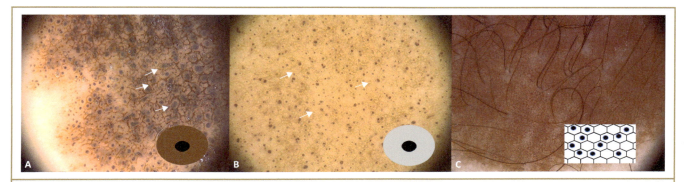

Figura 1.2.1.2 Estruturas em alvo. A. Glóbulos alvo; B. Glóbulos halo. C. Rede pigmentada em alvo.

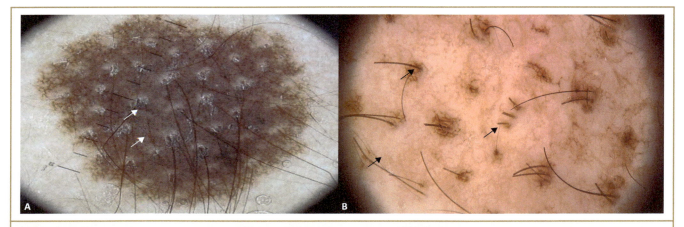

Figura 1.2.1.3 A. Hipopigmentação perifolicular; B. Hiperpigmentação perifolicular.

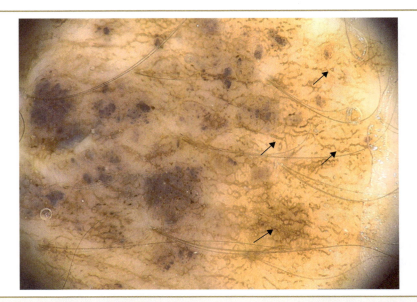

Figura 1.2.1.4   Rede pigmentada tipo hifa fúngica.

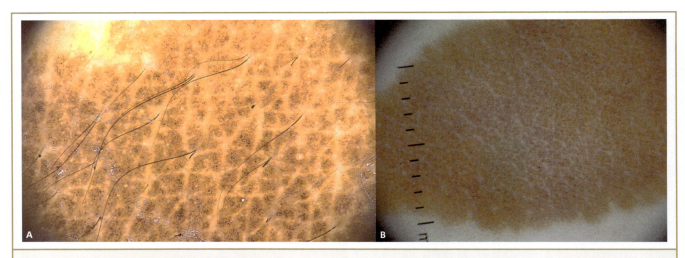

Figura 1.2.1.5   A e B. Linhas hipopigmentadas.

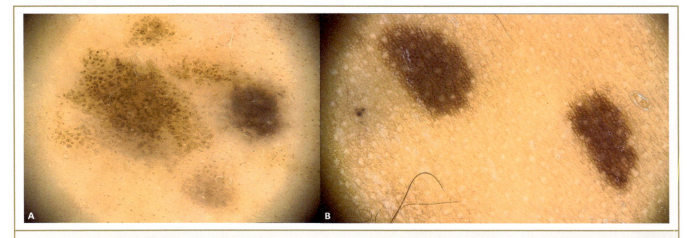

Figura 1.2.1.6.   A e B. Ilhas de pigmentação

Referências

1. Krengel S, Scope A, Dusza SW, Vonthein R, Marghoob AA. New recomendations for the categorization of cutaneous features of congenital melanocytic nevi. Journal of the American Academy of Dermatology. 2013;68:441-51. doi: 10.1016/j.jaad.2012.05.043.

2. Kovalyshyn I, Braun R, Marghoob A. Congenital melanocytic naevi. Australasian Journal of Dermatology. 2009;50:231-42. doi: 10.1111/j.1440-0960.2009.00553_1.x.

3. Haliasos HC, Kerner M, Jaimes N, Zalaudek I, Malvehy J, Hofmann-Wellenhof, et al. Dermoscopy for the pediatric dermatologist part III: Dermoscopy of melanocytic lesions. Pediatric Dermatology. 2013;30:281-93. doi: 10.1111/pde.12041.

4. Stefanaki C, Soura E, Stergiopoulou A, Kontochristopoulous G, Katsarou A, Potouridou I, et al. Journal of the European Academy of Dermatology. 2018;10:1674-80. doi: 10.1111/jdv.14988.

5. Changchien L, Dusza SW, Agero AL, Korzenko AJ, Braun RP, Sachs D, et al. Age- and site-specific variation in the dermoscopic patterns of congenital melanocytic nevi: an aid to accurate classification and assessment of melanocytic nevi. Archives of Dermatology. 2007;143:1007-14. doi: 10.1001/archderm.143.8.1007.

6. Cengiz FP, Emirogluy N, Ozkaya DB, Su O, Onsun N. Dermoscopic features of small, medium and large sized congenital melanocytic nevi. Annals of Dermatology. 2017;29:26-32. doi: 10.5021/ad.2017.29.1.26.

7. Noto G, Argenziano G, Ferrara G, Zalaudek I. Congenital melanocytic nevus: a possible clinical and dermoscopic pitfall. Dermatology Surgery. 2005;31:699-702. doi: 10.1111/j.1524-4725.2005.31617.

8. Seidenari S, Pellacani G, Martella A, et al. Instrument-, age- and site-dependent variations of dermoscopic patterns of congenital melanocytic naevi: a multicenter study. British Journal of Dermatology. 2006;155(1):56-61. doi: 10.1111/j.1365-2133.2006.07182.x.

1.2.2 Microscopia confocal

Raquel Castro

Os nevos melanocíticos congênitos (NC) são lesões pigmentadas que sofrem evolução morfológica durante o crescimento do paciente.[1]

Um estudo recente de Odorici *et al.* mostrou que as características da microscopia confocal *in vivo* (MC) correspondem à avaliação histopatológica e podem ser usadas como uma ferramenta auxiliar para observar essas mudanças dinâmicas dentro do NC de acordo com as faixas etárias.[1]

Os NC são classificados pelo seu tamanho em pequeno (< 1,5 cm de diâmetro), médio (1,5 a 19,9 cm no maior diâmetro), grandes acima de 20 cm e gigantes (> 50 cm de diâmetro), sendo que os NC grandes e gigantes apresentam maior chance de malignização.[2] Em lactentes, podem apresentar erosão transitória devido à fragilidade da pele no período neonatal e por trauma durante o parto, mas essas erosões são benignas e tendem a cicatrizar espontaneamente ao longo de dias a semanas. No entanto, se houver ulceração persistente ou alteração do NC, é necessária uma biópsia para confirmar o diagnóstico e excluir melanoma.[3]

Na dermatoscopia, o NC apresenta o padrão globular predominante na infância e o padrão reticuloglobular, reticular ou homogêneo difuso após a puberdade[4-6](Figuras 1.2.2.1A a 1.2.2.6A) .

Na histopatologia, observam-se melanócitos organizados em cordões entre as bandas de colágeno na derme reticular e melanócitos ao redor dos folículos (Figura 1.2.2.7).

Um estudo recente italiano avaliou 107 pacientes com nevos congênitos para diferenciar o seu padrão pela faixa etária e conseguiu correlacionar a dermatoscopia com a MC. O padrão globular na dermatoscopia corresponde a projeções exofíticas de ninhos dérmicos de melanócitos e foi correlacionado com o padrão *clods* na MC. O padrão de malha na MC é composto por cristas interconectadas brilhantes separadas por papilas dérmicas que são correlacionadas com o padrão reticuloglobular na dermatoscopia e o padrão anelado na MC é composto principalmente pelas papilas bem demarcadas e correspondem ao padrão reticular da dermatoscopia.[1]

Foi constatado, nesse estudo, que pacientes com NC > 40 anos apresentam, na MC, papilas levemente refráteis na junção dermoepidérmica (JDE), pouco demarcadas.[1,7,8]

Em casos de malignização dos nevos congênitos, observamos papilas não dermacadas, disseminação pagetoide dos melanócitos com células redondas e/ou dendríticas com um padrão de crescimento caótico. As células atípicas podem estar dentro dos ninhos.[9]

Nos casos dos nevos congênitos, o exame de microscopia confocal é mais bem empregado em lesões mais planas e menos informativo em casos que apresentam área nodular em virtude de limitação da MC em avaliar lesões mais profundas, as imagens são visualizadas com nitidez até o nível da derme papilar.[10]

Os principais critérios visualizados no NC à MC são:

- Fissuras e buracos negros que correspondem à acantose observada na histopatologia (Figuras 1.2.2.1B a 1.2.2.6B).

- Pseudocistos córneos estruturas intraepidérmicas grandes, redondas e altamente refrativas na MC que se correlacionam com cistos tipo milia na dermatoscopia (Figuras 1.2.2.1B, 1.2.2.2B, 1.2.2.5B e 1.2.2.6B).

- JDE – papilas bem demarcas (Figuras 1.2.2.1C, 1.2.2.2C, 1.2.2.3C, 1.2.2.5C e 1.2.2.6B).

- JDE – padrão anelado (em anéis) e *meshwork* (em malha) (Figuras 1.2.2.1D, 1.2.2.5B e 1.2.2.6C).

- JDE/derme papilar – ninhos dérmicos homogêneos (Figuras 1.2.2.2D e 1.2.2.6C) e/ou densos e esparsos (Figuras 1.2.2.1D, 1.2.2.3D, 1.2.2.4C, 1.2.2.4D e 1.2.2.5D e 1.2.2.6D).

- Melanófagos na derme papilar.

- Em casos de malignização dos nevos congênitos. observamos papilas não dermacadas, disseminação pagetoide dos melanócitos com células redondas e/ou dendríticas com um padrão de crescimento caótico. As células atípicas podem estar dentro dos ninhos.

Portanto, a microscopia confocal é uma ferramenta que pode auxiliar no acompanhamento do NC e detectar de forma precoce sua possível malignização.

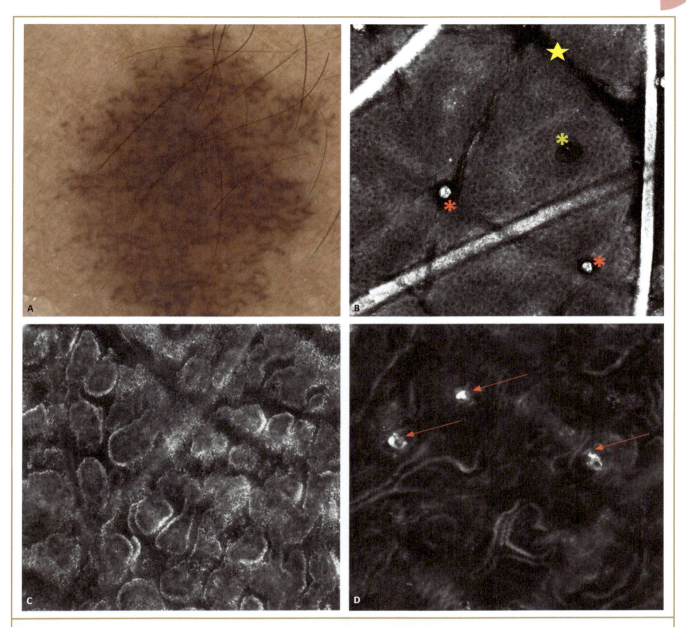

Figura 1.2.2.1 A. Imagem dermatoscópica: lesão com padrão monomórfico e presença de glóbulos marrons; B. MC mosaico (0,75 x 0,75 mm) – epiderme: fissura (estrela amarela), buraco negro (asterisco amarelo) e pseudocisto córneo (asteriscos vermelhos). C. MC mosaico (1,25 x 1,25) mm – JDE papilas bem demarcadas. D. MC mosaico JDE/derme (1 x 1 mm) Padrão em malha e presença de ninhos denso e esparsos (setas vermelhas).

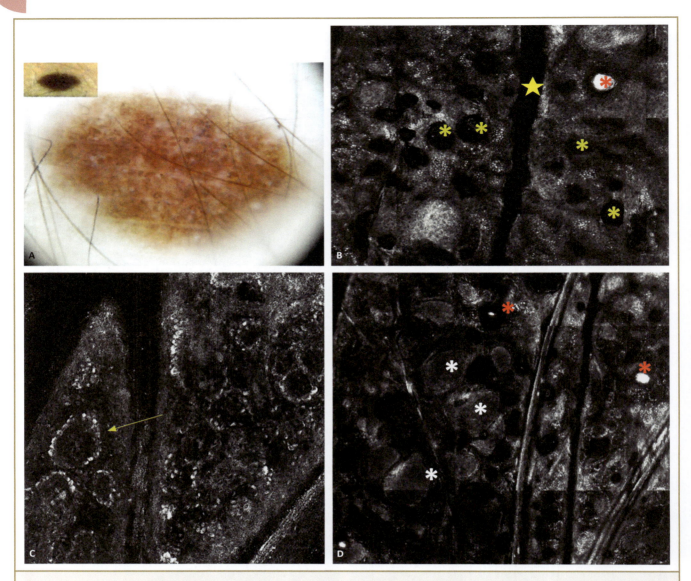

Figura 1.2.2.2 A. Imagem dermatoscópica: lesão com padrão monomórfico e presença de glóbulos marrons. B. MC mosaico (1,5 x 1 mm) – epiderme: fissura estrela amarela e buracos negros (asteriscos amarelos) e pseudocisto córneo (asterisco vermelho). C. MC imagem individual – JDE: papilas bem demarcadas (seta amarela). D. MC mosaico (1 x 1 mm) – JDE/derme papilar: ninhos homogêneos (asteriscos brancos) e pseudocistos córneos (asteriscos vermelhos).

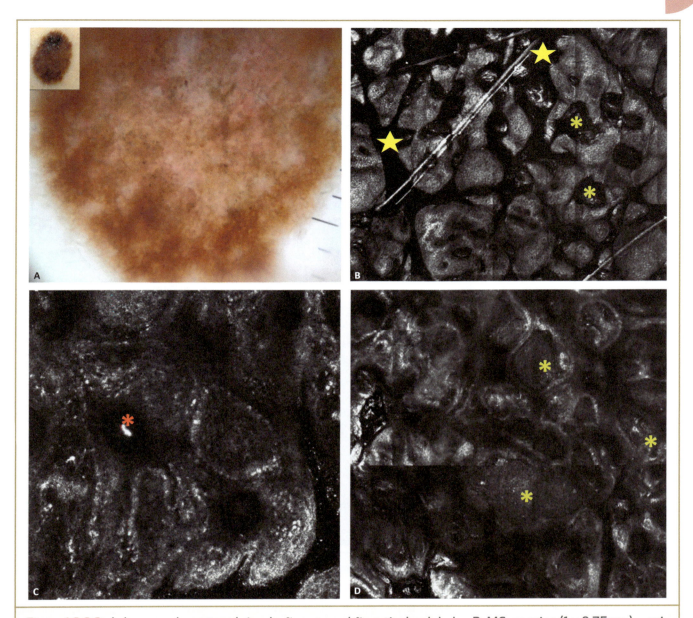

Figura 1.2.2.3 A. Imagem dermatoscópica: lesão com padrão reticulo-globular. B. MC mosaico (1 x 0,75mm) – epiderme: fissuras (estrelas amarelas) e buracos negros (asteriscos amarelos). C. MC imagem individual – JDE: papilas bem demarcadas e pseudocisto córneo (asterisco vermelho); D. MC mosacico (1,25 x 1,125mm) – JDE/derme papilar: ninhos densos e esparsos (asteriscos amarelos) no interior das papilas.

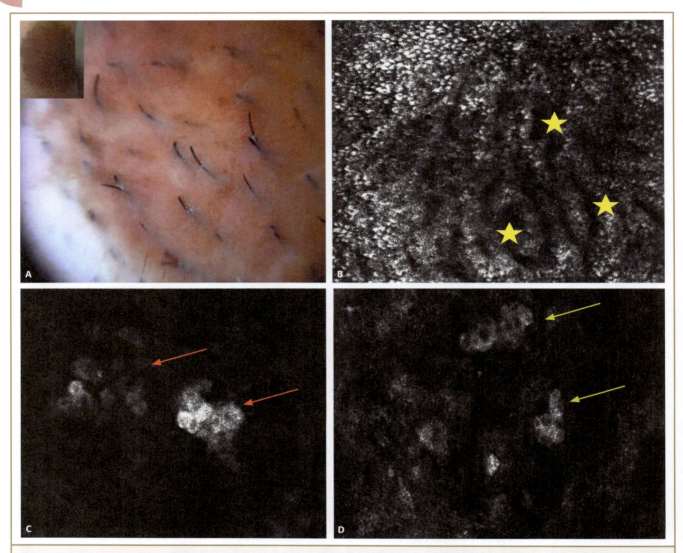

Figura 1.2.2.4 Imagem dermatoscópica: lesão com padrão monomórfico. B. MC imagem indivudual – epiderme: fissuras (estrelas amarelas). C. MC imagem individual – JDE: ninhos densos e esparsos (setas vermelhas). D. MC individual- JDE/derme papilar: ninhos densos e esparsos (setas amarelas).

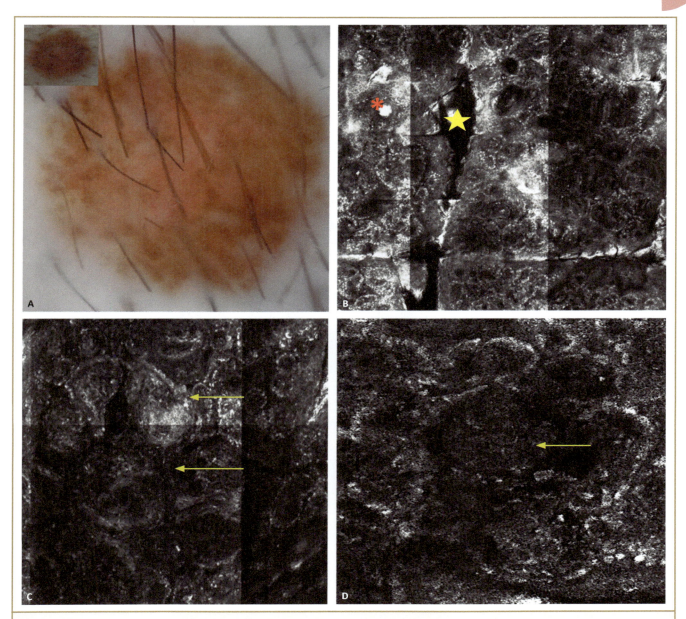

Figura 1.2.2.5 A. Imagem dermatoscópica: lesão com padrão monomórfico. B. MC mosaico (1,25 x 1,25 mm) – JDE: padrão em anéis/meshwork (malha), pseudocisto córneo (asterisco vermelho) e fisurra (estrela amarela). C. MC imagem individual – JDE: ninhos densos nas papilas com algumas células esparsas (setas amarelas). D. MC mosaico (0,75 x 0,75)- JDE/ derme papilar: ninho denso e esparsos (setas amarelas).

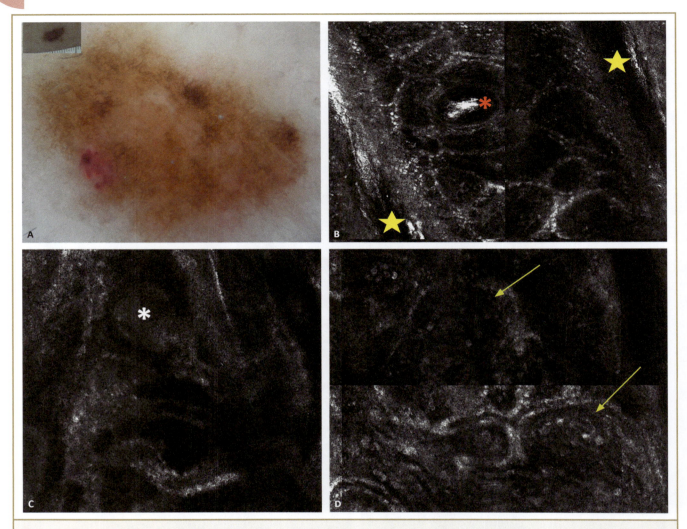

Figura 1.2.2.6 A. Imagem dermatoscópica: lesão com padrão monomórfico. B. MC individual –JDE: papilas bem demarcadas e pseudocisto córneo (asterisco vermelho) e fissuras (estrelas amarelas). C. MC imagem individual - JDE/derme papilar: padrão meshwork e ninho homogêneo (asterisco branco). D. MC imagem individual – JDE/derme papilar: ninhos densos esparsos (setas amarelas)

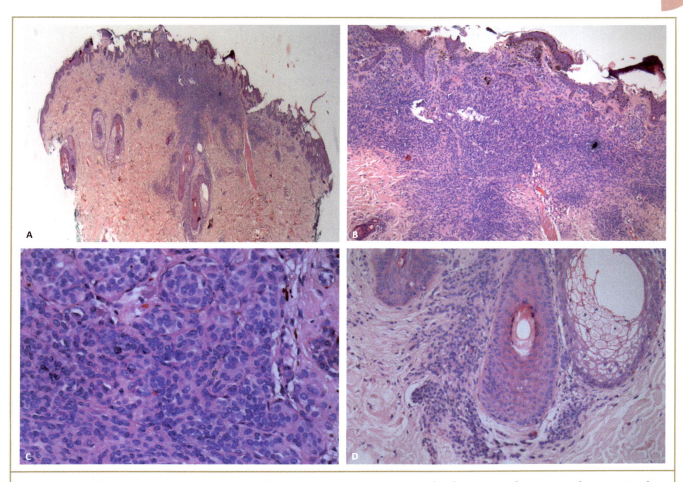

Figura 1.2.2.7 Histopatologia H&E. A. Menor aumento observa-se melanócitos na derme papilar e reticular. B. Maior aumento e melanócitos na derme papilar e reticular. C. Ninhos de melanócitos e melanócitos em cordões entre as bandas de colágeno. D. Maior aumento melanócitos ao redor do folículo.

Referências

1. Odorici G, Longhitano S, Kaleci S, Chester J, Ciardo S, Pellacani G, et al. Morphology of congenital nevi in dermoscopy and reflectance confocal microscopy according to age: a pilot study. Eur Acad Dermatol Venereol. 2020;34(12):e787-e9.

2. Paschoal FM. Nevo melanocítico congênito. An. Bras. Dermatol. 2002 ;77(6).

3. Farabi B, Akay BN, Goldust M, Wollina U, Atak MF, Rao B. Congenital melanocytic naevi: An up-to-date. Dermatol. 2021;62(2):e178-e19.

4. Errichetti E, Patriarca MM, Stinco G. Dermoscopy of congenital melanocytic nevi: a ten-year follow-up study and comparative analysis with acquired melanocytic nevi arising in prepubertal age. Eur J Dermatol. 2017;27(5):505-10.

5. Changchien L, Dusza SW, Agero AL, et al. Age- and site-specific variation in the dermoscopic patterns of congenital melanocytic nevi: an aid to accurate classification and assessment of melanocytic nevi. Arch Dermatol. 2007;143:1007-14.

6. Seidenari S, Pellacani G, Martella A, Giusti F, Argenziano G, Buccini P, et al. Instrument-, age- and site-dependent variations of dermoscopic patterns of congenital melanocytic naevi: a multicentre study. Br J Dermatol. 2006;155:56-61.

7. Hashemi P, Marghoob AA, Rabinovitz HS, Scope A. In vivo confocal reflectance microscopy of congenital melanocytic nevi. In: Reflectance confocal microscopy for skin diseases. Springer, 2012.

8. De Pace B, Ferrari B, Predieri B, Iughetti L, Veneziano L, Zalaudek I, et al. Confocal microscopy: improving our understanding of nevogenesis. In: Nevogenesis. Mechanisms and clinical implications of nevus development. Springer, 2012.

9. Marghoob AA, Charles CA, Busam KJ, Rajadhyaksha M, Lee G, Clark-Loeser L, et al. In vivo confocal scanning laser microscopy of a series of congenital melanocytic nevi suggestive of having developed malignant melanoma. Arch Dermatol. 2005;141(11):1401-12.

10. Castro R, Casagrande J, Rezze G. Nevo melanocítico congênito. Lemar. São Paulo: Atlas de microscopia confocal na dermatologia, 2016.

1.2.3 Ultrassom de alta frequência

Elisa de Oliveira Barcaui

A relevância do estudo dos nevos melanocíticos (NM) ocorre devido à sua forte relação com o melanoma cutâneo, uma vez que podem ser precursores ou marcadores de risco para as lesões melanocíticas malignas, ainda que esta magnitude seja passível de discussão. Apesar de sua classificação ser discutível, os NM, se presentes ao nascimento ou nos primeiros meses de vida, podem ser classificados como NM congênitos (NMC). Estas lesões exibem diversas apresentações e são passíveis de sofrer modificações ao longo do tempo.[1] As alterações que ocorrem nas lesões planas e levemente pigmentadas são facilmente detectadas, e podem ser acompanhadas ao exame clínico-dermatoscópico. Contudo, nas lesões espessas e/ou com superfícies rugosas, as alterações da cor ou a presença de nódulos profundos suspeitos podem ser de difícil detecção e monitorização, o que leva, muitas vezes, ao diagnóstico num estágio mais avançado.[2]

Os NMCs, principalmente os classificados como médios e grandes/gigantes, podem, fortuitamente, apresentar proliferações nodulares dérmicas com crescimento rápido, denominadas nódulos proliferativos.[3] Apesar da transformação maligna poder ocorrer em todos os tipos de NMC, o risco é maior no NMC grande/gigante. Nesta situação, o seu aparecimento não se restringe à vida adulta, de modo a tornar o NMC o maior fator de risco para o melanoma pediátrico.[1] Cabe ressaltar que o melanoma oriundo de um NMC grande/gigante apresenta maior espessura de Breslow no momento da sua detecção, quando comparado aos NMC pequenos e médios.[2] Apesar da sua importância, o diagnóstico e a condução dessas proliferações atípicas podem ser desafiadoras, tanto na avaliação clínico-dermatoscópica como histopatológica.[4]

O USAF é um exame adequado para a avaliação e o acompanhamento dos pacientes com NMC, uma vez que é um método não invasivo, indolor, acessível, que pode ser realizado em extensas áreas corporais e repetidas vezes. Além de detectar e rastrear as lesões proliferativas, o método é útil para diferenciá-las de outras situações que podem simular as proliferações, como a formação de pseudocistos, o que auxilia o diagnóstico e evita a realização de biópsias desnecessárias.[5]

As características ultrassonográficas dos nevos congênitos correspondem às dos demais nevos melanocíticos, classificados como lesões melanocíticas benignas: formato irregular, conteúdo sólido, hipoecogênico heterogêneo e margem não circunscrita.[6] (Figura 1.2.3.1)

Assim como nas outras lesões melanocíticas, existe uma forte correlação entre a presença de fluxo sanguíneo ao mapeamento com ultrassom Doppler e o comportamento biológico tumoral. No nevo congênito, com exceção das lesões traumatizadas, as lesões são geralmente avasculares. (Figuras 1.2.3.2 e 1.2.3.3) Entretanto, os melanomas oriundos de nevos congênitos apresentam aumento da vascularização intralesional em sua totalidade.[6] (Figura 1.2.3.4) Assim, o estudo Doppler permite avaliar a angiogênese da lesão e, consequentemente, a sua possível transformação em malignidade.[4]

Na avaliação ultrassonográfica dos nódulos proliferativos, observa-se uma imagem hipoecogênica localizada na derme, que pode estender-se à hipoderme. Ao ultrassom Doppler, essas lesões são, na maioria das vezes, ricamente vascularizadas. (Figura 1.2.3.5) Desta forma, o método é útil no diagnóstico dos nódulos proliferativos, e pode detectar, inclusive, lesões subclínicas.[7]

Os NMC podem requerer completa excisão ou excisões parciais. Do ponto de vista cirúrgico, a exata localização anatômica da região suspeita a ser excisada é um ponto crucial. Assim, o acompanhamento clínico-dermatoscópico associado ao mapeamento ultrassonográfico pode auxiliar o manejo destes pacientes.

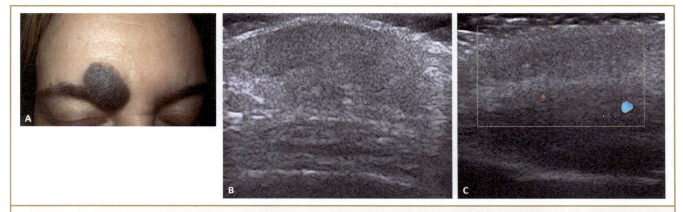

Figura 1.2.3.1 A. Nevo melanocítico congênito. B. USAF, 22 MHz. Imagem hipoecogênica heterogênea, com formato irregular e margem não circunscrita. C. US Doppler. Padrão de vascularização ausente.

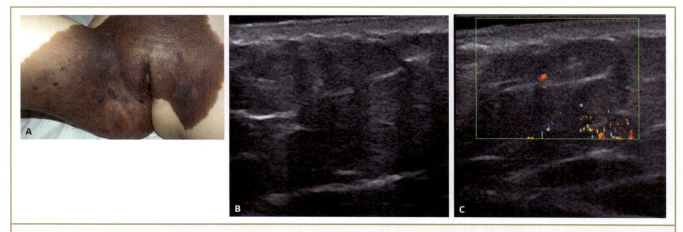

Figura 1.2.3.2 A. Nevo melanocítico congênito. B. USAF, 22 MHz. Imagem hipoecogênica heterogênea, com formato irregular e margem não circunscrita. C. US Doppler. Padrão de vascularização ausente.

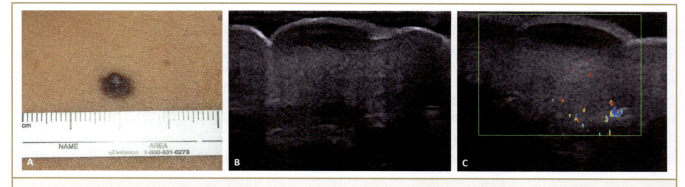

Figura 1.2.3.3 A. Nevo melanocítico congênito. B. USAF, 22 MHz. Imagem hipoecogênica heterogênea, com formato irregular e margem não circunscrita. C. US Doppler. Padrão de vascularização ausente.

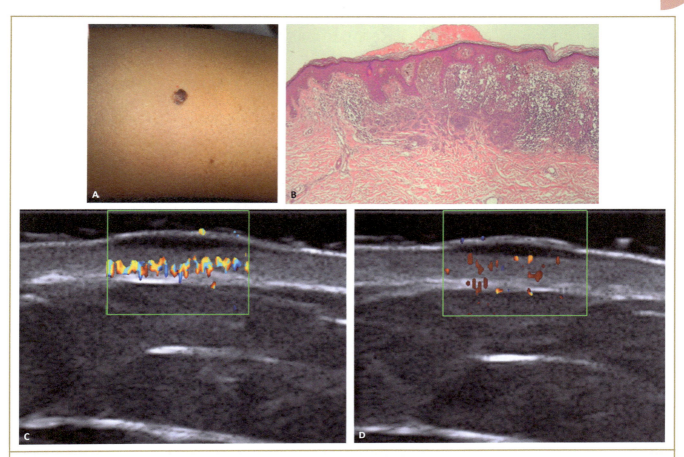

Figura 1.2.3.4 A. Nevo melanocítico congênito associado a melanoma - Clínica. B. Nevo melanocítico congênito associado a melanoma – Hematoxilina e eosina, 100x. C e D. US Doppler. Significativo aumento da vascularização perilesional. Padrão de vascularização periférico.

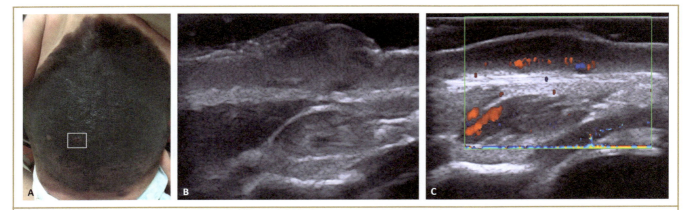

Figura 1.2.3.5 A. Nevo melanocítico congênito. Nódulo proliferativo. B. USAF, 22 MHz. Imagem hipoecogênica heterogênea, com formato irregular e margem não circunscrita. C. US Doppler. Aumento da vascularização intra e perilesional. Padrão de vascularização misto.

Referências

1. Caccavale S, Calabrese G, Mattiello E, et al. Cutaneous melanoma arising in congenital melanocytic nevus: a retrospective observational study. Dermatology. 2020. doi: 10.1159/000510221.

2. Krengel S, Scope A, Dusza SW, Vonthein R, Marghoob AA. New recommendations for the categorization of cutaneous features of congenital melanocytic nevi. J Am Acad Dermatol. 2012;68(3):441-51.

3. Rogers T, Marino ML, Raciti P, et al. Biologically distinct subsets of nevi. G Ital Dermatol Venereol. 2016;151(4):365-284.

4. Busto-Wilhelm I, Giavedoni P, Vicente A, et al. Ultrasound findings of proliferative nodule arising in a congenital melanocytic nevus. Melanoma Res. 2020;30:528-31.

5. Giavedoni P, Aranibar L, Wortsman X. Color Doppler ultrasound early diagnosis simulator of proliferative nodule in congenital melanocytic nevus. J Eur Acad Dermatol Venereol. 2017;31(9):e416-e8.

6. Janowska A, Oranges T, Iannone M, *et al*. Ultra-high-frequency ultrasound monitoring of melanomas arising in congenital melanocytic nevi: a case series. Melanoma Res. 2021;31(6):561-5.

7. Barcaui, Elisa de Oliveira. Ultrassonografia de alta frequência (22MHz) associada à dermatoscopia na avaliação dos nevos melanocíticos e do melanoma cutâneo. 2021. Tese (Doutorado em Medicina, área de concentração Radiologia). Universidade Federal do Rio de Janeiro. 2021.

1.3
Nevos Halo

Tania Munhoz

Nevo Halo (NH), também conhecido como Nevo de Sutton ou *Leukoderma acquisitum centrifugum*, consiste em um nevo melanocítico central envolto por um anel de hipopigmentação. O fenômeno halo está associado geralmente a um nevo melanocítico adquirido benigno, mas também pode ocorrer ao redor de um nevo congênito, lesões inflamatórias, tumores não melanocíticos, como carcinoma basocelular (CBC) e, mais raramente, melanoma.[1]

O NH ocorre em uma frequência aproximada de 1% da população, geralmente na adolescência, com média de idade em torno de 15 anos, sem predileção por sexo ou raça. A localização predomina no tronco, em especial no dorso. As lesões podem ser múltiplas em uma frequência de 25% a 50% dos indivíduos acometidos (Figura 1.3.1.1A).[2]

A história natural do NH ainda não é muito bem compreendida. Aproximadamente 50% dos pacientes apresentam total desaparecimento da lesão central. O tempo de resolução pode durar de meses a anos, com 4 estágios clínicos de involução descritos (Quadro 1.3.1.1).[3]

Quadro 1.3.1.1 Estágios de involução clínico do nevo halo

1. Aparecimento do halo de despigmentação ao redor do nevo melanocítico
2. Clareamento progressivo do nevo melanocítico central, tornando-se mais eritematoso
3. Regressão total do nevo melanocítico central
4. Hipopigmentação residual que pode durar anos

Fonte: Desenvolvido pela autoria.

Os fatores causais mais associados ao fenômeno são o estresse e a puberdade. Existe, na literatura, associação variável com doenças autoimunes, como tireoidite de Hashimoto e vitiligo. Alguns autores indicam uma tendência familiar ao aparecimento do nevo halo.[4]

No exame histopatológico, observamos um infiltrado denso, em banda, de células inflamatórias ao redor de ninhos de células névicas, com predomínio de linfócitos T. No anel de hipopigmentação, observa-se ausência de melanina e de melanócitos na camada basal.[5]

1.3.1 Dermatoscopia

O nevo melanocítico central apresenta um padrão dermatoscópico predominantemente globular ou homogêneo e, mais raramente, padrão reticular. A cor predominante é o castanho. Esses achados dermatoscópicos correlacionam-se com a população principal acometida, que são as crianças e os adultos jovens, com destaque para o padrão em pedra de calçamento (*cobblestone*), o que representa uma variante do padrão globular. O anel ao redor apresenta-se à dermatoscopia como um típico halo esbranquiçado homogêneo e sem estruturas (Figura 1.3.1.2).[4]

A depender do momento clínico de involução da lesão melanocíta e do processo inflamatório de regressão em que se encontra, podemos observar outros diferentes achados na dermatoscopia, como eritema, grânulos acinzentados (*peppering*) e rede pigmentada residual central (Figuras 1.3.1.1B e 1.3.1.1C).

A dermatoscopia da lesão melanocítica central é mandatória para decisão da conduta. Dessa forma, caso observado padrão dermatoscópico suspeito, como presença de rede atípica, glóbulos e pontos irregulares, borrão, véu azul-esbranquiçado e vasos atípicos, a lesão deve ser excisada ou reavaliada no seguimento de curto prazo (3 meses). Mesmo que seja rara a associação com melanoma, ela pode ocorrer principalmente em indivíduos na idade adulta e com fatores de risco adicionais. Na maioria dos casos, a lesão deve ser acompanhada e a excisão torna-se desnecessária.[6]

1.3.2 Microscopia confocal

O exame de microscopia confocal do NH tem sido descrito recentemente na literatura, com achados que se assemelham aos encontrados em lesões melanocíticas atípicas e melanoma. Essa morfologia atípica encontrada na epiderme e junção dermoepidérmica (JDE) pode ser secundária ao processo de involução da lesão e sua fase de inflamação. O correspondente histopatológico das células atípicas intraepidérmicas, provavelmente, são as células de Langerhans.[7,8]

Os principais achados são (Figura 1.3.2.1):

- Células pagetoides intraepidérmicas.
- Papilas não demarcadas na JDE.
- Ninhos densos juncionais.
- Células nucleadas na papila dérmica.
- Partículas brilhantes na derme.
- Múltiplos vasos dilatados na papila dérmica.

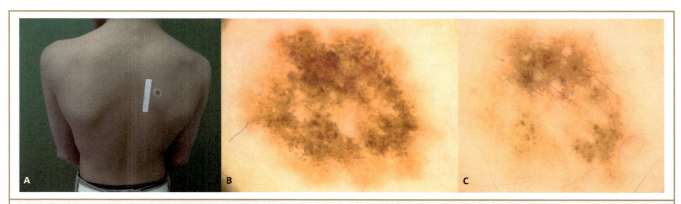

1.3.1.1 A. Imagem clínica de paciente masculino, 11 anos, apresentando lesão pigmentada acastanhada em região escapular direita com um típico anel de hipopigmentação ao redor. B. Imagem dermatoscópica com aumento de 20X demonstrando lesão melanocítica central com padrão reticular-globular assimétrico, com um anel hipocrômico homogêneo ao redor, sem estruturas. C. Imagem dermatoscópica de seguimento 6 meses após, demonstrando regressão parcial da lesão melanocítica, com aparecimento de coloração eritematosa representada por um padrão vascular difuso. Essa lesão foi encaminhada para avaliação adicional com exame de Microscopia Confocal (MC).

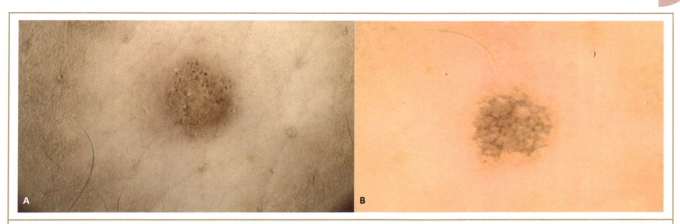

1.3.1.2 A. Imagem dermatoscópica com aumento de 20X demonstrando lesão melanocítica central com padrão globular, com um anel hipocrômico homogêneo ao redor, sem estruturas. B. Imagem dermatoscópica de seguimento 6 meses após, demonstrando regressão parcial da lesão, com aparecimento de grânulos acinzentados difusos (*peperring*).

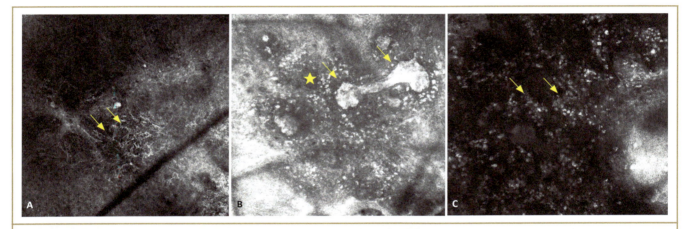

1.3.2.1 Microscopia confocal (imagens individuais) de lesão melanocítica correspondente à imagem da figura C. A. Imagem de MC demonstrando células dendríticas finas intraepidérmicas (setas amarelas). B. Imagem de MC da junção dermo-epidérmica demonstrando papilas não demarcadas (estrela amarela) e ninhos densos juncionais (setas amarelas). C. Imagem de MC da derme superficial demonstrando partículas brilhantes (setas amarelas).

Referências

1. Aouthmany M, Weinstein M, Zirwas M J, Brodell R T. The natural history of halo nevi: A retrospective case series. J Am Acad Dermatol. 2012;67(4):582-6. doi: 10.1016/j.jaad.2011.11.937.

2. Patrizi A, Bentivogli M, Raone B, Dondi A, Tabanelli M, Neri I. Association cf halo nevus/i and vitiligo in childhood: a retrospective observational study. J Eur Acad Dermatol Venereol. 2013;27(2):e148-52. doi: 10.1111/j.1468-3083.2012.04504.x.

3. Speeckaert R, Van Geel N, Vermaelen K V, et al. Immune reactions in benign and malignat melanocytic lesions: lessons for immunotherapy. Pigment Cell Melanoma Res. 2010;24:334-44. doi: 10.3121/cmr.2.2.89.

4. Kolm I ,DiStefani A, Hofmann-Wellenhof R, et al. Dermoscopy patterns of halo nevi. Arch Dermatol 2006;142(12):1627-32. doi: 10.1001/archderm.142.12.1627.

5. Bayer-Garner I B, Ivan D, Schwartz M R, Tschen J A. The immunopathology of regression in benign lichenoid keratosis, keratoacanthoma and halo nevus. Clinical Medicine & Research. 2004;2(2):89-97. doi: 0.3121/cmr.2.2.89.

6. Larre-Borges A, Zalaudek I, Longo C, et al. Melanocytic nevi with special features: clinical-dermoscopic and reflectance confocal microscopic – findings. J Eur Academy of Dermatology and Venerology. 2014;28(7):833-45. doi: 10.1111/jdv.12291.

7. Pogorzelska-Antkowiak A, Corneli P, Agozzino M. In vivo reflectance confocal microscopy of halo nevi. Skin Res Technol. 2021;27:841-5. doi: 10.1111/srt.13029.

8. Schwartz RJ, Vera K, Navarrete N, Lobos P. In vivo reflectance confocal microscopy of halo nevus. J Cutan Med Surg. 2013;17(1):33-8. doi: 10.2310/7750.2012.12019.

1.4
Lesões Spitzoides

Carlos Baptista Barcaui

1.4.1 Introdução

Em 1948, Sophie Spitz descreveu uma série de 13 casos de nevos melanocíticos em crianças que simulavam melanoma clínica e histopatologicamente ("melanoma juvenil"), porém, em sua maioria evoluíam de maneira favorável. Um dos 13 casos originalmente descritos evoluiu para óbito.[1]

A lesão clássica do nevo de Spitz acomete principalmente crianças e adultos jovens, na maioria das vezes é solitária e é encontrada principalmente na face ou membros inferiores. Raramente, podem ser observados múltiplos tumores vistos de maneira agminada em uma área ou disseminados. Clinicamente, apresenta-se como uma pápula ou pequeno nódulo, sendo que em 95% dos casos o diâmetro é menor do que 1,0 cm. A coloração mais usual é a rósea, o que pode simular um granuloma piogênico, mas pode ser marrom ou mesmo preto. Raramente, pode apresentar ulceração.

Histopatologicamente, a maioria dos casos apresenta-se como um nevo composto ou intradérmico e, menos frequentemente, um nevo juncional. Devido ao pleomorfismo celular e à presença de infiltrado inflamatório, o aspecto histológico é muito semelhante ao de um melanoma. Há o predomínio de dois tipos de células: fusiformes e epitelioides, que são caracteristicamente grandes, o que diferencia o nevo de Spitz dos outros tipos de nevos melanocíticos. A epiderme permanece notavelmente intacta na maioria dos nevos de Spitz. As células névicas estão dispostas principalmente em ninhos bem circunscritos. Corpúsculos eosinofílicos, conhecidos como corpúsculos de Kamino, podem estar presentes na epiderme e em agregados na junção dermoepidérmica. Embora também presentes no melanoma, agregados de corpúsculos de Kamino são mais sugestivos do nevo de Spitz clássico.[2,3] Acreditava-se que os corpúsculos de Kamino representavam queratinócitos e melanócitos apoptóticos, mas isso não se sustentou em estudos de marcação de apoptose. A coloração tricrômica suporta a teoria de que esses glóbulos são compostos de material da membrana basal.[4] Outros achados na epiderme incluem um padrão regular de hiperplasia epidérmica simétrica e fendas relacionadas ao artefato de retração ao redor dos ninhos juncionais. Em geral, os padrões de crescimento nos nevos de Spitz são percebidos mais como ordenados.

Em 1989, Smith e colaboradores descreveram o chamado nevo de Spitz com atipia e metástase ou nevo de Spitz maligno (ou seja, um tipo de lesão de Spitz com características histopatológicas insuficientes para o diagnóstico de malignidade, mas capaz de dar metástase linfonodal, geralmente sem disseminação sistêmica).[5] Esse conceito aparentemente contraditório foi então estabelecido por Barnhill, com a categoria diagnóstica de tumor de Spitz metastatizante[6] ou nevo/tumor de Spitz atípico.[7] Até o momento, embora Ackerman e seus colegas afirmem que existem apenas duas categorias diagnósticas (nevo e melanoma)[8], outros sugerem que as lesões spitzoides são, de fato, um espectro morfobiológico que varia da benignidade à malignidade completa,[9] e que as lesões intermediárias requerem uma abordagem diagnóstica baseada em diferentes critérios taxonômicos e diagnósticos.

Requena e colaboradores afirmaram que o nevo de Reed é a variante mais comum do nevo de Spitz (64 de 349 casos em sua série).[10] De acordo com os achados de Requena e colaboradores, a distinção histopatológica entre nevo de Spitz de células fusiformes pigmentadas e nevo de Reed não é viável.[11] Além disso, e ainda mais importante, essa distinção não tem relevância clínica.

A classificação das lesões spitzoides em tumores de Spitz sem atipia, tumores de Spitz atípicos e melanoma de Spitz não é aceita unanimemente; nem está de acordo com a terminologia clínico-patológica existente, na qual um tumor é uma lesão com relevo geralmente > 2 cm, e isso raramente é o caso das lesões spitzoides.[12]

1.4.2 Dermatoscopia

A dermatoscopia melhorou significativamente o reconhecimento clínico dos nevos de Spitz, pois eles demonstram um padrão peculiar e característico de estruturas dermatoscópicas.[13] As variantes pigmentadas foram inicialmente reconhecidas e exibem o chamado padrão 'explosão de estrelas', que consiste em uma área central de pigmentação preto-azulada homogênea e estrias periféricas ou pseudópodes simetricamente distribuídos. Vários padrões adicionais foram posteriormente encontrados associados ao nevo de Spitz pigmentado, inclusive padrão globular, homogêneo, reticular e multicomponentes[14] (Figuras 1.4.2.1, 1.4.2.2 e 1.4.2.3). Outro critério inicialmente relatado para caracterizar o melanoma, mas que posteriormente se mostrou bastante preditivo do nevo de Spitz, foi a chamada rede pigmentar negativa/invertida ou despigmentação reticular, que consiste em linhas brancas entrelaçadas ao redor dos glóbulos pigmentados[15] (Figuras 1.4.2.4 e 1.4.2.5).

Estudos sobre a morfologia dermatoscópica de nevos de Spitz não pigmentados sugerem que esses tumores apresentam mais frequentemente vasos puntiformes em uma distribuição regular.[16,17] A rede negativa também pode ser encontrada nos nevos de Spitz não pigmentados, com a única diferença de que as linhas brancas circundam os vasos ao invés dos glóbulos pigmentados[15,18] (Figuras 1.4.2.4, 1.4.2.5 e 1.4.2.7).

Segundo um trabalho da Sociedade Internacional de Dermatoscopia, os nevos de Spitz são caracterizados por três padrões principais: padrão explosão de estrelas (51%), padrão de vasos puntiformes regularmente distribuídos (19%) e padrão globular com despigmentação reticular (17%). Nesse trabalho, foi ainda proposto um algoritmo para o manejo das lesões com aspecto dermatoscópico sptizoide, que leva em consideração a idade do paciente e o tamanho e aspecto clínico da lesão[19] (Figura 1.4.2.8).

Na evolução natural dos nevos de Spitz/Reed, pode ocorrer a involução da lesão em até 50% dos casos, inclusive com o envolvimento do fenômeno de eliminação transepidérmica do pigmento[20] (Figuras 1.4.2.6 e 1.4.2.9).

Vários outros padrões dermatoscópicos infrequentes também foram relatados em nevos de Spitz que correspondem às variantes histopatológicas peculiares, como nevos de Spitz angiomatoides ou desmoplásicos.[21]

Conforme exposto, as controvérsias sobre terminologia, classificação e estratégias de manejo desses tumores continuam até os dias atuais. A controvérsia é ainda maior devido à existência de tumores que não podem ser diagnosticados histopatologicamente com segurança, como nevos ou melanomas (tumores de Spitz atípicos).

O termo spitzoide foi originalmente utilizado em histopatologia, e posteriormente empregado em dermatoscopia, para descrever lesões que apresentam os padrões anteriormente descritos. Na opinião do autor deste capítulo, o emprego de termos histopatológicos para descrever estruturas dermatoscópicas, ainda mais controversos, como no caso das lesões spitzoides ou do fenômeno de regressão, é inadequado, pouco descritivo e pode levar a interpretações errôneas.

1.4.3 Microscopia confocal

Assim como na clínica, na dermatoscopia e na histopatologia, na microscopia confocal (MC) as lesões spizoides se apresentam como um espectro de doença que pode variar da franca benignidade a lesões impossíveis de serem distinguidas do melanoma.

Segundo Guida e colaboradores, a MC é útil para distinção entre nevo de Spitz e melanoma apenas em lesões que apresentam os padrões em explosão de estrelas e globular à dermatoscopia. Os achados da MC revelam que o pleomorfismo celular marcante dentro da epiderme, células atípicas disseminadas na junção dermo-epidérmica e pleomorfismo acentuado dentro dos ninhos são significativamente associados ao diagnóstico de melanoma, enquanto células fusiformes e fendas periféricas são encontradas exclusivamente no nevo de Spitz.[22]

À MC, os nevos de Spitz podem apresentar características sugestivas de malignidade, como células pagetoides, papilas não demarcadas e células nucleadas dentro da derme papilar. A epiderme frequentemente encontra-se inalterada, e apresenta um padrão de favo de mel ou em pedras de calçamento pouco desordenado. A presença de células pagetoides é observada em aproximadamente 50% dos casos. Geralmente constituída por células dendríticas e fusiformes (Figura 1.4.2.10) , ocasionalmente por células arredondadas. A arquitetura da junção dermo-epidérmica (JDE) é frequentemente desorganizada e caracterizada por papilas não demarcadas e numerosos ninhos juncionais frequentemente associados a grandes células atípicas com citoplasmas brilhantes e núcleos escuros. Dentro da derme papilar, podem ser observados ninhos densos e células globosas, que correspondem aos melanófagos.

Os nevos de Spitz com padrão explosão de estrelas ou globular à dermatoscopia mostram numerosos ninhos juncionais e/ou dérmicos quando examinados pela MC. Essas lesões apresentam-se circundadas por um anel de aglomerados densos que se projetam em direção à periferia da lesão (Figura 1.4.2.10) . Lesões que apresentam despigmentação reticular (rede negativa ou invertida) ou rede pigmentada alargada apresentam a epiderme espessada com padrão em favo de mel ou em pedras de calçamento, respectivamente. Os contornos das papilas não são bem definidos.[23,24]

Lesões que se apresentam à dermatoscopia com padrão de multicomponentes são desafiadoras também à MC. Isto é devido à desordem arquitetural e à atipia citológica.

Pontos-chave

- Spizoide é um termo histopatológico empregado em dermatoscopia para descrever lesões que apresentam um padrão semelhante ao nevo/tumor de Spitz.

- A distinção histopatológica entre nevo de Reed e nevo de Spitz pigmentado não pode ser realizada de maneira inequívoca, e não é relevante do ponto de vista clínico.

- Os nevos de Spitz à dermatoscopia são caracterizados por três padrões principais: padrão explosão de estrelas, padrão de vasos puntiformes regularmente distribuídos e padrão globular com despigmentação reticular.

- A MC é útil para distinção entre nevo de Spitz e melanoma apenas em lesões que apresentam os padrões em explosão de estrelas e globular à dermatoscopia.

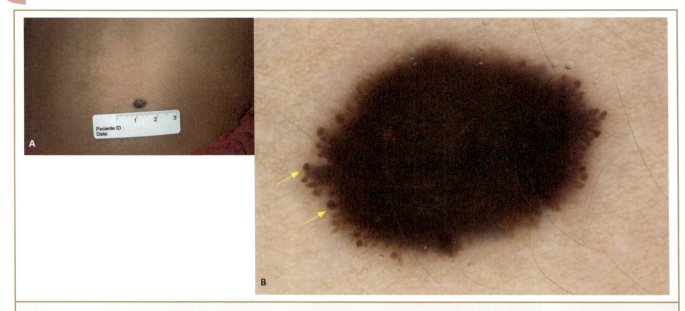

Figura 1.4.2.1 Nevo de Reed A. imagem clínica B. Dermatoscopia exibindo padrão em explosão de estrelas. Nota-se área amorfa central e glóbulos periféricos distribuídos de maneira relativamente simétrica (setas amarelas) em um paciente do sexo masculino, com 5 anos de idade.

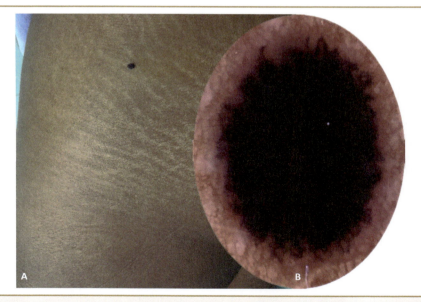

Figura 1.4.2.2 Nevo de Reed. Lesão única, simétrica densamente pigmentada (A), na qual nota-se padrão reticular homogêneo, com área amorfa central e rede periférica (B). Paciente do sexo feminino, 37 anos de idade.

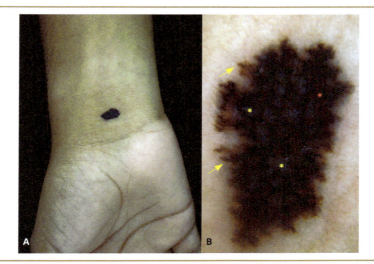

Figura 1.4.2.3 Nevo de Reed A. Imagem clínica: lesão única enegrecida B. Imagem dermatoscópica exibindo padrão de multicomponentes com áreas amorfas (asterisco vermelho), estrias (setas amarelas), rede pigmentada e véu cinza azulado (asteriscos amarelos). Paciente do sexo masculino, com 7 anos de idade.

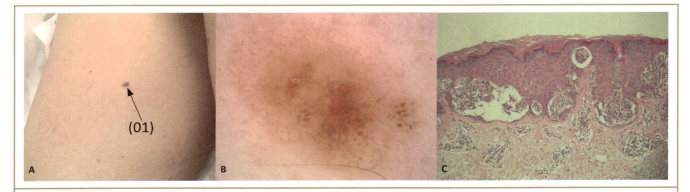

Figura 1.4.2.4 Nevo de Spitz. Paciente do sexo feminino, de 44 anos de idade. A. Imagem clínica: lesão rósea, única, na face interna da coxa. B. Imagem dermatoscópica: lesão assimétrica com pontos e glóbulos acastanhados distribuídos de maneira irregular, vasos puntiformes e rede negativa. C. À histopatologia (H&E 100x) notam-se os ninhos de células névicas alongados distribuídos na junção dermoepidérmica, apresentando fendas.

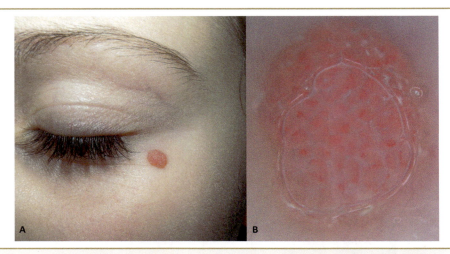

Figura 1.4.2.5 Nevo de Spitz. A. Imagem clínica: lesão rósea, única na face de uma criança de 5 anos. B. Imagem dermatoscópica: nota-se rede invertida, vasos em grampo de cabelo e vasos enovelados.

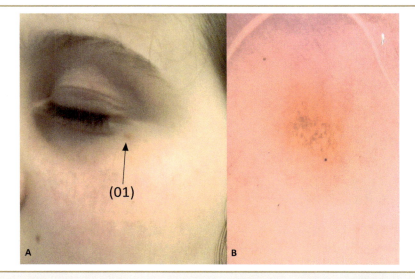

Figura 1.4.2.6 Nevo de Spitz quase que totalmente involuído na mesma paciente da Figura 5, aqui com 9 anos de idade. A. Imagem clínica e B. Imagem dermatoscópica: nota-se resquícios de pseudorede pigmentada e granulosidade.

CENÁRIOS NA ONCOLOGIA CUTÂNEA 119

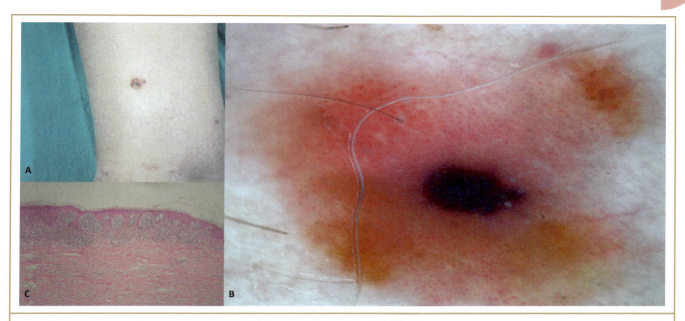

Figura 1.4.2.7 Melanoma extensivo superficial spitzoide. A. Imagem clínica. B. Imagem dermatoscópica: área amorfa enegrecida central, rede invertida, vasos puntiformes e rede pigmentada acastanhada na periferia da lesão. C. À histopatologia (H&E 40x): Melanoma extensivo superficial spitzoide Breslow 0,35 mm; 1 mitose/mm^2.

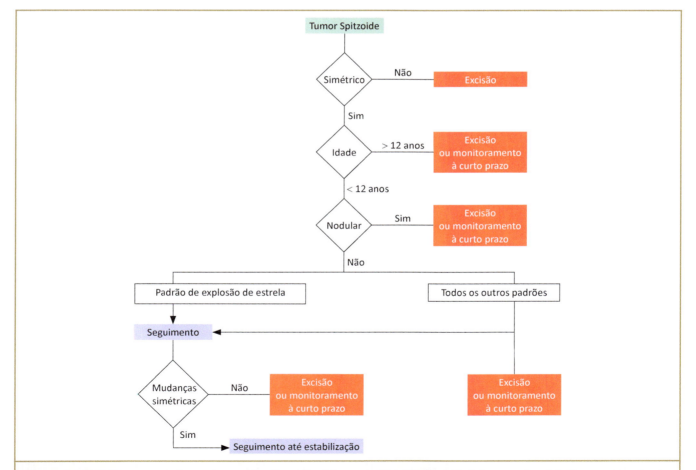

Figura 1.4.2.8 Fluxograma de conduta nas lesões spitzoides sugerido pela Sociedade Internacional de Dermatoscopia.
Adaptado de Lallas A, Apalla Z, Ioannides D, Lazaridou E, Kyrgidis A, Broganelli P, Alfano R, I. Zalaudek I, Argenziano G. on behalf of the International Dermoscopy Society. Update on dermoscopy of Spitz/Reed naevi and management guidelines by the International Dermoscopy Society. Br J of Dermatol (2017) 177, pp 645–655.

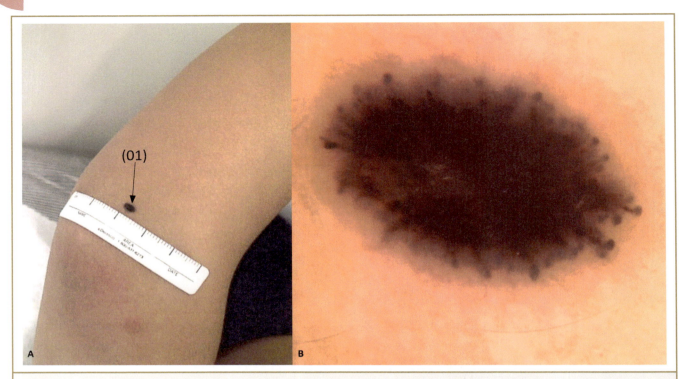

Figura 1.4.2.9 Nevo de Reed observado em paciente de 4 anos de idade. A. Imagem clínica: lesão com 2 meses de evolução. B. Imagem dermatoscópica: padrão em explosão de estrelas com área amorfa central e estrias periféricas. Nota-se ainda a eliminação do pigmento na porção inferior esquerda da lesão, deixando áreas hipopigmentadas.

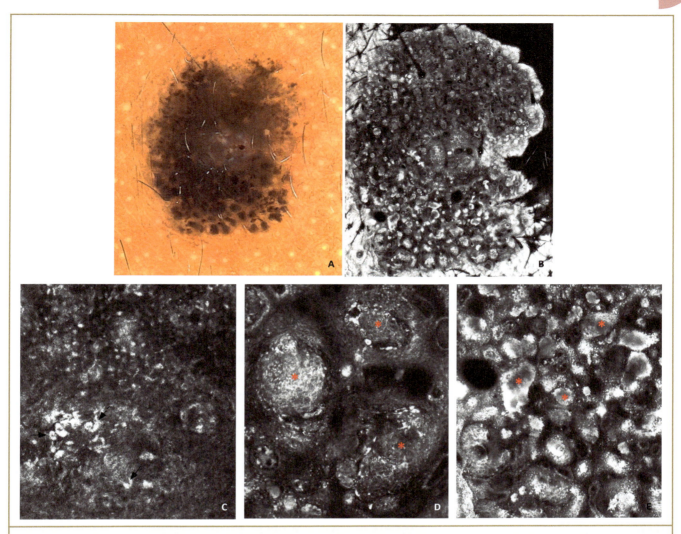

Figura 1.4.2.10 Nevo de Reed. A. Imagem dermatoscópica: lesão melanocítica na face de criança de 7 anos com padrão globular e presença de glóbulos na periferia. B. Imagem MC mosaico (5x5 mm) – junção dermoepidérmica: lesão bem delimitada com ninhos brilhantes homogêneos periféricos. C. MC imagem individual – camada supra-papilar: células fusiformes, dendríticas e arredondadas (setas amarelas). D. MC imagem individual – junção dermoepidérmica (centro da lesão): ninhos juncionais associados a células atípicas com citoplasmas brilhantes e núcleos escuros (asteriscos). E. MC imagem individual – junção dermoepidérmica (periferia da lesão): ninhos densos que se projetam em direção à periferia da lesão (asteriscos).

Referências

1. Spitz S. Melanoma of childhood. Am J Pathol. 1948;24:591-609.

2. Binder SW, Asnong C, Paul E, Cochran AJ. The histology and differential diagnosis of Spitz nevus. Semin Diagn Pathol. 1993;10:36-46.

3. Kamino H, Misheloff E, Ackerman AB, Flotte TJ, Greco MA. Eosinophilic globules in Spitz's nevi: new findings and a diagnostic sign. Am J Dermatopathol. 1979;1:323-4.

4. Wesselmann U, Becker LR, Brocker EB, LeBoit PE, Bastian BC. Eosinophilic globules in spitz nevi: no evidence for apoptosis. Am J Dermatopathol. 1998;20:551-4.

5. Smith KJ, Barrett TL, Skelton HG, et al. Spindle cell and epithelioid cell nevi with atypia and metastasis (malignant Spitz nevus). Am J Surg Pathol. 1989;13:931–9.

6. Barnhill RL, Flotte TJ, Fleischli M, et al. Cutaneous melanoma and atypical Spitz tumors in children. Cancer. 1995;76:1833-45.

7. Barnhill RL, Argenyi ZB, From L, et al. Atypical Spitz nevi/tumor: lack of consensus for diagnosis, discrimination from melanoma, and prediction of outcome. Hum Pathol. 1999;30:513-20.

8. Mones JM, Ackerman AB. "Atypical" Spitz's nevus, "malignant" Spitz's nevus, and "metastasizing" Spitz's nevus: a critique in historical perspective of three concepts flawed fatally. Am J Dermatopathol. 2004;26:310-33.

9. Casso EM, Grin-Jorgensen CM, Grant-Kels JM. Spitz nevi. J Am Acad Dermatol. 1992;27:901-13.

10. Requena C, Requena L, Kutzner H, et al. Spitz nevus: a clinicopathological study of 349 cases. Am J Dermatopathol. 2009;31:107-16.

11. Ferrara G, Argenziano G, Soyer HP, et al. The spectrum of Spitz nevi: a clinicopathologic study of 83 cases. Arch Dermatol 2005;141:1381-7.

12. Barnhill RL. The spitzoid lesion: the importance of atypical variants and risk assessment. Am J Derma- topathol. 2006;28:75-83.

13. Steiner A, Pehamberger H, Binder M, Wolff K. Pigmented Spitz nevi: improvement of the diagnostic accuracy by epiluminescence microscopy. J Am Acad Dermatol. 1992;27:697-701.

14. Peris K, Ferrari A, Argenziano G, et al. Dermoscopic classification of Spitz/Reed nevi. Clin Dermatol 2002;20:259-62.

15. Zalaudek I, Kittler H, Hofmann-Wellenhof R, et al. "White" network in Spitz nevi and early melanomas lacking significant pigmentation. J Am Acad Dermatol 2013;69:56-60.

16. Argenziano G, Zalaudek I, Corona R, et al. Vascular structures in skin tumors: a dermoscopy study. Arch Dermatol. 2004;140:1485-9.

17. Zalaudek I, Kreusch J, Giacomel J, et al. How to diagnose nonpigmented skin tumors: a review of vascular structures seen with der- moscopy: part II. Nonmelanocytic skin tumors. J Am Acad Dermatol. 2010;63:377-86.

18. Pizzichetta MA, Talamini R, Marghoob AA, et al. Negative pigment network: an additional dermoscopic feature for the diagnosis of melanoma. J Am Acad Dermatol. 2013;68:552-9.

19. Lallas A, Apalla Z, Ioannides D, Lazaridou E, Kyrgidis A, Broganelli P, et al. Update on dermoscopy of Spitz/Reed naevi and management guidelines by the International Dermoscopy Society. Br J of Dermatol. 2017;177:645-55.

20. Argenziano G, Agozzino M, Bonifazi E, et al. Natural evolution of Spitz nevi. Dermatology. 2011;222:256-60.

21. Moscarella E, Al Jalbout S, Piana S, et al. The stars within the mela- nocytic garden: unusual variants of Spitz naevi. Br J Dermatol. 2015;172:1045-51.

22. Guida S, Pellacani G, Cesinaro AM, Moscarella E, Argenziano G, Farnetani F, et al. Spitz naevi and melanomas with similar dermoscopic patterns: can confocal microscopy differentiate? Br J Dermatol. 2016;174(3):610-6. doi: 10.1111/bjd.14286. Epub 2015 Dec 26.

23. Pellacani G, Guitera P, Longo C, Avramidis M, Seidenari S, Menzies S. The impacto of in vivo reflectance confocal microscopy for the diagnostic accuracy of melanoma and equivocal melanocytic lesions. J Invest Dermatol. 2007;127:2759-65.

24. Pellacani G, Longo C, Ferrara G, Cesinaro AM, Basoli AS, Guitera P, et al. Spiz nevi: in vivo confocal microscopic features, dermoscopic aspects, histopathologic correlates and diagnostic significance. J Am Acad Dermatol. 2009;60(2):236-47.

1.5

Melanoma in Childhood and Adolescence: Epidemiology, Risk Factors and Diagnosis

Dafi Porat, MD | Tal Dahan, MD | Alon Scope, MD

1.5.1 Epidemiology

Melanoma in the pediatric population is rare. According to the SEER database, based on data between the years 2000-2015, the overall age-adjusted incidence rate (IR) is 5.0 per million. There is a skewed distribution by age – among children aged 0-9 years, IR is 1.3, compared to 8.6 among adolescents aged 10-19 years. When stratified by sex, IR is significantly higher in females vs. males in both age subgroups; in children IR is 1.5 vs. 1.1, and in adolescents - 10.1 vs. 7.1, respectively.[1] The overall 5-year survival rates for all melanoma cases are 94% for children and 95% for adolescents.[1,2] Among children, the 5-year survival rates, when stratified by sex, are 92% for males and 95% for females; among adolescents, the 5-year survival rates are 97% for females and 93% for males.[1]

1.5.2 Risk factors

There is a lack of well-defined risk groups for pediatric melanoma, as most cases arise in patients without a known, predisposing comorbidity.[3] However, there are several predisposing factors that increase the risk of pediatric melanoma, which may identify patient populations eligible for secondary prevention.

Among adolescents with melanoma, risk factors resonate with those commonly associated with adult melanoma, including family history of melanoma, fair skin with proclivity for sunburns, and a high nevus count.[4] In patients with a large congenital melanocytic nevus (≥20 cm projected adult size), and particularly in patients with a giant congenital nevus (≥40 cm projected adult size), there is an estimated 465-fold increased relative risk for developing a melanoma within the congenital nevus.[5] In fact, a study looking at fatal pediatric melanomas found that about 25% occurred in association with a large or giant congenital nevus.[6] Xeroderma pigmentosum, a group of autosomal recessive genodermatoses with defective

repairing of DNA damages induced by ultraviolet (UV) radiation, has been estimated to increase the risk of pediatric melanoma by 2000-fold, compared to control population.[7] Among melanoma predisposing genes, MC1R stands out in its association with pediatric melanoma risk; a pooled analysis of studies has shown that compared to adult melanoma patients, pediatric melanoma patients have significantly higher frequencies of any of the MC1R variants, with odds ratio of 1.5.[8] In contrast, the major high-risk susceptibility genes for melanoma in adults – CDKN2A, CDK4 and MITF – are minimally implicated in pediatric melanoma.[9] Another risk factor strongly associated with pediatric melanoma is high total body nevus count; a case-control study of adolescent melanoma patients, aged 15-19 years, found a 34-fold increased risk for melanoma associated with having ≥100 vs. ≤25 nevi.[10]

Ultraviolet exposure, particularly Indoor tanning, is also considered a risk factor. Studies have reported substantial sunbed use by children and adolescents in the United States and in European countries.[11] In fact, the increasing trends of sunbed use among adolescent girls may account for the higher IR of melanoma among adolescent females compared with males.[12]

1.5.3 Clinical Presentation

The clinical presentation of melanoma can differ between children aged 0-9 years and adolescents aged 11-19 years.[13,14]

Most adolescent melanomas are pigmented and conform with the conventional ABCD criteria – asymmetry, border irregularity, color variegation, diameter > 6 mm.[13] Furthermore, these melanoma may be associated with a pre-existing nevus and are most frequently located on the trunk.[13-15]

In contrast, childhood melanomas are more often associated with a Spitzoid morphology (Figure 1.5.1.1), and may be confused with more common diagnoses in children, such as pyogenic granuloma and warts.[4,13,14] Spitzoid melanomas in children are not associated with known risk factors, and frequently occur on the extremities.[14] Their clinical presentation often diverges from the conventional ABCD criteria. Hence, modified-ABCD criteria have been suggested to facilitate the diagnosis of these Spitzoid melanomas – Amelanotic, Bleeding "Bump" (i.e., presenting as an ulcerated nodule), with uniform Color, De novo development, and a Diameter that can be smaller than 6 mm. Lesions may also present with a relatively symmetric silhouette and regular borders.[13,14] Spitzoid melanomas are often thicker at presentation than classic, non-Spitzoid melanomas; delayed diagnosis may be due to the non-conventional clinical morphology of Spitzoid melanomas and to their fast-growth rate.[4,14]

1.5.4 Dermoscopic Features

Dermoscopy assists in the diagnosis of pediatric melanoma, and allows for differentiation of between the two sub-categories – the non-Spitzoid "conventional" melanomas and the Spitzoid melanomas.

Among the non-Spitzoid "conventional" melanomas, the overall dermoscopic pattern is mostly multicomponent, characterized by the presence of >2 dermoscopic structures – irregular globules, atypical network and structureless areas, with an asymmetric distribution of colors and structures.[14,16] In addition, melanoma-specific structures can often be identified, including shiny white lines (chrysalis structures), negative network, blue-white veil and atypical blood vessels. This melanoma subset is often categorized as superficial spreading melanoma on histopathology.[17]

The dermoscopic appearance of Spitzoid melanomas can be subclassified into pigmented and non-pigmented patterns.[14] The melanomas that lack pigment may simulate a Spitz nevus. They show pink or red color, with or without faint structureless pigmentation, shiny white structures, and a diffuse vascular pattern with milky red areas and dotted, irregular linear or serpentine vessels.[14,16] The pigmented subtype may simulate the pattern of a Reed nevus, showing black, blue-gray and dark brown colors. These melanomas often show a starburst pattern with streaks or large globules at the periphery, blue white veil, and shiny white lines (Figure 1.5.1.1).

1.5.5 Reflectance Confocal Microscopy

As pediatric melanoma is rare, there is scarcity of studies reporting on the reflectance confocal microscopy (RCM) features of these melanomas.[18]

It is likely that the RCM criteria of the conventional, non-Spitzoid melanomas will be alike those in adults – the presence of atypical melanocytes at the dermal-epidermal junction (DEJ) and in Pagetoid spread, as well as a disorganized architecture of the DEJ.[19]

The RCM-based differentiation between Spitz nevi and Spitzoid melanoma is notoriously difficult (Figure 1.5.1.2). The presence of atypical melanocytes in Pagetoid spread is commonly observed in both Spitz nevi and in melanomas.[19,20] Sharp border demarcation, junctional nests, and melanophages are findings favoring the diagnosis of a Spitz nevus.[21] In contrast, cellular pleomorphism within the epidermis, extensive atypical cells at the DEJ, and significant pleomorphism within nests, are more in line with the diagnosis of a Spitzoid melanoma.[20,21]

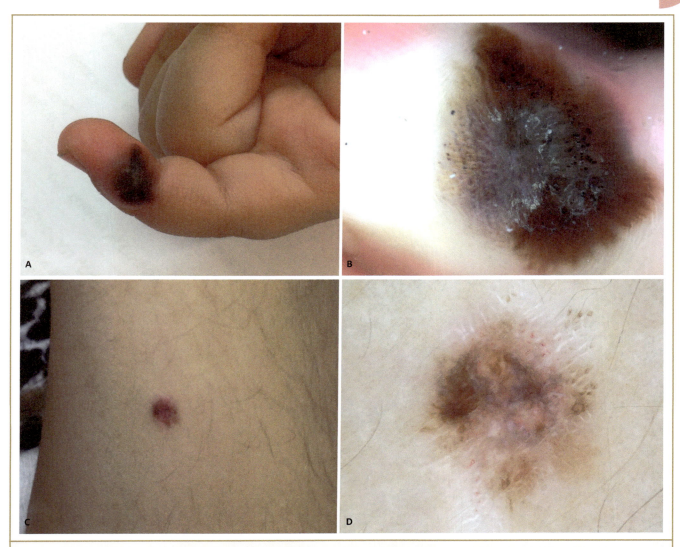

Figura 1.5.1.1. (A-B) Spitzoid melanoma 1.8mm in Breslow thickness on the 5th finger of a 4-year-old male. A. Clinically, this melanoma presented as a black-blue plaque, 11mm in diameter, firm to palpation, with surrounding erythema. B. Dermoscopically, there was a multicomponent pattern with blue-white veil at the center, peripheral streaks with radial streaming, black dots and globules and focal granularity and scale. (C-D) A lesion diagnosed as an atypical Spitzoid tumor, most likely Spitzoid melanoma, on the forearm of a 10-year-old female. C. Clinically, the lesion presented as a 6 mm pink papule with tan to dark brown foci. D. Dermoscopically, there was a multicomponent pattern with brown, grey and pink structureless areas, shiny white structures (chrysalis) and peripheral globules.

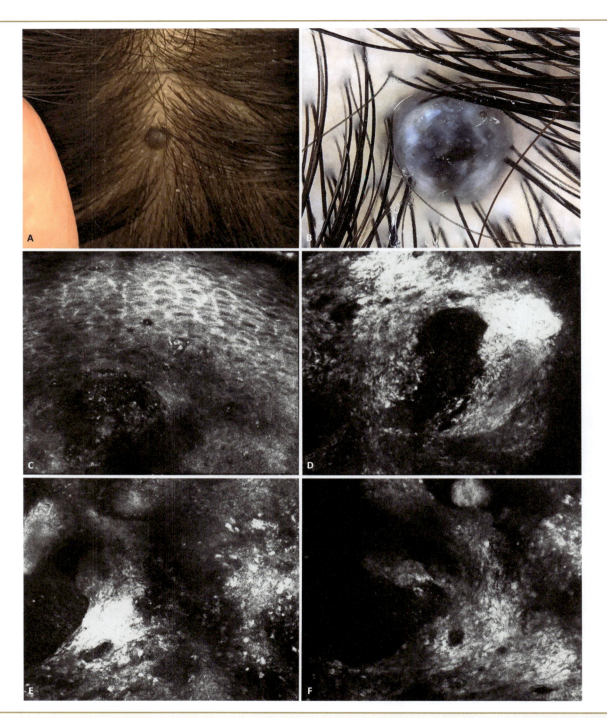

1.5.1.2 Pigmented compound Spitz nevus on the scalp of an 8-year-old male, simulating the reflectance confocal microscopy (RCM) appearance of a Spitzoid melanoma. A. Clinically, this was a 3 mm blue to black firm papule. B. Dermoscopically, the lesion showed a homogenous pattern with blue, black and white areas and shiny white structures. C. RCM optical section (0,5 x 0,5 mm) at the level of the spinous-granular epidermis, showing broadened honeycomb pattern, indicating epidermal acanthosis, and a protruding discohesive aggregate of melanocytes. (D) RCM optical sections (0,5 x 0,5 mm) at the dermal-epidermal junction (DEJ) level, showing an irregular DEJ architecture with bright, confluent and discohesive aggregates of melanocytes at basal epidermis, as well as a sparse low-refractility aggregate in the papillary dermis. (E-F) RCM optical sections (0,5 x 0,5 mm) at the DEJ level, showing an irregular DEJ architecture, with junctional discohesive aggregates of melanocytes that vary in brightness and in shape – from elongated and confluent to roundish aggregates. Bright dots can be seen in the papillary dermis, indicating an inflammatory infiltrate.

References

1. Kelm RC, Ali Y, Orrell K, et al. Age and sex differences for malignant melanoma in the pediatric population-childhood versus adolescence: analysis of current nationwide data from the National Cancer Institute Surveillance, Epidemiology, and End Results (SEER) program. J Am Acad Dermatol. 2021;84(3):862-4.

2. Miller KD, Fidler-Benaoudia M, Keegan TH, et al. Cancer statistics for adolescents and young adults, 2020. CA Cancer J Clin. 2020;70(6):443-59.

3. Whiteman DC, Valery P, McWhirter W, et al. Risk factors for childhood melanoma in Queensland, Australia. Int J Cancer. 1997;70(1):26-31.

4. Jen M, Murphy M, Grant-Kels JM. Childhood melanoma. Clin Dermatol. 2009;27(6):529-36.

5. Krengel S, Hauschild A, Schäfer T. Melanoma risk in congenital melanocytic naevi: a systematic review. Br J Dermatol. 2006;155(1):1-8.

6. Hawryluk EB, Moustafa D, Bartenstein D, et al. A retrospective multicenter study of fatal pediatric melanoma. J Am Acad Dermatol. 2020;83(5):1274-81.

7. Leclerc-Mercier S, Bodemer C, Michel B, et al. Melanoma in xeroderma pigmentosum type C children: overrepresentation of desmoplastic type? J Am Acad Dermatol. 2015;72(6):e173-6.

8. Pellegrini C, Botta F, Massi D, et al. MC1R variants in childhood and adolescent melanoma: a retrospective pooled analysis of a multicentre cohort. Lancet Child Adolesc Health. 2019;3(5):332-42.

9. Pellegrini C, Raimondi S, Di Nardo L, et al. Melanoma in children and adolescents: analysis of susceptibility genes in 123 Italian patients. J Eur Acad Dermatol Venereol. 2022;36(2):213-21.

10. Youl P, Aitken J, Hayward N, et al. Melanoma in adolescents: a case-control study of risk factors in Queensland, Australia. Int J Cancer. 2002;98(1):92-8.

11. Boniol M, Autier P, Boyle P, et al. Cutaneous melanoma attributable to sunbed use: systematic review and meta-analysis. BMJ. 2012;345:e4757.

12. Raimondi S, Suppa M, Gandini S. Melanoma epidemiology and sun exposure. Acta Derm Venereol. 2020;100(11):adv00136.

13. Cordoro KM, Gupta D, Frieden IJ, et al. Pediatric melanoma: results of a large cohort study and proposal for modified ABCD detection criteria for children. J Am Acad Dermatol. 2013;68(6):913-25.

14. Carrera C, Scope A, Dusza SW, et al. Clinical and dermoscopic characterization of pediatric and adolescent melanomas: Multicenter study of 52 cases. J Am Acad Dermatol. 2018;78(2):278-88.

15. Stanelle EJ, Busam KJ, Rich BS, et al. Early-stage non-Spitzoid cutaneous melanoma in patients younger than 22 years of age at diagnosis: long-term follow-up and survival analysis. J Pediatr Surg. 2015;50(6):1019-23.

16. Brooks C, Scope A, Braun RP, et al. Dermoscopy of nevi and melanoma in childhood. Expert Review of Dermatology. 2011;6(1):19-34.

17. Tate PS, Ronan SG, Feucht KA, et al. Melanoma in childhood and adolescence: clinical and pathological features of 48 cases. J Pediatr Surg. 1993;28(2):217-22.

18. Ko RF, Smidt AC, Durkin JR. Reflectance confocal microscopy in pediatric dermatology: A state-of-the-art review. Pediatr Dermatol. 2021;38(6):1488-99.

19. Farnetani F, Scope A, Braun RP, et al. Skin cancer diagnosis with reflectance confocal microscopy: reproducibility of feature recognition and accuracy of diagnosis. JAMA Dermatol. 2015;151(10):1075-80.

20. Pellacani G, Longo C, Ferrara G, et al. Spitz nevi: In vivo confocal microscopic features, dermatoscopic aspects, histopathologic correlates, and diagnostic significance. J Am Acad Dermatol. 2009;60(2):236-47.

21. Guida S, Pellacani G, Cesinaro AM, et al. Spitz naevi and melanomas with similar dermoscopic patterns: can confocal microscopy differentiate? Br J Dermatol. 2016;174(3):610-6.

1.5

Tradução do artigo anterior original

MELANOMA IN CHILDHOOD AND ADOLESCENCE: EPIDEMIOLOGY, RISK FACTORS AND DIAGNOSIS

Melanoma na Infância e Adolescência: Epidemiologia, Fatores de Risco e Diagnóstico

Dafi Porat, MD | **Tal Dahan, MD** | **Alon Scope, MD**

1.5.1 Epidemiologia

O melanoma na população pediátrica é raro. De acordo com o banco de dados SEER, com base em dados entre os anos de 2000-2015, a taxa de incidência geral ajustada por idade (IR) é de 5,0 por milhão. Há uma distribuição assimétrica por idade – entre as crianças de 0 a 9 anos, a IR é de 1,3, contra 8,6 entre os adolescentes de 10 a 19 anos. Quando estratificada por sexo, a IR é significativamente maior em mulheres vs. homens em ambos os subgrupos de idade; em crianças, a IR é de 1,5 vs. 1,1 e em adolescentes - 10,1 vs. 7,1, respectivamente.[1] As taxas globais de sobrevida em 5 anos para todos os casos de melanoma são de 94% para crianças e 95% para adolescentes.[1,2] Entre crianças, as taxas de sobrevida em 5 anos, quando estratificadas por sexo, são de 92% para homens e 95% para mulheres; entre os adolescentes, as taxas de sobrevida em 5 anos são de 97% para mulheres e 93% para homens.[1]

1.5.2 Fatores de risco

Não existem grupos de risco bem definidos para melanoma pediátrico, já que a maioria dos casos surge em pacientes sem uma comorbidade predisponente conhecida.[3] No entanto, existem vários fatores predisponentes que aumentam o risco de melanoma pediátrico, o que pode identificar populações de pacientes elegíveis para prevenção secundária.

Entre os adolescentes com melanoma, os fatores de risco coincidem com aqueles comumente associados ao melanoma do adulto, como história familiar de melanoma, pele clara com tendência a queimaduras solares e alta contagem de nevos.[4] Em pacientes com nevo melanocítico congênito grande (tamanho adulto projetado ≥20 cm), e particularmente em pacientes com um nevo congênito gigante (tamanho adulto projetado ≥40 cm), há um risco relativo aumentado estimado em 465 vezes para desenvolver um melanoma dentro do nevo congênito.[5] De fato, um estudo sobre melanomas pediátricos fatais descobriu que cerca de 25% ocorreram em associação com um nevo congênito grande ou gigante.[6] Estima-se que o xeroderma pigmentoso, um grupo de genodermatoses autossômicas recessivas com reparo defeituoso de danos no DNA induzidos por radiação ultravioleta (UV), aumente o risco de melanoma pediátrico em 2.000 vezes, em comparação com a população controle.[7] Dentre os genes predisponentes ao melanoma, destaca-se o MC1R em sua associação com o risco de melanoma pediátrico; uma análise agrupada de estudos mostrou que, em comparação com pacientes adultos com melanoma, os pacientes pediátricos com melanoma apresentam frequências significativamente mais altas de qualquer uma das variantes do MC1R, com razão de chance de 1,5.[8] Em contrapartida, os principais genes de suscetibilidade de alto risco para melanoma em adultos – CDKN2A, CDK4 e MITF – estão minimamente implicados em melanoma pediátrico.[9] Outro fator de risco fortemente associado ao melanoma pediátrico é a alta contagem total de nevos corporais; um estudo caso-controle de pacientes adolescentes com melanoma, com idades entre 15 e 19 anos, encontraram um risco 34 vezes maior de melanoma associado a ter ≥100 vs. ≤25 nevos.[10]

Exposição ultravioleta, particularmente bronzeamento artificial, também é considerado um fator de risco. Estudos relataram o uso substancial de bronzeamento artificial por crianças e adolescentes nos Estados Unidos e em países europeus.[11] Na verdade, as tendências crescentes de uso de bronzeamento artificial entre meninas adolescentes podem explicar a maior IR de melanoma entre meninas adolescentes em comparação com homens.[12]

1.5.3 Apresentação clínica

A apresentação clínica do melanoma pode diferir entre crianças de 0 a 9 anos e adolescentes de 11 a 19 anos.[13,14]

A maioria dos melanomas em adolescentes é pigmentado e está de acordo com os critérios convencionais do ABCD – assimetria, irregularidade da borda, variação de cor, diâmetro > 6 mm.[13] Além disso, esses melanomas podem estar associados a um nevo pré-existente e localizam-se mais frequentemente no tronco.[13-15]

Em contrapartida, os melanomas infantis são mais frequentemente associados a uma morfologia spitzoide (Figura 1.5.1.1) e podem ser confundidos com diagnósticos mais comuns em crianças, como granuloma piogênico e verrugas.[4,13,14] Melanomas spitzoides em crianças não estão associados a fatores de risco conhecidos e ocorrem frequentemente nas extremidades.[14]

Sua apresentação clínica muitas vezes diverge dos critérios convencionais do ABCD. Portanto, critérios modificados do ABCD foram sugeridos para facilitar o diagnóstico desses melanomas spitzoides – Amelanótico, Bleeding "Bump" (um caroço que sangra, isto é, apresentando-se como um nódulo ulcerado), com Cor uniforme, desenvolvimento original (do inglês de novo), e um Diâmetro que pode ser menor que 6 mm. As lesões também podem apresentar uma silhueta relativamente simétrica e bordas regulares.[13,14] Os melanomas spitzoides costumam ser mais espessos na apresentação do que os melanomas clássicos não spitzoides; o atraso no diagnóstico pode ser devido à morfologia clínica não convencional de melanomas spitzoides e sua taxa de crescimento rápido.[4,14]

1.5.4 Características dermatoscópicas

A dermatoscopia auxilia no diagnóstico do melanoma pediátrico e possibilita a diferenciação entre as duas subcategorias – os melanomas "convencionais" não Spitzoides e os melanomas Spitzoides.

Entre os melanomas "convencionais" não spitzoides, o padrão dermatoscópico geral é predominantemente multicomponente, caracterizado pela presença de >2 estruturas dermatoscópicas – glóbulos irregulares, rede atípica e áreas sem estrutura, com distribuição assimétrica de cores e estruturas.[14,16] Além disso, muitas vezes podem ser identificadas estruturas específicas do melanoma, como linhas brancas brilhantes (estruturas de crisálida), rede negativa, véu azul-esbranquiçado e vasos sanguíneos atípicos. Este subconjunto de melanoma é frequentemente categorizado como melanoma de disseminação superficial na histopatologia.[17]

O aspecto dermatoscópico dos melanomas spitzoides pode ser subclassificado em padrões pigmentados e não pigmentados.[14] Os melanomas sem pigmento podem simular um nevo de Spitz. Apresentam coloração rósea ou vermelha, com ou sem pigmentação fraca e sem estrutura, estruturas brancas brilhantes e padrão vascular difuso com áreas vermelho-leitosas e vasos pontilhados, irregulares, lineares ou em serpentina.[14,16] O subtipo pigmentado pode simular o padrão de um nevo de Reed, apresentando as cores preto, cinza azulado e marrom escuro. Esses melanomas geralmente mostram um padrão *starburst* com estrias ou grandes glóbulos na periferia, véu azul esbranquiçado e linhas brancas brilhantes (Figura 1.5.1.1).

1.5.5 Microscopia confocal de reflectância

Como o melanoma pediátrico é raro, há escassez de estudos relatando as características da microscopia confocal de reflectância (RCM) desses melanomas.[18]

É provável que os critérios de RCM dos melanomas convencionais não spitzoides sejam semelhantes aos dos adultos - a presença de melanócitos atípicos na junção dermoepidérmica (JDE) e na disseminação Pagetoide, bem como uma arquitetura desorganizada da JDE.[19]

A diferenciação baseada em RCM entre nevos de Spitz e melanoma Spitzoide é notoriamente difícil (Figura 1.5.1.2). A presença de melanócitos atípicos na disseminação pagetoide é comumente observada tanto nos nevos de Spitz quanto nos melanomas.[19,20] Demarcação nítida de bordas, ninhos juncionais e melanófagos são achados que favorecem o diagnóstico de nevo de Spitz.[21]

Em contrapartida, pleomorfismo celular dentro da epiderme, células atípicas extensas na JDE e pleomorfismo significativo dentro de ninhos finos são mais compatíveis com o diagnóstico de melanoma spitzoide.[20,21]

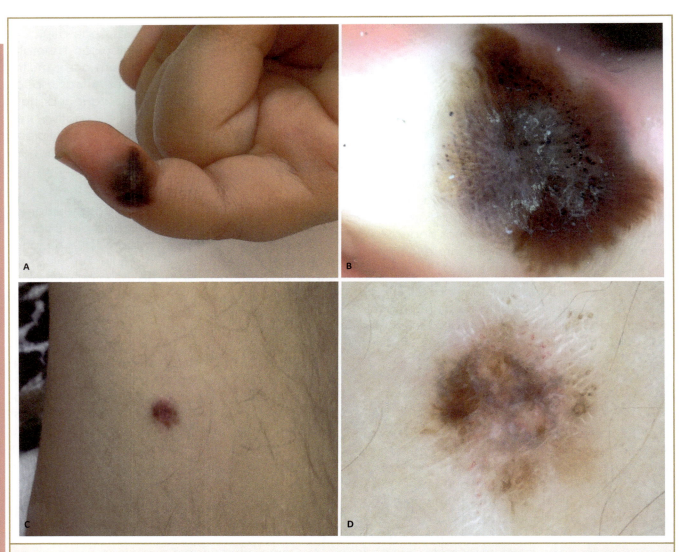

Figura 1.5.1.1 (A-B) Melanoma spitzoide com índice de Breslow de 1,8 mm no quinto dedo de um menino de 4 anos. A. Clinicamente, este melanoma apresentou-se como uma placa preto-azulada, de 11 mm de diâmetro, firme à palpação, com eritema ao redor. B. Dermatoscopicamente, observa-se padrão multicomponente com véu azul-esbranquiçado no centro, estrias radiadas, pontos e glóbulos pretos e granulosidade e escamas focais. (C-D) Uma lesão diagnosticada como tumor spitzoide atípico, mais provavelmente melanoma spitzoide, no antebraço de uma menina de 10 anos de idade. C. Clinicamente, a lesão apresentava-se como uma pápula rósea de 6 mm com focos marrom claro a marrom escuro. D. Dermatoscopicamente, havia um padrão multicomponente com áreas desestruturadas marrom, cinza e rosa, estruturas brancas brilhantes (crisálida) e glóbulos periféricos.

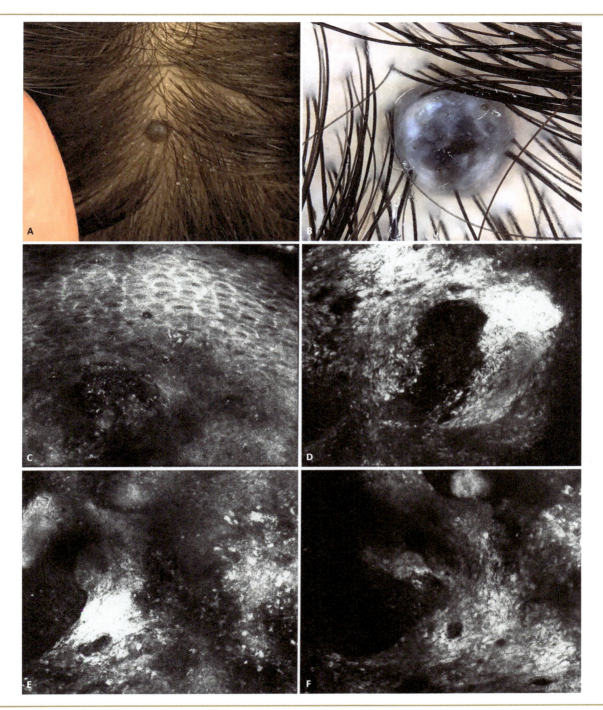

1.5.1.2 Nevo de Spitz composto pigmentado no couro cabeludo de uma criança do sexo masculino de 8 anos de idade, simulando o aspecto de microscopia confocal de reflectância (RCM) de um melanoma Spitzoide. A. Clinicamente, tratava-se de uma pápula firme azul a preta de 3 mm. B. Dermatoscopicamente, a lesão apresentava padrão homogêneo com áreas azuis, pretas e brancas e estruturas brancas brilhantes. C. Corte óptico RCM (0,5 x 0,5 mm) ao nível da epiderme mostrando padrão em favo de mel alargado, indicando acantose epidérmica, e um agregado discoesivo protuberante de melanócitos. (D) Cortes ópticos RCM (0,5 x 0,5 mm) ao nível da junção dermoepidérmica (JDE), mostrando uma arquitetura de JDE irregular com agregados brilhantes, confluentes e discoesivos de melanócitos na epiderme basal, bem como um agregado esparso de baixa refratilidade na derme papilar. (E-F) Cortes ópticos RCM (0,5 x 0,5 mm) ao nível da JDE, mostrando uma arquitetura de JDE irregular, com agregados juncionais discoesivos de melanócitos que variam em brilho e forma – de agregados alongados e confluentes a arredondados. Pontos brilhantes podem ser observados na derme papilar, indicando um infiltrado inflamatório.

Referências

1. Kelm RC, Ali Y, Orrell K, et al. Age and sex differences for malignant melanoma in the pediatric population-childhood versus adolescence: analysis of current nationwide data from the National Cancer Institute Surveillance, Epidemiology, and End Results (SEER) program. J Am Acad Dermatol. 2021;84(3):862-4.

2. Miller KD, Fidler-Benaoudia M, Keegan TH, et al. Cancer statistics for adolescents and young adults, 2020. CA Cancer J Clin. 2020;70(6):443-59.

3. Whiteman DC, Valery P, McWhirter W, et al. Risk factors for childhood melanoma in Queensland, Australia. Int J Cancer. 1997;70(1):26-31.

4. Jen M, Murphy M, Grant-Kels JM. Childhood melanoma. Clin Dermatol. 2009;27(6):529-36.

5. Krengel S, Hauschild A, Schäfer T. Melanoma risk in congenital melanocytic naevi: a systematic review. Br J Dermatol. 2006;155(1):1-8.

6. Hawryluk EB, Moustafa D, Bartenstein D, et al. A retrospective multicenter study of fatal pediatric melanoma. J Am Acad Dermatol. 2020;83(5):1274-81.

7. Leclerc-Mercier S, Bodemer C, Michel B, et al. Melanoma in xeroderma pigmentosum type C children: overrepresentation of desmoplastic type? J Am Acad Dermatol. 2015;72(6):e173-6.

8. Pellegrini C, Botta F, Massi D, et al. MC1R variants in childhood and adolescent melanoma: a retrospective pooled analysis of a multicentre cohort. Lancet Child Adolesc Health. 2019;3(5):332-42.

9. Pellegrini C, Raimondi S, Di Nardo L, et al. Melanoma in children and adolescents: analysis of susceptibility genes in 123 Italian patients. J Eur Acad Dermatol Venereol. 2022;36(2):213-21.

10. Youl P, Aitken J, Hayward N, et al. Melanoma in adolescents: a case-control study of risk factors in Queensland, Australia. Int J Cancer. 2002;98(1):92-8.

11. Boniol M, Autier P, Boyle P, et al. Cutaneous melanoma attributable to sunbed use: systematic review and meta-analysis. BMJ. 2012;345:e4757.

12. Raimondi S, Suppa M, Gandini S. Melanoma epidemiology and sun exposure. Acta Derm Venereol. 2020;100(11):adv00136.

13. Cordoro KM, Gupta D, Frieden IJ, et al. Pediatric melanoma: results of a large cohort study and proposal for modified ABCD detection criteria for children. J Am Acad Dermatol. 2013;68(6):913-25.

14. Carrera C, Scope A, Dusza SW, et al. Clinical and dermoscopic characterization of pediatric and adolescent melanomas: Multicenter study of 52 cases. J Am Acad Dermatol. 2018;78(2):278-88.

15. Stanelle EJ, Busam KJ, Rich BS, et al. Early-stage non-Spitzoid cutaneous melanoma in patients younger than 22 years of age at diagnosis: long-term follow-up and survival analysis. J Pediatr Surg. 2015;50(6):1019-23.

16. Brooks C, Scope A, Braun RP, et al. Dermoscopy of nevi and melanoma in childhood. Expert Review of Dermatology. 2011;6(1):19-34.

17. Tate PS, Ronan SG, Feucht KA, et al. Melanoma in childhood and adolescence: clinical and pathological features of 48 cases. J Pediatr Surg. 1993;28(2):217-22.

18. Ko RF, Smidt AC, Durkin JR. Reflectance confocal microscopy in pediatric dermatology: a state-of-the-art review. Pediatr Dermatol. 2021;38(6):1488-99.

19. Farnetani F, Scope A, Braun RP, et al. Skin cancer diagnosis with reflectance confocal microscopy: reproducibility of feature recognition and accuracy of diagnosis. JAMA Dermatol. 2015;151(10):1075-80.

20. Pellacani G, Longo C, Ferrara G, et al. Spitz nevi: in vivo confocal microscopic features, dermatoscopic aspects, histopathologic correlates, and diagnostic significance. J Am Acad Dermatol. 2009;60(2):236-47.

21. Guida S, Pellacani G, Cesinaro AM, et al. Spitz naevi and melanomas with similar dermoscopic patterns: can confocal microscopy differentiate? Br J Dermatol. 2016;174(3):610-6.

Adulto

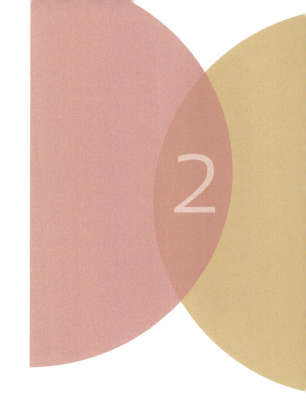

2.1
Nevos Melanocíticos

Ana Maria Fagundes Sortino

2.1.1 Resumo

Os nevos melanocíticos podem ser classificados pela sua origem: congênitos ou adquiridos; e pela sua localização microscópica na pele: juncional, restrito à epiderme; composto, envolve a epiderme e derme; e intradérmico, limitado à derme. Os nevos melanocíticos benignos adquiridos são a maioria das lesões melanocíticas presentes na pele.[1,2] O foco de estudo deste capítulo é entender as principais características clínicas, anatomopatológicas, dermatoscópicas e da microscopia confocal dos nevos melanocíticos benignos adquiridos.

2.1.2 Nevos melanocíticos

Nevos melanocíticos são hamartomas benignos da pele, constituídos por melanócitos, uma população de células com função específica de síntese do pigmento chamado melanina.[1,3] Existem dois tipos de melanina: *eumelanina*, pigmento marrom predominante nos indivíduos de fototipo 2 a 6; *feomelanina*, pigmento avermelhado nos indivíduos de fototipo 1.[3]

Os melanócitos que sintetizam pigmento são células dendríticas, localizados na junção dermoepidérmica (JDE), na razão de 1:10 a 30 queratinócitos basais.[3] Os dendritos dos melanócitos transferem melanina para o citoplasma dos queratinócitos de todas as camadas epidérmicas.[2,3] Os melanócitos não são células proliferativas, isto é, raramente se dividem.[3] Por outro lado, as células névicas são compostas por melanócitos produtores de pigmento, contudo, diferem da população de melanócitos da JDE, por apresentar morfologia diversa, ser capaz de se dividir e ter uma proliferação clonal.[2]

Os nevos melanocíticos adquiridos benignos tendem a ser lesões simétricas, tanto na clínica como na histologia, compostos por melanócitos nevoides. Eles são classificados histologicamente como: 1) *Nevos melanocíticos lentiginosos ou lentigos simples*, que podem ser lesões precursoras dos nevos adquiridos, neles as cristas epidérmicas apresentam-se alongadas e hiperpigmentadas, com proliferação lentiginosa de melanócitos individuais na camada basal; 2) *Nevos melanocíticos juncionais*, são lesões restritas a epiderme, com ninhos de células névicas nas cristas epidérmicas; 3) *Nevos melanocíticos compostos* que apresentam ninhos na epiderme e células névicas na derme. Importante lembrar que a proliferação lentiginosa dos melanócitos na camada basal pode estar presente tanto no nevo juncional como no composto; 4) *Nevos melanocíticos intradérmicos* com células névicas limitadas à derme (Figura 2.1.3.1).[2,3]

Quanto à localização anatômica, os nevos adquiridos são mais frequentes nas regiões da cabeça, pescoço e tronco. Eles apresentam um padrão evolutivo, e surgem na infância, inicialmente como pequena mácula de 1 a 2 mm, castanho-clara ou marrom, que progride para uma placa levemente palpável, de até 4 a 5 mm, mas podem chegar até 10 mm de diâmetro. O pico de incidência de novos nevos adquiridos é na adolescência e na segunda década de vida. Nos estágios mais avançados, a lesão se torna papular ou nodular, de coloração azulada, castanha ou cor da pele.[2,4]

2.1.3 Dermatoscopia

A compreensão do tópico anterior é fundamental para a aprendizagem da dermatoscopia. É importante entender a diferença de uma lesão melanótica, que apresenta pigmentação pela melanina, como queratoses e carcinomas pigmentados, de uma lesão melanocítica, composta por uma proliferação de melanócitos, isto é, um nevo ou melanoma.[3]

A análise de padrões dermatoscópicos, assim como os algoritmos existentes, têm como principal objetivo o diagnóstico de lesões malignas. Portanto, falta um consenso claro das características dermatoscópicas dos nevos melanocíticos

adquiridos benignos.[4] Talvez essa dificuldade ocorra devido aos diversos fototipos de pele e das grandes variações dos aspectos clínicos e dermatoscópicos das lesões benignas (Figura 2.1.3.1 e 2.1.3.2). Uma lesão clinicamente irregular e/ou grande pode ser simétrica sob o dermatoscópio, assim como uma lesão regular e pequena na clínica pode ser dermatoscopicamente assimétrica ou caótica.[4]

A simetria dermatoscópica é um dos principais critérios de benignidade do nevo, sendo caracterizada por cor única ou poucas cores e organização das estruturas. O padrão dermatoscópico predominante, que se repete em mais de 30% dos nevos de um indivíduo, precisa ser avaliado para uma melhor classificação de um nevo como suspeito ou não. Assim, todos os nevos do paciente precisam ser examinados com o dermatoscópio, e colocados dentro do contexto do indivíduo (sexo, idade, fototipo, fotodano, número total de nevos, local da lesão, dinâmica de crescimento, história pessoal e/ou familiar de melanoma e gravidez). A hipótese dermatoscópica de um nevo melanocítico benigno deve ser feita sob a ótica das cores, dos padrões e da organização do pigmento e das estruturas (Quadro 2.1.3.1).[4]

As Figuras de 2.1.3.3 a 2.1.3.19 exemplificam a diversidade dos nevos melanocíticos adquiridos. Optamos por mostrar casos benignos desafiadores, todos com comprovação anatomopatológica, a fim de treinar o olhar do leitor, mostrar a necessidade de observar a assinatura dos nevos dos pacientes e verificar a existência de trauma prévio em lesões suspeitas. Nevos melanocíticos intradérmicos podem ser desafiadores devido a apresentações clínicas menos esperadas, como máculas e placas, e padrões dermatoscópicos com rede (Figuras 2.1.3.14 e 2.1.3.17). Os nevos de padrão lentiginoso são um desafio dermatoscópico, pois frequentemente desviam-se dos padrões benignos clássicos e devem ser analisados dentro do contexto ou excisados para diagnóstico anatomopatológico.

Quadro 2.1.3.1 Aspectos dermatoscópicos dos nevos melanocíticos adquiridos

Nevo melanocítico adquirido	Padrões da dermatoscopia
Cores	• <3 cores (preto, marrom, cinza, azul, rosa, vermelho)
Organização dos pigmentos e estruturas	• uniforme, central, excêntrica e multifocal
Padrões mais frequentes	• rede pigmentar reticular • rede pigmentar reticular desigual ou fragmentada • rede pigmentar reticular periférica com centro hipocrômico • rede pigmentar reticular periférica com centro hipercrômico • rede pigmentar reticular periférica com glóbulos centrais • rede pigmentar reticular central com glóbulos periféricos • globular • globular em "pedra de calçamento" • homogêneo azul e marrom
Padrões que requerem análise do contexto	• homogêneo róseo • dois componentes (nevos que "se beijam") • multicomponentes simétricos • rede pigmentar reticular central com glóbulos periféricos em camadas • estrias radiais e glóbulos periféricos regulares (explosão em estrela)

Fonte: Adaptado de Margoob e Dermoscopedia.

2.1.4 Microscopia confocal

No cenário dos nevos melanocíticos benignos adquiridos, a microscopia confocal por reflectância (MCR) tem um importante papel quando utilizada em casos desafiadores, isto é, naqueles que desviam da assinatura névica do paciente, lesões que apresentaram crescimento, lesões com estruturas dermatoscópicas suspeitas e lesões novas, com suspeita de melanoma. O uso da MCR é uma opção não invasiva e *in vivo* para lesões duvidosas, lesões de áreas cosmeticamente sensíveis e quando há necessidade de evitar uma abordagem cirúrgica desnecessária. A MCR é uma ponte entre a apresentação clínica, a dermatoscopia e a histologia das lesões melanocíticas.[5]

Os padrões da MCR característicos dos nevos benignos dependem da localização dos ninhos melanocíticos, porém, costumam ser observados regularmente por toda a lesão.[5] Na Quadro 2.1.4.1, os padrões da MCR estão descritos pela camada da pele onde se apresentam, tipo de nevo adquirido e sua correlação histológica.[5-9]

As Figuras de 2.1.4.1 a 2.1.4.11 exemplificam casos da prática clínica, selecionados para ilustrar as estruturas e facilitar o aprendizado do leitor. No caso da Figura 2.1.4.1, optou-se pelo seguimento clínico e dermatoscópico, assim como inúmeros nevos melanocíticos benignos do dia a dia do dermatologista. Os demais casos selecionados para ilustrar a MCR são de pacientes de alto risco, portanto, decidiu-se pela biópsia excisional com margem de 2 milímetros das lesões. Como na dermatoscopia, nevos de padrão lentiginoso são mais desafiadores na MCR, e devem ser analisados dentro do contexto do paciente, seguidos clinicamente ou excisados para diagnóstico anatomopatológico.

Quadro 2.1.4.1 AAspectos na MCR dos nevos melanocíticos adquiridos

Nevo melanocítico adquirido	Histologia	Padrões da microscopia confocal

Nevo lentiginoso / lentigo simples	Proliferação de células isoladas e cristas epidérmicas alongadas	**▌ Epiderme regular**
		◖ Padrão favo de mel regular
		▌ Junção dermoepidérmica e Derme
		◖ Papilas dérmicas bem demarcadas
		◖ Padrão em anéis
		  • Poucas células solitárias atípicas poligonais
		  • Células brilhantes - Infiltrado inflamatório/melanófagos

Nevo juncional	Proliferação de ninhos celulares epidérmicos	**▌ Epiderme**
		◖ Padrão favo de mel regular
		  • Pode ter presença de células dendríticas na epiderme
		  • Pode ter alguns ninhos juncionais
		▌ Junção dermoepidérmica e Derme
		◖ Papilas dérmicas bem demarcadas
		◖ Padrão em anéis
		◖ Padrão em malha (*meshwork*)
		◖ Padrão misto (anel e malha) – malha central e anéis na periferia
		  • Pode ter alguns ninhos densos na derme interpapilar
		  • Poucas células solitárias atípicas poligonais
		  • Células brilhantes - Infiltrado inflamatório/melanófagos

Nevo composto	Proliferação composta de células isoladas e de ninhos epidérmicos e dérmicos.
	
	Observação: Componente juncional pode estar sobre ou lateral ao componente dérmico
		▌ Epiderme
		◖ Padrão favo de mel regular
		◖ Padrão em pedra de calçamento
		  • Pode ter presença de células pagetoides
		▌ Junção dermoepidérmica e derme
		◖ Papilas dérmicas bem demarcadas
		◖ Papilas dérmicas não demarcadas em 1/3 dos casos
		◖ Padrão misto: anel e/ou malha com ninhos pequenos (componente juncional sobre o componente dérmico)
		◖ Padrão misto: ninhos grandes com anéis e/ou malha periféricos (componente juncional lateral ao componente dérmico)
		  • Células atípicas nos ninhos juncionais
		  • Células brilhantes - Infiltrado inflamatório/melanófagos
		  • Raros pseudocistos córneos

Nevo intradérmico	Ninhos celulares dérmicos	**▌ Epiderme**
		◖ Padrão em favo de mel regular
		◖ Padrão em pedra de calçamento
		▌ Junção dermoepidérmica e derme
		◖ Papilas dérmicas bem demarcadas e alargadas por grandes ninhos
		◖ Padrão em ninhos (*clods*)
		◖ Padrão em anéis – menos frequente
		◖ Presença de ninhos dérmicos densos e densos/esparsos
		◖ Presença de ninhos dérmicos densos
		  • Feixes de colágeno espessados
		  • Raras células brilhantes
		  • Eventuais pseudocistos córneos

Fonte: Adaptado de Shahriari, 2021, Hoffmann-Wellenhof, 2012, Pellacani, 2014, Rezze, 2016 e Ahlgrimm-Siess, 2018.

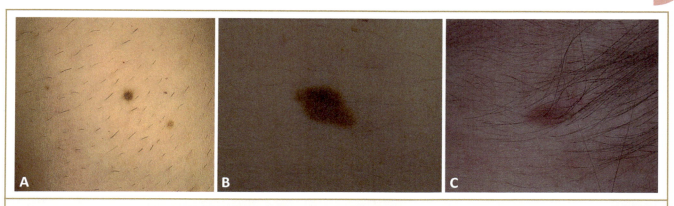

Figura 2.1.3.1 Aspectos clínicos dos nevos melanocíticos adquiridos. A. Nevo juncional da perna: lesão castanha de pequeno diâmetro (< 3 mm), redonda e com bordas regulares. B. Nevo composto do tronco anterior: lesão com diâmetro acima de 6 mm, bordas irregulares e duas cores. C. Nevo intradérmico do tronco anterior: lesão rósea, ovalada, com bordas regulares e menor do que 6 mm.

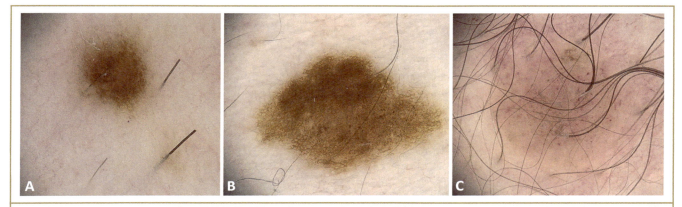

Figura 2.1.3.2 Aspectos dermatoscópicos dos nevos melanocíticos adquiridos da Figura 1 (dermatoscopias polarizadas de contato com aumento de 20x). A. Nevo juncional da perna: lesão simétrica à dermatoscopia, com rede pigmentar regular marrom que gradualmente fica mais fina e clara em toda a circunferência da lesão. B. Nevo composto do tronco anterior: assimetria dermatoscópica, com rede pigmentar regular, levemente espessada e marrom no polo superior e rede pigmentar regular castanho-clara com pontos e glóbulos no polo inferior. C. Nevo intradérmico do tronco anterior: lesão simétrica com bordas pouco nítidas, presença de esboço de rede pigmentar castanha no centro e na periferia do polo superior, vasos em vírgula e vasos em ponto difusos.

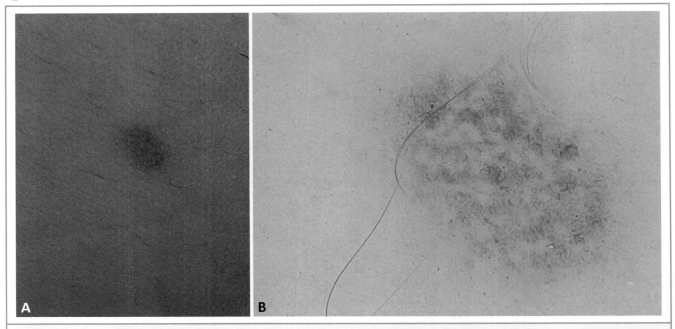

Figura 2.1.3.3 **Nevo melanocítico lentiginoso do tronco.** A. Lesão de aspecto clínico ovalado e cor castanho-clara. B. Dermatoscopia polarizada de contato (20x) revela lesão uniformemente organizada, de cor castanho-clara, com áreas sem estruturas, caracterizando um padrão de rede pigmentar reticular desigual ou fragmentada. Na histologia, há ausência de sinais de malignidade.
Fonte: Cortesia Dra. Ana Maria Sortino.

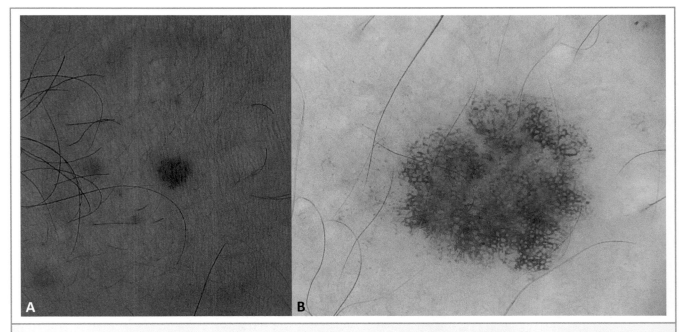

Figura 2.1.3.4 **Nevo melanocítico juncional do braço.** A. Lesão de aspecto clínico arredondado e cor marrom. B. Dermatoscopia polarizada de contato (20x) mostra lesão com organização central, duas cores (marrom e cinza), padrão de rede pigmentar reticular periférica e centro hipocrômico. Na histologia, há ausência de sinais de malignidade.
Fonte: Cortesia Dra. Ana Maria Sortino.

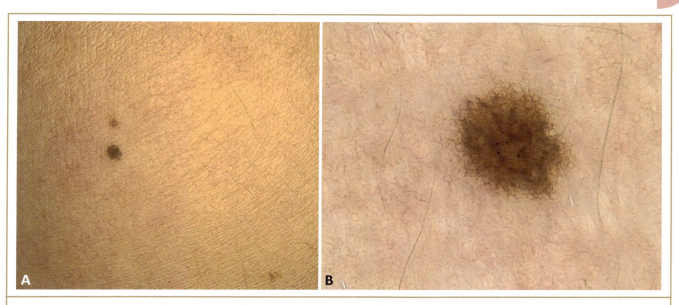

Figura 2.1.3.5 Nevo melanocítico juncional lentiginoso do braço. A – Lesão de aspecto clínico regular, arredondado e de cor marrom. B – Dermatoscopia polarizada de contato (20x) revela lesão com organização multifocal, de três cores (marrom, marrom-escuro e preto), com padrão de rede pigmentar reticular periférica e centro com áreas de hiperpigmentação irregular e glóbulos negros. Na histologia há, ausência de sinais de malignidade.
Fonte: Cortesia Dra. Ana Maria Sortino.

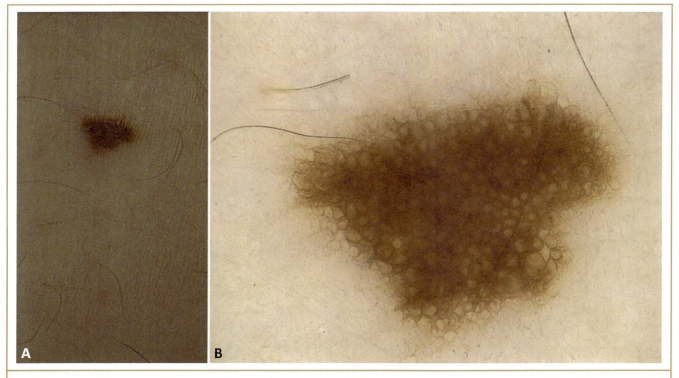

Figura 2.1.3.6 Nevo melanocítico composto do abdome. A. Lesão de aspecto clínico irregular (geométrico) e cor marrom. B. Dermatoscopia polarizada de contato (30x) mostra detalhes de lesão com organização uniforme, de duas cores (marrom-claro e marrom-escuro), com padrão de rede pigmentar reticular espessada e alguns glóbulos localizados nas papilas dérmicas. Na histologia, há ausência de sinais de malignidade.
Fonte: Cortesia Dra. Ana Maria Sortino.

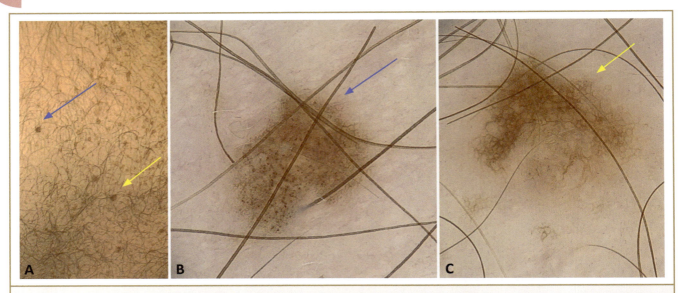

Figura 2.1.3.7 Dois nevos melanocíticos compostos na pele do quadril. A. Lesão de aspecto clínico regular e cor marrom (superior – seta azul) e lesão de aspecto clínico irregular e cor marrom-claro (inferior – seta amarela). B. Dermatoscopia polarizada de contato (20x) de lesão com organização multifocal, de três cores (marrom-claro, marrom-escuro e cinza), com padrão de dois componentes (globular e reticular). C. Dermatoscopia polarizada de contato (20x) de lesão com organização excêntrica, de duas cores (marrom-claro e marrom-escuro), com padrão de rede pigmentar reticular no polo superior e rede alargada hipopigmentada no polo inferior, com presença de glóbulos esparsos. Na histologia, há ausência de sinais de malignidade.
Fonte: Cortesia Dra. Ana Maria Sortino.

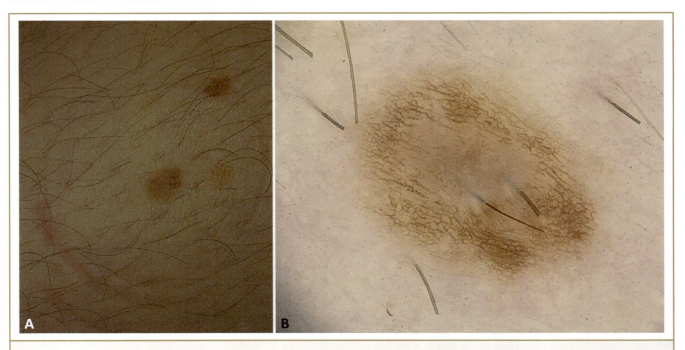

Figura 2.1.3.8 Nevo melanocítico composto lentiginoso da coxa anterior. A. Lesão de aspecto clínico regular oval e duas cores marrom-claro e marrom-escuro. B. Dermatoscopia polarizada de contato (20x) de lesão com organização central, de três cores (castanho-claro, marrom e róseo), com rede pigmentar reticular periférica com centro hipocrômico (róseo-acastanhado). Na histologia, há ausência de sinais de malignidade.
Cortesia Dra. Ana Maria Sortino.

CENÁRIOS NA ONCOLOGIA CUTÂNEA 141

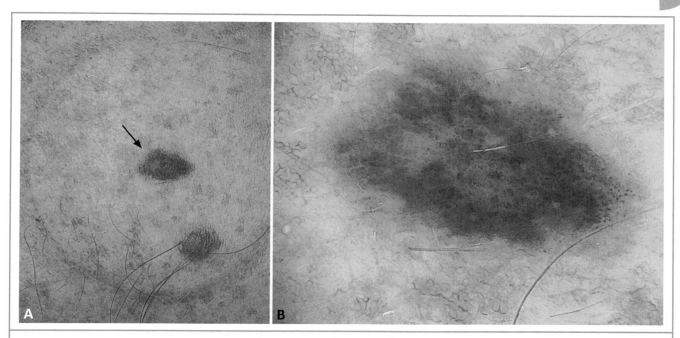

Figura 2.1.3.9 Nevo melanocítico composto lentiginoso do dorso. A. Lesão de aspecto clínico regular oval e duas cores marrom-claro e marrom-escuro (seta amarela). B. Dermatoscopia polarizada de contato (20x) de lesão com organização central, de duas cores (marrom-claro e marrom-escuro), com padrão globular periférico e globular em "pedra de calçamento" central. Na histologia, há ausência de sinais de malignidade.
Fonte: Cortesia Dra. Ana Maria Sortino.

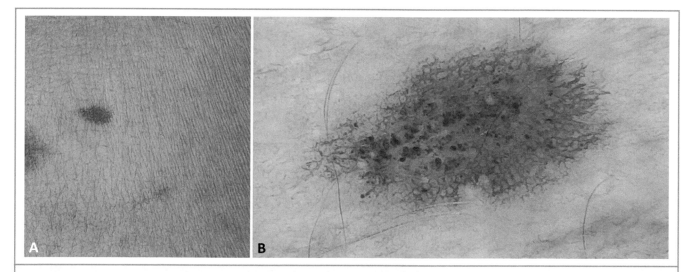

Figura 2.1.3.10 Nevo melanocítico composto lentiginoso do tronco anterior. A. Lesão de aspecto clínico regular oval e cor marrom-claro. B. Dermatoscopia polarizada de contato (20x) de lesão com organização central, de duas cores (marrom-claro e marrom-escuro), com padrão de rede pigmentar reticular periférica com glóbulos centrais. Na histologia, há ausência de sinais de malignidade.
Fonte: Cortesia Dra. Ana Maria Sortino.

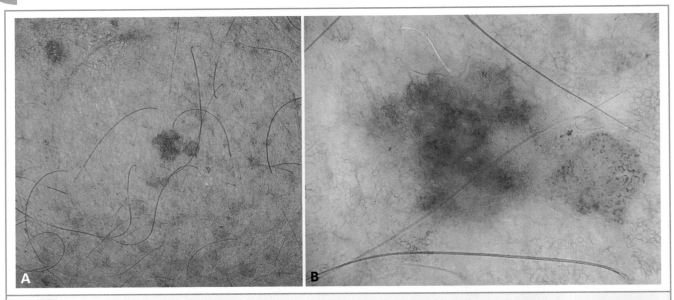

Figura 2.1.3.11 Nevo melanocítico composto lentiginoso do dorso. A. Lesão de aspecto clínico irregular e múltiplas cores. B. Dermatoscopia polarizada de contato (20x) de lesão com organização multifocal e assimétrica, mais de três cores (marrom-claro, marrom-escuro, cinza e vermelho), com padrão multicomponente (rede pigmentar atípica, granulação acinzentada e áreas homogêneas sem estruturas). Essa lesão deve ser classificada como suspeita, portanto, foi feito um seguimento de curto prazo e houve decisão pela excisão com margens de 2 milímetros, com diagnóstico anatomopatológico final de benignidade. Na histologia, há ausência de sinais de malignidade.
Fonte: Cortesia Dra. Ana Maria Sortino.

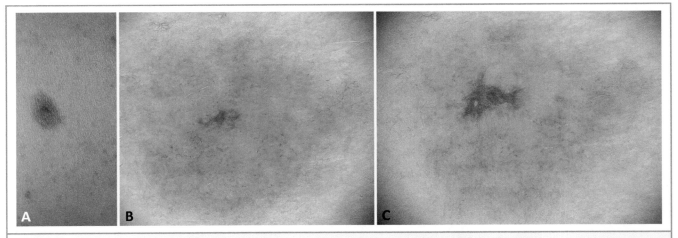

Figura 2.1.3.12 Nevo melanocítico composto traumatizado do dorso. A. Lesão oval em placa, maior do que 6 milímetros, de aspecto clínico regular, com 3 cores (castanho, marrom e vermelho). B. Dermatoscopia de base polarizada de contato (20x) revela lesão de organização central, três cores (marrom-claro, marrom-escuro e vermelho), com centro hipercrômico, rede pigmentar castanha delicada e vasos em ponto difusos. C. Dermatoscopia de seguimento de curto prazo, polarizada de contato (20x), mostra aumento da área de hiperpigmentação central. A lesão foi considerada suspeita e excisada, com diagnóstico anatomopatológico final de benignidade. Na histologia, há ausência de sinais de malignidade.
Fonte: Cortesia Dra. Ana Maria Sortino.

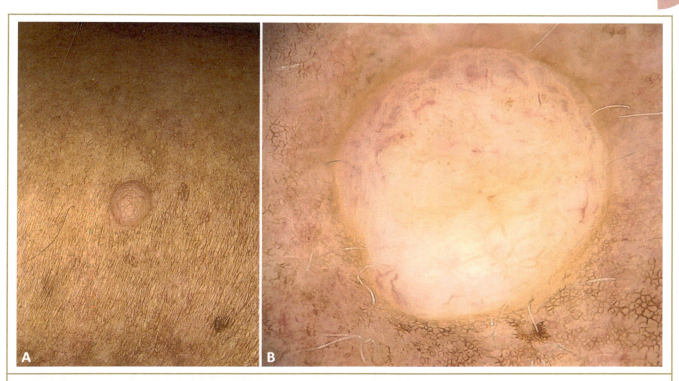

Figura 2.1.3.13 Nevo melanocítico intradérmico do dorso. A. Lesão nodular com aspecto clínico regular e cor única (rósea). B. Dermatoscopia polarizada de contato (20x) de lesão uniforme, de três cores (marrom-claro, branco e vermelho), com rede hipopigmentada e alargada, pontos marrons e vasos em vírgula nas periferias. Na histologia, há ausência de sinais de malignidade.
Fonte: Cortesia Dra. Ana Maria Sortino.

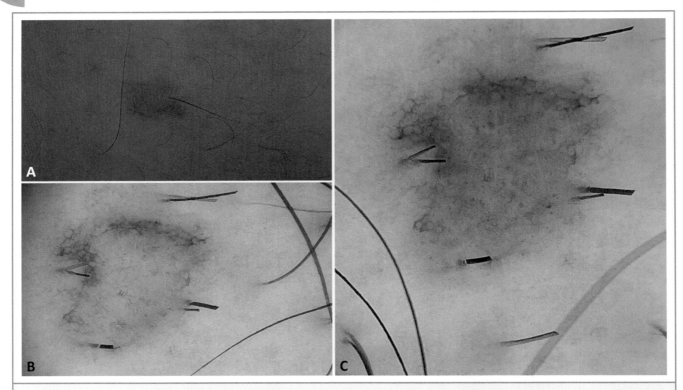

Figura 2.1.3.14 Nevo melanocítico intradérmico do abdome. A. Lesão em placa com bordas irregulares, maior do que 6 milímetros, com duas cores (castanho e rosa). B. Dermatoscopia polarizada de contato (20x) revela lesão excêntrica, de duas cores (marrom-claro e escuro), com rede hipopigmentada alargada central e rede pigmentar castanha focal na periferia. C. Dermatoscopia polarizada sem contato (20x) mostra vasos em ponto com halo branco na região central da lesão. Na histologia, há ausência de sinais de malignidade.
Fonte: Cortesia Dra. Ana Maria Sortino.

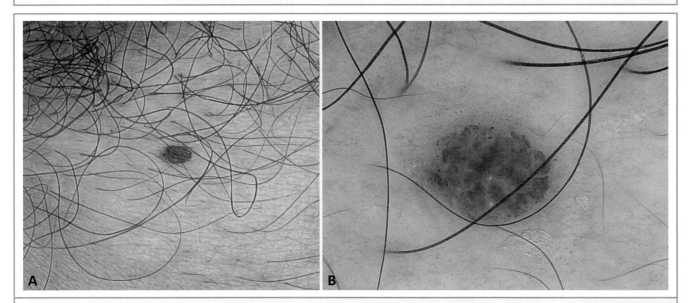

Figura 2.1.3.15 Nevo melanocítico intradérmico do tronco anterior. A. Lesão pápulo-nodular de aspecto clínico regular e cor única (marrom). B. Dermatoscopia polarizada de contato (20x) de lesão uniforme, com três cores (marrom-claro, marrom-escuro e vermelho), com padrão globular em "pedra de calçamento" e presença de pontos branco brilhantes (milia). Na histologia há ausência de sinais de malignidade.
Fonte: Cortesia Dra. Ana Maria Sortino.

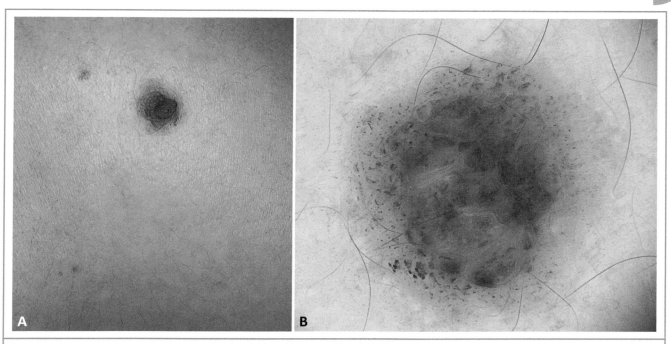

Figura 2.1.3.16 **Nevo melanocítico intradérmico do ombro posterior.** A. Lesão em placa com área pápulo-nodular de aspecto clínico irregular e duas cores (marrom-claro e marrom-escuro). B. Dermatoscopia polarizada de contato (20x) de lesão multifocal, com quatro cores (marrom-claro, marrom-escuro, vermelho e branco), com padrão multicomponente: globular em "pedra de calçamento", linhas branco brilhantes na região central, presença de glóbulos regulares, vasos em ponto e vasos em vírgula nas periferias. Na histologia, há ausência de sinais de malignidade.
Fonte: Cortesia Dra. Ana Maria Sortino.

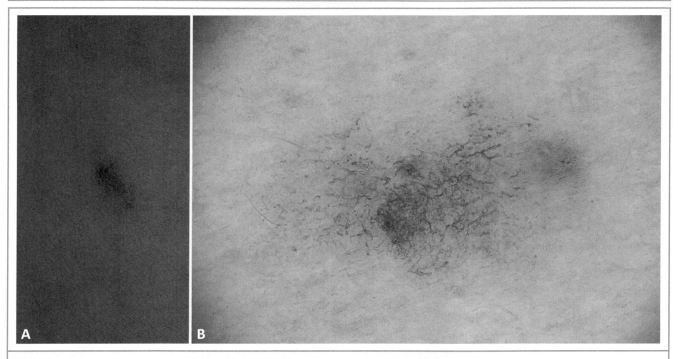

Figura 2.1.3.17 **Nevo melanocítico intradérmico do tronco lateral.** A. Lesão macular, de bordas irregulares e mal definidas, com duas cores (marrom-claro e marrom-escuro). B. Dermatoscopia polarizada de contato (20x) de lesão uniforme, de duas cores (marrom-claro e cinza), com padrão de rede pigmentar e presença de pontos acinzentados nas periferias. Na histologia, há ausência de sinais de malignidade.
Fonte: Cortesia Dra. Ana Maria Sortino.

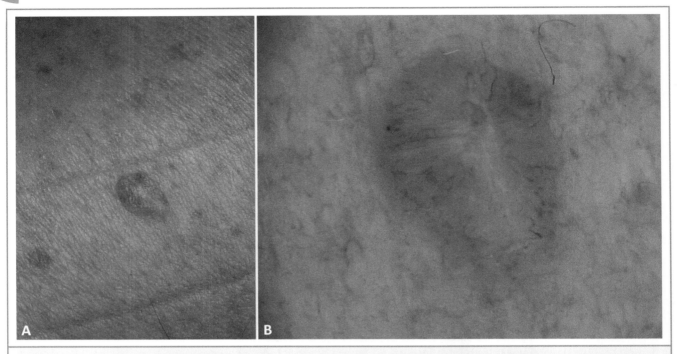

Figura 2.1.3.18 Nevo melanocítico intradérmico traumatizado do ombro posterior. A. Lesão pápulo-nodular ovalada, com duas cores (rosa e branco). B. Dermatoscopia polarizada de contato (20x) de lesão central, múltiplas cores (marrom-claro e marrom-escuro, vermelho e branco), com padrão multicomponente: área branco-brilhante no centro, glóbulos focais e vasos lineares nas periferias. Paciente referia trauma prévio na lesão, contudo, preferiu excisar. Na histologia, há ausência de sinais de malignidade.
Fonte: Cortesia Dra. Ana Maria Sortino.

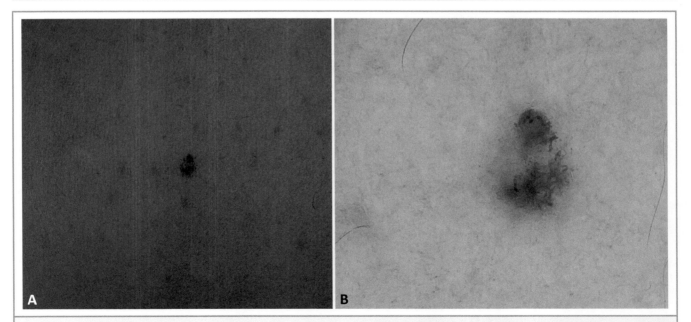

Figura 2.1.3.19 Nevo melanocítico combinado com componente de nevo melanocítico juncional (focal) e nevo azul do ombro posterior. A. Lesão macular irregular, com duas cores (marrom e cinza). B. Dermatoscopia polarizada de contato (20x) de lesão multifocal, três cores (marrom-claro, marrom-escuro e cinza), com padrão multicomponente: área central sem estrutura, glóbulos focais e rede pigmentar espessada. Na histologia, há ausência de sinais de malignidade.
Fonte: Cortesia Dra. Ana Maria Sortino.

CENÁRIOS NA ONCOLOGIA CUTÂNEA | 147

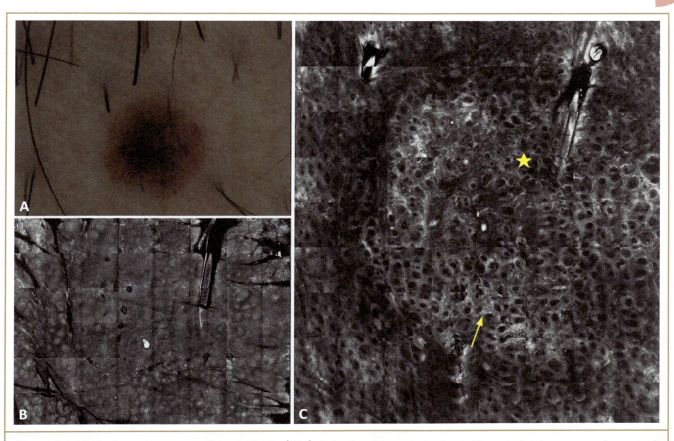

Figura 2.1.4.1 A. Dermatoscopia não polarizada (10x) de lesão pigmentada da região epigástrica, com rede central hiperpigmentada e glóbulos periféricos regulares. B. Imagem da epiderme com padrão em favo de mel regular. C. Imagem da JDE com padrão em anel, papilas dérmicas bem demarcadas (estrela) e espessamento do espaço juncional com algumas células solitárias de distribuição lentiginosa (seta). As imagens da confocal são uma representação parcial dos mosaicos de 8 x 8mm, em diferentes níveis de profundidade, capturados pelo equipamento Vivascope 1500. Na clínica, dermatoscopia e microscopia confocal, a lesão foi classificada como melanocítica benigna de padrão lentiginoso e optou-se pelo seguimento clínico, evitando uma cirurgia desnecessária.
Fonte: Cortesia Dra. Ana Maria Sortino.

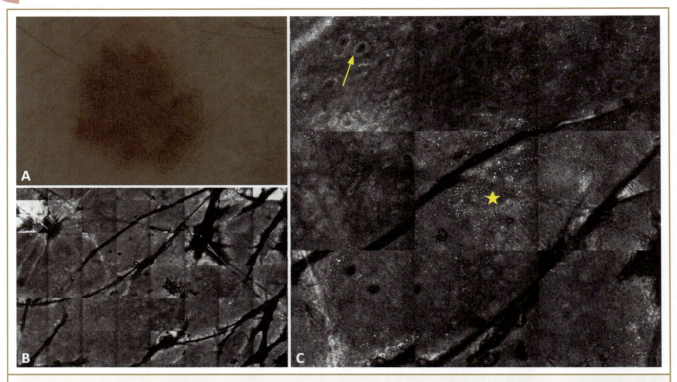

Figura 2.1.4.2 Nevo melanocítico juncional do braço descrito na Figura 2.1.4. A. Dermatoscopia não polarizada (10x). B. Imagem da epiderme evidenciando os dermatoglifos, padrão favo de mel regular e estruturas de diferentes níveis de profundidade devido ao corte oblíquo. C. *Close-up* da imagem epidérmica com padrão "em pedra de calçamento" de queratinócitos pigmentados na camada suprabasal (estrela) e padrão "em anel" com papilas dérmicas bem demarcadas na JDE (seta). As imagens da confocal são uma representação parcial dos mosaicos de 8 x 8mm, em diferentes níveis de profundidade, capturados pelo equipamento Vivascope 1500. Apesar do aspecto sugestivo de benignidade na MCR, a lesão foi excisada pela presença de granulação acinzentada na dermatoscopia da lesão. Na histologia, há ausência de sinais de malignidade.
Fonte: Cortesia Dra. Ana Maria Sortino.

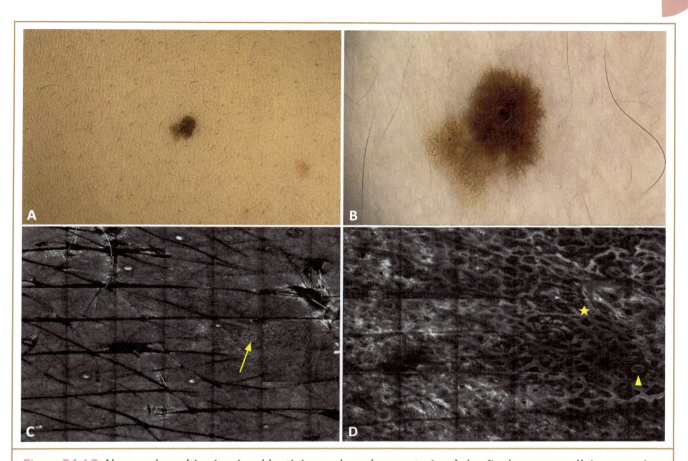

Figura 2.1.4.3 Nevo melanocítico juncional lentiginoso do ombro posterior. A. Lesão de aspecto clínico suspeito, com bordas irregulares e duas cores (marrom-claro e marrom-escuro). B. Dermatoscopia polarizada de contato (20x) revela lesão assimétrica, com organização excêntrica, de três cores (marrom-claro, marrom-escuro e preto), padrão de rede pigmentar reticular e borrão ou "ilha" de hiperpigmentação periférica. C. Imagem da epiderme com padrão em favo de mel regular e área com padrão em anel (seta). D. Imagem da derme papilar com padrão em malha (estrela) e ninho juncional denso (triângulo). As imagens da confocal são uma representação parcial dos mosaicos de 8 x 8mm, em diferentes níveis de profundidade, capturados pelo equipamento Vivascope 1500. Apesar do aspecto sugestivo de benignidade na MCR, a lesão foi excisada pelo padrão dermatoscópico suspeito. Na histologia, há ausência de sinais de malignidade.
Fonte: Cortesia Dra. Ana Maria Sortino.

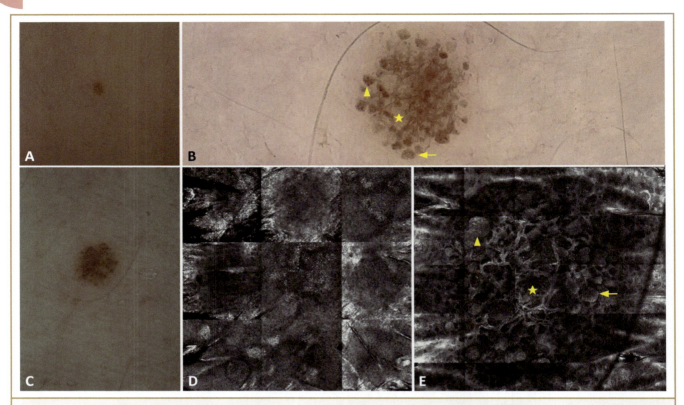

Figura 2.1.4.4 Nevo melanocítico juncional lentiginoso do troco anterior. A. Lesão clínica de pequeno diâmetro, com bordas regulares e cor única (marrom). B. Dermatoscopia polarizada de contato (30x) revela lesão de padrão globular irregular, múltiplos formatos e cores, com glóbulos castanhos homogêneos (seta), glóbulos castanhos com pontos marrons (triângulo) nas periferias e áreas sem estruturas (estrela). C. Dermatoscopia não polarizada de contato (10x) para referência da confocal. D. Imagem da epiderme com padrão em pedra de calçamento irregular. E. Imagem da derme papilar mostra lesão simétrica, com padrão em malha regular, mas com áreas alargadas (estrela), ninhos juncionais densos (seta) e ninhos densos e esparsos (triângulo). As imagens da confocal são uma representação parcial dos mosaicos de 8 x 8mm, em diferentes níveis de profundidade, capturados pelo equipamento Vivascope 1500. A lesão foi excisada por ser nova e em paciente adulto. Na histologia, há ausência de sinais de malignidade.
Fonte: Cortesia Dra. Ana Maria Sortino.

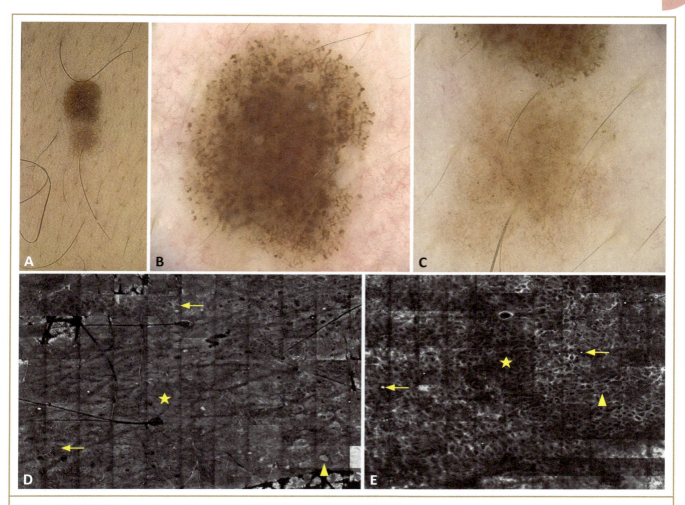

Figura 2.1.4.5 Nevo melanocítico composto do tronco anterior. A. Lesão clínica de grande diâmetro, com dois componentes, no polo superior placa marrom e no polo inferior mácula castanha, com bordas regulares. B e C. Dermatoscopia polarizada de contato (20x) revela lesão com padrões diferentes se tocando (kissing nevus). B. Dermatoscopia do polo superior de padrão globular periférico, rede atípica e áreas irregulares de hiperpigmentação no centro. C. Dermatoscopia do polo inferior mostrando rede pigmentar delicada periférica e centro castanho com pontos marrons. D. Imagem oblíqua da epiderme e JDE com padrão em favo de mel regular no centro (estrela), padrão em anel (setas) e ninho denso-esparso na periferia (triângulo). E. Imagem da derme papilar com padrão em malha regular (estrela), ninho dérmico denso (triângulo) e cistos (setas). As imagens da confocal são uma representação parcial dos mosaicos de 8 x 8 mm, em diferentes níveis de profundidade, capturados pelo equipamento Vivascope 1500. A lesão foi excisada por ser a maior e a que não era compatível com a assinatura névica do paciente adulto. Na histologia, há ausência de sinais de malignidade.
Fonte: Cortesia Dra. Ana Maria Sortino.

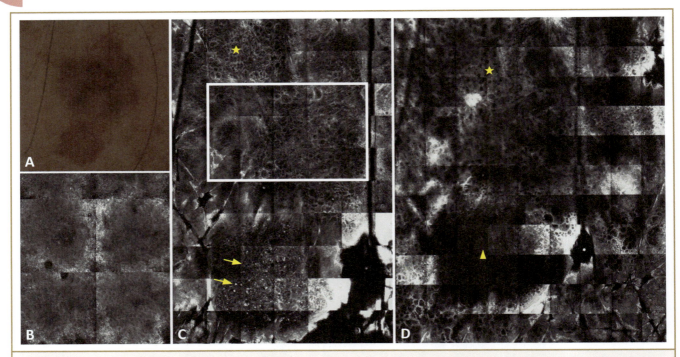

Figura 2.1.4.6 Nevo melanocítico composto lentiginoso do dorso descrito na Figura 2.1.11. A. Dermatoscopia não polarizada (10x). B. Imagem oblíqua da epiderme com padrão em favo de mel regular. C. Imagem oblíqua da JDE com padrão em anel no polo superior (estrela), papilas dérmicas não demarcadas (retângulo branco) e pequenos ninhos dérmicos densos hiporreflectivos e hiperreflectivos (setas). D. Imagem oblíqua da derme reticular com padrão em malha regular (estrela) e área de sombra (triângulo). As imagens da confocal são uma representação parcial dos mosaicos de 8 x 8 mm, em diferentes níveis de profundidade, capturados pelo equipamento Vivascope 1500. A lesão foi excisada, pois era paciente imunossuprimido, acima de 60 anos, e por ser assimétrica na dermatoscopia e na confocal, apesar da ausência de celularidade atípica. Na histologia, há ausência de sinais de malignidade.
Cortesia Dra. Ana Maria Sortino.

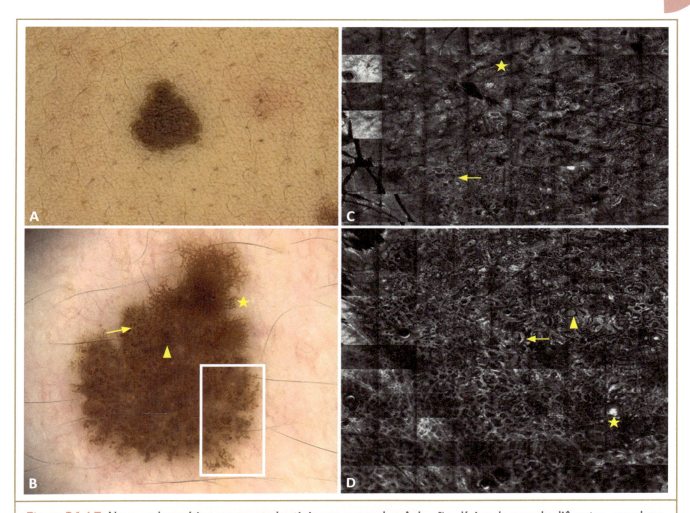

Figura 2.1.4.7 Nevo melanocítico composto lentiginoso escapular. A. Lesão clínica de grande diâmetro, em placa, de cor marrom, bordas regulares e formato geométrico. B. Dermatoscopia polarizada de contato (20x) revela lesão de padrão multicomponente, com rede negativa/invertida (setas), glóbulos periféricos em camadas (retângulo), rede atípica com estrias (estrela) e áreas irregulares de hiperpigmentação (triângulo). C. Imagem oblíqua da epiderme e JDE com padrão em pedra de calçamento no centro (estrela) e padrão em anel na periferia (seta). D. Imagem da derme papilar com padrão em malha regular, com ninhos dérmicos densos (triângulo), ninhos juncionais (seta) e pseudocisto (estrela). As imagens da confocal são uma representação parcial dos mosaicos de 8 x 8mm, em diferentes níveis de profundidade, capturados pelo equipamento Vivascope 1500. A lesão foi excisada por ter apresentado discreto crescimento em paciente adulto jovem. Na histologia, há ausência de sinais de malignidade.
Fonte: Cortesia Dra. Ana Maria Sortino.

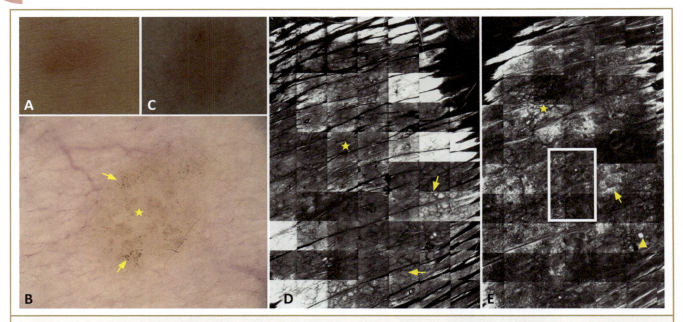

Figura 2.1.4.8 Nevo melanocítico composto lentiginoso do tronco lateral. A. Lesão clínica rósea, em placa e bordas regulares. B. Dermatoscopia polarizada de contato (20x) revela lesão assimétrica, com glóbulos irregulares (setas) e área central sem estruturas (estrela). C. Dermatoscopia não polarizada (10x). D. Imagem oblíqua da epiderme superior e suprabasal com padrão em favo de mel regular (estrela) e padrão em pedra de calçamento (setas). E. Imagem da derme papilar com ninhos dérmicos denso--esparsos de vários tamanhos (estrela), papilas dérmicas demarcadas (retângulo), espessamento do colágeno (seta) e pseudocisto (triângulo). As imagens da confocal são uma representação parcial dos mosaicos de 8 x 8mm, em diferentes níveis de profundidade, capturados pelo equipamento Vivascope 1500. A lesão foi excisada por não ser compatível com a assinatura névica do paciente adulto. Na histologia, há ausência de sinais de malignidade.

Fonte: Cortesia Dra. Ana Maria Sortino.

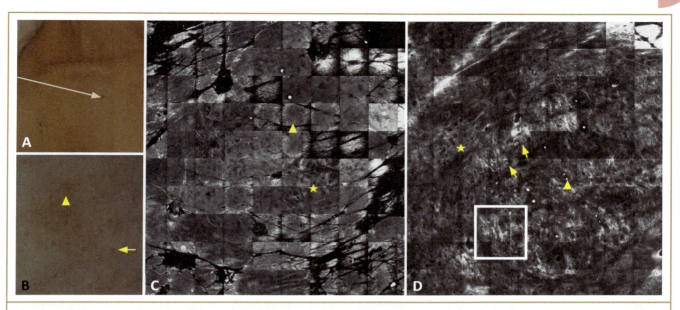

Figura 2.1.4.9 Nevo melanocítico intradérmico do tronco anterior. A. Lesão clínica rósea, pápulo-nodular (seta). B. Dermatoscopia não polarizada de contato (10x) revela lesão assimétrica, com glóbulos e pontos irregulares (triângulo) e aberturas foliculares regulares e sem pigmentação (seta). C. Imagem oblíqua da epiderme superior e JDE com padrão em favo de mel regular (triângulo) e padrão em anel (estrela). D. Imagem da derme papilar com ninhos dérmicos densos e denso-esparsos de vários tamanhos (setas), papilas dérmicas demarcadas (estrela), espessamento do colágeno (retângulo) e pseudocistos (triângulo). As imagens da confocal são uma representação parcial dos mosaicos de 8 x 8 mm, em diferentes níveis de profundidade, capturados pelo equipamento Vivascope 1500. A lesão foi excisada, pois a paciente referia que era uma nova lesão. Na histologia há ausência de sinais de malignidade.
Fonte: Cortesia Dra. Ana Maria Sortino.

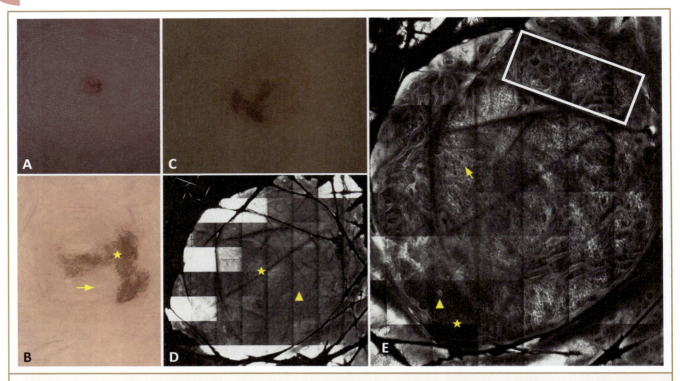

Figura 2.1.4.10 Nevo melanocítico intradérmico do glúteo. A. Lesão clínica nodular, rósea, que adquiriu pigmentação castanha no seguimento. B. Dermatoscopia polarizada de contato (20x) revela lesão assimétrica, com área, central e focalmente periférica, marrom sem estruturas (estrela) e linhas brancas (seta). C. Dermatoscopia não polarizada (10x). D. Imagem oblíqua da epiderme superior e suprabasal com padrão em favo de mel regular (triângulo) e presença de queratinócitos pigmentados, com citoplasma brilhante (estrela). E. Imagem da derme papilar com ninho dérmico denso (triângulo), espessamento do colágeno (seta), papilas dérmicas demarcadas (retângulo) e células brilhantes triangulares e anucleadas que representam os melanófagos (estrela). As imagens da confocal são uma representação parcial dos mosaicos de 8 x 8 mm, em diferentes níveis de profundidade, capturados pelo equipamento Vivascope 1500. A lesão foi excisada por não ser compatível com a assinatura névica do paciente adulto. Na histologia, há ausência de sinais de malignidade.
Fonte: Cortesia Dra. Ana Maria Sortino.

CENÁRIOS NA ONCOLOGIA CUTÂNEA 157

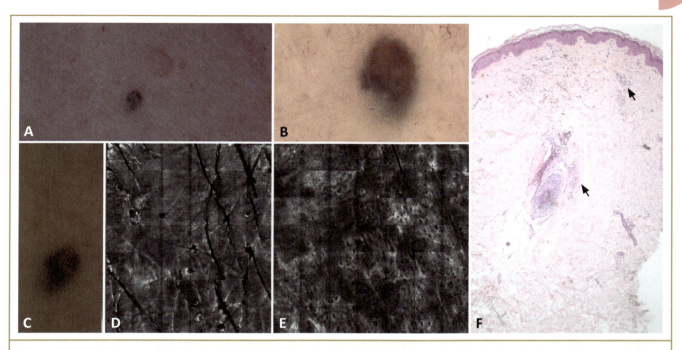

Figura 2.1.4.11 Nevo azul do braço. A. Lesão clínica em placa, castanho-azulada, com bordas irregulares e nova ao seguimento. B. Dermatoscopia polarizada de contato (20x) revela lesão assimétrica, com área central marrom sem estruturas e periferia cinza-azulada sem estruturas. C. Dermatoscopia não polarizada (10x). D. Imagem oblíqua da epiderme superior com padrão em favo de mel regular. E. Imagem da derme papilar com papilas dérmicas demarcadas e espessamento do colágeno. As imagens da confocal são uma representação parcial dos mosaicos de 8 x 8mm, em diferentes níveis de profundidade, capturados pelo equipamento Vivascope 1500. A lesão foi excisada por ser nova em paciente com história pessoal de melanoma, sendo necessário afastar a hipótese de metástase cutânea. E. Na histologia, visualiza-se na derme proliferação de células melânicas de tipo dendrítico carregadas de pigmento melânico, cujos núcleos são bem formados e destituídos de atipias. Estas células formam pequenos fascículos.
Fonte: Cortesia Dra. Ana Maria Sortino, Dr. Jesus José André Quintana Castillo e Dr. Gilles Landman.

Referências

1. Hauschild A, Egberts F, Garbe C, Bauer J, Grabbe S, Hamm H, et al. Melanocytic nevi. J Dtsch Dermatol Ges. 2011;9(9):723-34. English, German. doi: 10.1111/j.1610-0387.2011.07741.x. Epub 2011 Jul 15. PMID: 21762380.

2. A. Neil Crowson, Cynthia M. Magro, and Martin C. Mihm, Jr. The melanocytic proliferations: a comprehensive textbook of pigmented lesions. 2. ed. Published 2014 John Wiley & Sons, Inc. ISBN: 978-0-470-56155-3. [2023 Jul. 26]. Disponível em: www.wiley.com/go/crowson/melanocyticproliferations.

3. Elder DE, Massi D, Scolyer RA, Willemze R. WHO Classification of Skin Tumours. 4. ed. WHO, 2018. ISBN-13 (Print Book). 978-92-832-2440-2. Rosendahl, 2019.

4. Kittler H. Dermatoscopia: um método algoritmo baseado na análise de padrões. 2016. Margoob livro. Dermoscopiedia.

5. Shahriari N, Rabinovitz H, Oliviero M, Grant-Kels JM. Reflectance confocal microscopy: melanocytic and nonmelanocytic. Clinics in dermatology. 2021;39(4):643-56. doi: 10.1016/j.clindermatol.2021.03.010.

6. Hoffmann-Wellenhof R, Pellacani G, Malvehy J, Soyer HP. Reflectance Confocal Microscopy for Skin Diseases. Berlin: Springer, 2012.

7. Pellacani G, et al. Towards na in vivo morphologic classificaJon of melanocyJc nevi. JEADV. 2014;28:864-72.

8. Rezze G, Casagrande J. Atlas de microscopia confocal na dermatologia. São Paulo: Lemar, 2016.

9. Ahlgrimm-Siess V, et. al. Confocal microscopy in skin cancer. Current Dermatology Reports. 2018;7:105-18.

2.2
Nevos Atípicos

Bianca Costa Soares de Sá | Raquel Castro

2.2.1 Introdução

Os nevos atípicos, também chamados de nevos displásicos, representam o maior desafio diagnóstico na diferenciação com os melanomas cutâneos, tanto na clínica quanto na dermatoscopia e, muitas vezes, também na histopatologia.

Os nevos atípicos podem ser precursores de melanoma tanto quanto os nevos comuns,[1] mas os nevos classificados como atípicos clinicamente e/ou histologicamente são marcadores de risco para melanoma.[2] Essa é a principal característica dessa entidade, o que determina a importância do seu reconhecimento para a identificação de pacientes de alto risco.[3]

2.2.1.1 Aspectos clínicos

Os critérios clínicos para o diagnóstico dos nevos atípicos, segundo Tucker MA *et al.*,[4] estão detalhados no Quadro 2.2.1.1. Vale ressaltar a importância do tamanho da lesão (> 5mm), o que levou à sugestão feita por Hofmann-Wellenhof R *et al.*[5] em 2016 de adotar o nome **nevo adquirido grande**, o que eliminaria o estigma de possível malignidade trazido nos termos *atípico* ou *displásico*, uma vez que esses nevos são entidades benignas, com o mesmo potencial de transformação que os nevos comuns. Outra característica importante é a presença indispensável do componente maculoso, de modo a diferenciá-los dos nevos intradérmicos grandes papilomatosos (Figura 2.2.1.1).

Quadro 2.2.1.1 **Critérios clínicos para o diagnóstico dos nevos atípicos**

Critérios obrigatórios
Diâmetro maior que 5 mm
Presença de componente maculoso
2 ou mais dos seguintes critérios
Assimetria
Pigmentação variada
Bordas irregulares

Fonte: Desenvolvido pela autoria.

2.2.2 Dermatoscopia

Bianca Costa Soares de Sá

Não há critérios dermatoscópicos específicos para os nevos atípicos e, muitas vezes, esses nevos compartilham características dermatoscópicas dos melanomas iniciais.

Os nevos atípicos podem se apresentar com os diversos padrões globais, sendo o padrão reticular o padrão isolado mais comum, e o reticular-homogêneo o padrão combinado mais frequente[6-8] (Figura 2.2.2.1). Em relação aos padrões de pigmentação, o padrão uniforme é mais frequente, seguido dos padrões de hiperpigmentação e hipopigmentação multifocal e hiperpigmentação ou hipopigmentação central[6-8] (Figura 2.2.2.2).

Os nevos atípicos apresentam menor quantidade de cores quando comparados aos melanomas iniciais, cujas cores são mais proeminentes.[9] Nos melanomas, as cores branca, azul/cinza e preta são mais frequentes do que nos nevos atípicos (Jitian Mihulecea CR *et al.* 2021). Muitas das estruturas vistas nos melanomas à dermatoscopia também podem ser encontradas nos nevos atípicos, como rede atípica, rede invertida, pigmentação irregular, áreas de despigmentação central e ou periférica e glóbulos marrons irregulares. Porém, estrias, vasos polimórficos, crisálidas, véu azul-esbranquiçado e glóbulos/pontos pretos periféricos são estruturas mais específicas dos melanomas e raramente encontradas nos nevos atípicos[9,10] (Figuras 2.2.2.2 e 2.2.2.3).

2.2.2.1 Seguimento

A excisão profilática dos nevos atípicos não é recomendada, mas como essas lesões podem ser dinâmicas e são encontradas em pacientes de risco para o desenvolvimento de melanoma cutâneo, o seu seguimento por meio de dermatoscopia digital está indicado, o que evita excisões desnecessárias e permite o diagnóstico precoce de possíveis melanomas.[3,5,8]

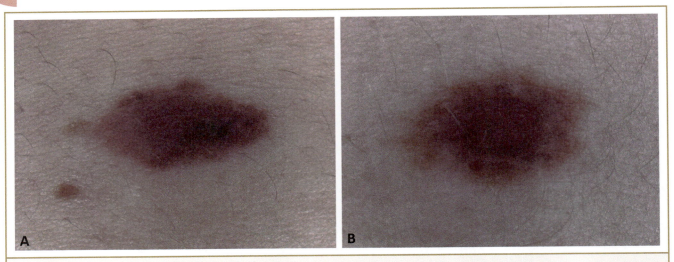

Figura 2.2.1.1 Nevos clinicamente atípicos, ambos com diâmetro maior que 5 mm. A. Mácula assimétrica com bordas irregulares e pigmentação variada. B. Lesão com centro papuloso e componente maculoso na periferia, bordas irregulares e pigmentação variada.

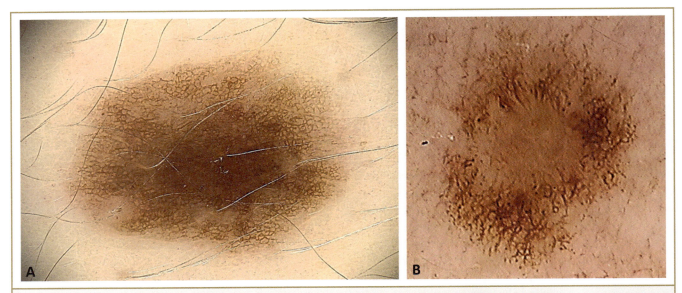

Figura 2.2.2.1 Nevos atípicos – Dermatoscopia A. Padrão reticular com hiperpigmentação central. B. Padrão reticular-homogêneo com hipopigmentação central.

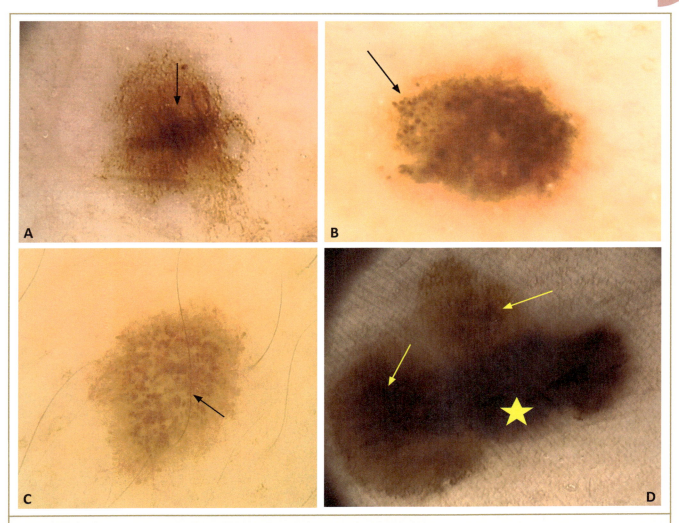

Figura 2.2.2.2 Dermatoscopia. A. Nevo atípico padrão reticular homogêneo com hiperpigmentação central e presença de rede atípica. B. Nevo atípico padrão globular homogêneo com hipopigmentação periférica e presença de glóbulos marrons irregulares C. Nevo atípico padrão reticular globular com hipopigmentação e hiperpigmentação multifocal e presença de rede invertida (seta). D. Melanoma fino padrão reticular homogêneo com presença das cores preta e cinza, além dos tons de marrom e véu azul-acinzentado (estrela), rede atípica (setas) e pigmentação irregular.

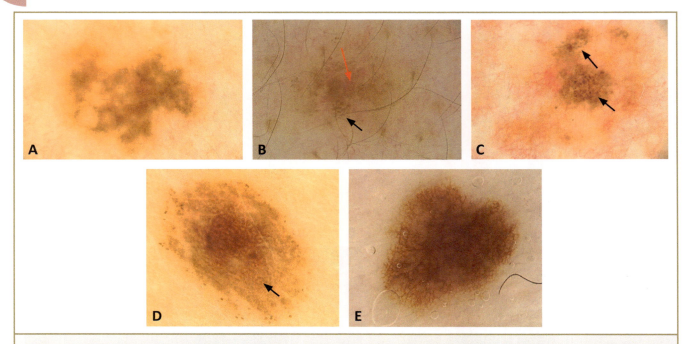

Figura 2.2.2.3 Dermatoscopia. A. Nevo atípico padrão reticular homogêneo com áreas de hipopigmentação e hiperpigmentação irregulares. B. Nevo atípico padrão inespecífico apresentando rede invertida (seta preta) e vasos atípicos (seta vermelha). C. Nevo atípico padrão multicomponente assimétrico apresentando áreas sem estrutura entremeadas por áreas de padrão globular (setas). D. Nevo melanocítico atípico apresentando rede invertida (seta) e glóbulos periféricos. E. Nevo melanocítico atípico apresentando rede pigmentar atípica.

Referências

1. Roesch A, Burgdorf W, Stolz W, Landthaler M, Vogt T. Dermatoscopy of "dysplastic nevi": a beacon in diagnostic darkness. European journal of dermatology: EJD. 2006;16(5):479-93.

2. Tripp JM, Kopf AW, Marghoob AA, Bart RS. Management of dysplastic nevi: a survey of fellows of the American Academy of Dermatology. Journal of the American Academy of Dermatology. 2002;46(5):674-82. doi: 10.1067/mjd.2002.121029.

3. Silva JH, Sá BC, Avila AL, Landman G, Duprat Neto JP. Atypical mole syndrome and dysplastic nevi: identification of populations at risk for developing melanoma – review article. Clinics (São Paulo, Brazil). 2011;66(3):493-9. doi: 10.1590/s1807-59322011000300023.

4. Tucker MA, Halpern A, Holly EA, Hartge P, Elder DE, Sagebiel RW, et al. Clinically recognized dysplastic nevi. A central risk factor for cutaneous melanoma. JAMA. 1997;277(18):1439-44.

5. Hofmann-Wellenhof R, Marghoob AA, Zalaudek I. Large acquired nevus or dysplastic nevus: what's in the name of a nevus?. JAMA dermatology. 2016;152(6):623-4. doi: 10.1001/jamadermatol.2015.6186.

6. Hofmann-Wellenhof R, Blum A, Wolf IH, Piccolo D, Kerl H, Garbe C, et al. Dermoscopic classification of atypical melanocytic nevi (Clark nevi). Archives of dermatology. 2001;137(12):1575-80. doi: 10.1001/archderm.137.12.1575.

7. Suh KS, Park JB, Kim JH, Seong SH, Jang JY, Yang MH, et al. Dysplastic nevus: clinical features and usefulness of dermoscopy. The Journal of dermatology. 2019;46(2):e76-e7. doi: 10.1111/1346-8138.14583.

8. Emiroglu N, Sallahoglu K, Cengiz FP, Cemil BC, Onsun N. Three years dermoscopic follow-up of atypical nevi. Dermatologic therapy. 2020;33(1):e13205. doi: 10.1111/dth.13205.

9. Jitian Mihulecea CR, Frățilă S, Rotaru M. Clinical-dermoscopic similarities between atypical nevi and early stage melanoma. Experimental and therapeutic medicine. 2021;22(2):854. doi: 10.3892/etm.2021.10286.

10. Marghoob NG, Liopyris K, Jaimes N. Dermoscopy: a Review of the structures that facilitate melanoma detection. The Journal of the American Osteopathic Association. 2019;119(6):380-90. doi: 10.7556/jaoa.2019.067.

2.2.3 Microscopia confocal

Raquel Castro

O diagnóstico dos nevos melanocíticos atípicos é um desafio, uma vez que podem apresentar tanto padrões de benignidade quanto padrões irregulares e assimétricos, semelhantes a nevos melanocíticos comuns e melanomas.[1-3]

Além da dermatoscopia e histopatologia, a microscopia confocal *in vivo* (MC) apresenta-se como uma ferramenta adicional para auxiliar no diagnóstico do nevo melanocítico atípico e de sua diferenciação com o melanoma, e tem como objetivo aumentar a acurácia diagnóstica dessas lesões desafiadoras.[4,5]

Na literatura, existem alguns artigos sobre a MC e nevo melanocítico atípico. Pellacani e colaboradores desenvolveram um algoritmo para auxiliar no diagnóstico diferencial entre nevos atípicos, nevos melanocíticos comuns e melanoma. No primeiro passo, realiza-se a distinção entre lesões com e sem atipia. É definida lesão sem atipia: ausência de células atípicas na epiderme e ausência de ninhos juncionais atípicos; logo, a lesão é sugestiva de nevo melanocítico comum. A presença de atipia citológica é definida pela presença de células pagetoides redondas e/ou células atípicas na junção dermoepidérmica (JDE) e ninhos juncionais atípicos. No segundo passo, é realizada a distinção entre nevo atípico e melanoma. A presença de infiltração pagetoide difusa em mais de 50%, atipia citológica difusa na JDE em mais de 50%, e papilas não demarcadas, que se estendem por pelo menos 10% da lesão, sugere o diagnóstico de melanoma[4] (Quadro 2.2.3.1).

Mais dois algoritmos foram pulicados para facilitar o diagnóstico do melanoma. O algoritmo desenvolvido por Segura e colaborabores em Barcelona é composto por dois passos, o primeiro passo é diferenciar a lesão melanocítica da não melanocítica.[6] Na lesão melanocítica tem que ser visualizadas as papilas e, pelo menos, um desses critérios: presença de *cobblestone*, célula pategoide e/ou ninhos, se não for melanocítica, procurar outros critérios da MC para diagnosticar outras patologias,

Quadro 2.2.3.1 Principais características da MC *in vivo* dos nevos atípicos e o significado histopatológico

MC	Definição	Histopatologia
Papilas demarcadas na maior parte da lesão (<10% de papilas não demarcadas)	Papilas demarcadas: queratinócitos brilhantes ao redor das papilas. Papilas não demarcadas: perda do brilho dos queratinócitos	Desorganização focal na JDE
Presença de poucas células atípicas na epiderme	Presença de poucas células nucleadas e brilhantes (infiltração pagetoide) na epiderme	Atipia melanocítica focal
Células atípicas na JDE	Células nucleadas e brilhantes (atípicas) na JDE, encontradas geralmente no centro da lesão	Atipia melanocítica focal
Ninhos geralmente densos e esparsos	Ninhos com presença de células redondas esparsas	Ninho de células névicas na JDE e/ou derme
Interconexões curtas ("bananas")	Fusão de ninhos cruzando as papilas na JDE	Fusão de ninhos na JDE
Infiltrado inflamatório e melanófagos na derme	Células brilhantes (infiltrado inflamatório) e células agrupadas formando grumos (melanófagos) na derme	Presença de infiltrado inflamatório e melanófagos na derme
Colágeno em banda na derme	Colágeno brilhante e espesso formando bandas na derme	Fibrose lamelar e concêntrica ao redor dos cones epiteliais na derme

Fonte: Desenvolvido pela autoria.

por exemplo, carcinomas e ceratoses seborreicas, angiomas ou dermatofibromas. Se não for encontrado nenhum critério que ajude a diagnosticar a etiologia da lesão, ela deve ser considerada como lesão melanocítica suspeita.[6] O segundo passo é diferenciar o nevo do melanoma, uma lesão suspeita na dermatoscopia deve ser avaliada por dois critérios de risco, sendo eles positivos valendo +1 cada um: célula pagetoide e célula nucleada na derme, e os dois critérios protetores valendo -1 cada cama um: *cobblestone* típico (camada basal típica), ausência de células atípicas e papilas bem demarcadas. Uma lesão com pontuação -1 tem 100% de sensibilidade e

57,1% de especificidade de ser um melanoma, já uma lesão com pontuação 0 tem 86,1% de sensibilidade e 95,3% de especificidade.[6] Embora esse estudo tenha encontrado uma alta sensibilidade, leva em conta apenas dois critérios: células redondas pagetoides e células atípicas nucleadas na derme, o que pode não incluir os melanomas com apenas infiltração de células dendríticas, cujos núcleos celulares não são visualizados, o que caracteriza uma limitação do aparelho previamente já descrita, onde é relatado que a MC tem uma pobre resolução do núcleo celular.[7]

Outro estudo desenvolvido pelo grupo de dermatologistas em Modena, Itália, classifica uma lesão como um melanoma ou um nevo por meio de seis seguintes critérios: dois maiores valendo +2 pontos cada; atipia na camada basal e papilas não demarcadas associado à presença de quatro critérios menores valendo +1 ponto cada; infiltração pagetoide na camada espinhosa; presença de células redondas na JDE; ninhos cerebriformes na derme; célula nucleada atípica na derme superior. Lesões com pontuação total de 3 ou mais são suspeitas de melanoma com 91,9% de sensibilidade e 69,3% de especificidade.[8]

Em outro estudo recente, realizado com o objetivo de diferenciar lesões melanocíticas duvidosas, foi constatado que os nevos atípicos apresentavam maior prevalência de células atípicas localizadas no centro da lesão, e os melanomas apresentavam com maior frequência de células atípicas redondas nucleadas (pagetoides) localizadas preferencialmente na periferia da lesão.[5]

Outro achado que auxilia na diferenciação do nevo atípico em relação ao melanoma é a presença de *sheet of cells*, que se caracteriza por um infiltrado com intenso número de células atípicas que se agrupam, com o aspecto de lençol de células, que pode estar presente na epiderme ou JDE. Este critério é descrito como o mais específico do melanoma.[5,8]

A detecção de células arredondadas nucleadas atípicas na JDE é um critério muito importante para detecção do melanoma. Os estudos aqui citados mostram que sua presença é relacionada a um risco de até 15 vezes maior de uma lesão ser maligna.[5,8]

Portanto, o diagnóstico de nevo atípico na microscopia confocal é definido pela:

- Simetria e arquitetura preservadas na maior parte da lesão (Figuras 2.2.3.1B, 2.2.3.1D, 2.2.3.2B e 2.2.3.2D);

- Presença de papilas demarcadas na maior parte da lesão, raramente o nevo atípico apresenta mais de 10% de papilas não demarcadas (Figuras 2.2.3.1E e 2.2.3.3D);

- Presença de poucas células nucleadas intraepidérmicas (infiltração pagetoide) (Figuras 2.2.3.1C, 2.2.3.2C e 2.2.3.5D);

- Atipia citológica na JDE é frequente com presença de células nucleadas encontradas geralmente no centro da lesão (Figuras 2.2.3.4D e 2.2.3.5E);

- Presença de ninhos geralmente densos e esparsos (Figura 2.2.3.4D);

- Interconexões curtas que correspondem à fusão de ninhos na JDE na histopatologia (Figura 2.2.3.1E);

- Presença de infiltrado inflamatório (células brilhantes) e melanófagos (células agrupadas formando grumos) (Figuras 2.2.3.3D e 2.2.3.4D);

- Na derme colágeno em bandas que corresponde à fibrose lamelar e concêntrica ao redor dos cones epiteliais, visto na Figura 2.2.3.4D;

Os nevos atípicos podem apresentar vários graus de atipia na histopatologia, sendo classificados como: pouca atipia, moderada atipia e atipia intensa.[9,10] O nevo atípico com atipia intensa possui uma maior desorganização arquitetural e é marcado por abundante atipia citológica, o que o torna indistinguível do melanoma.

Pontos-chave

- O diagnóstico dos nevos melanocíticos atípicos é um desafio, uma vez que podem apresentar tanto padrões de benignidade quanto padrões irregulares e assimétricos.

- A microscopia confocal *in vivo* se apresenta como uma ferramenta a mais para auxiliar o diagnóstico do nevo melanocítico atípico e tem o objetivo de aumentar a acurácia diagnóstica dessas lesões desafiadoras.

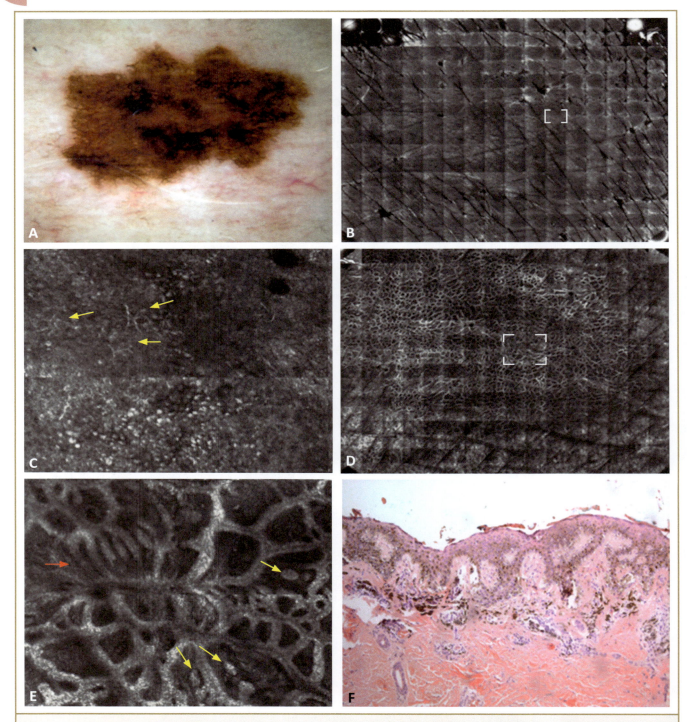

Figura 2.2.3.1 A. Foto dermatoscópica, mostra rede atípica. B. Imagem em mosaico MC (7,0 x 7,0 mm) na camada suprabasal (a área dentro do ponto central retângulo tracejado branco de 500 μm é representada em C). C. Padrão cobblestone com células dendríticas (setas amarelas). D. Imagem em mosaico MC (7,0 x 7,0 mm) em JDE (a área dentro do quadrado tracejado branco 1,0 x 1,0 mm é representada em E). E. Interconexões curtas "bananas" (seta vermelha) e ninhos densos (setas amarelas). F. Anatomopatológico (H&E, ampliação original x100) Nevo melanocítico juncional displásico. Mostrando a fusão de ninhos na JDE na histopatologia.

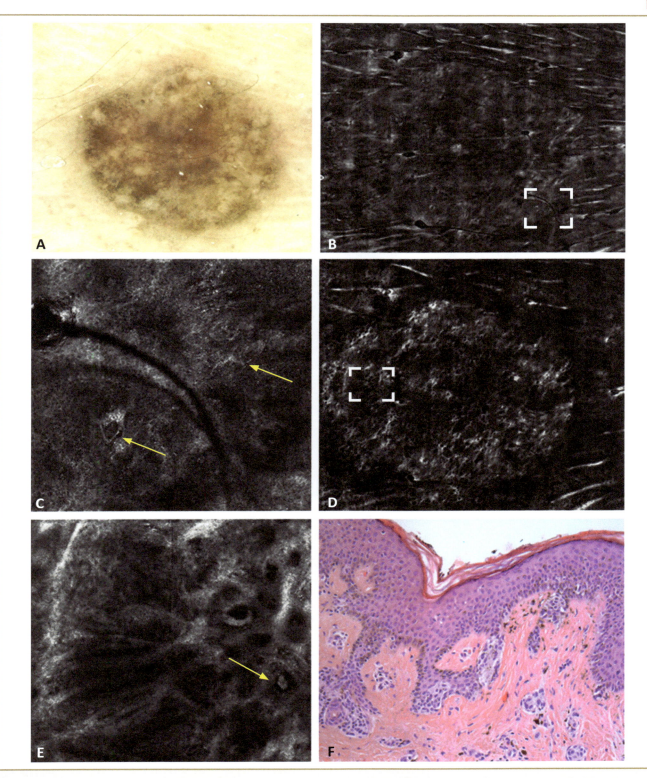

Figura 2.2.3.2 A. Foto dermatoscópica, rede pigmentar mal definida (fragmentada) e *peppering*. B. Imagem em mosaico (6,0 x 5,0 mm) epiderme/JDE quadrado branco área de 500 μm determinada para *zoom* da figura C. C. Camada espinhosa favo de mel atípico, célula dendrítica (seta amarela). D. Imagem em mosaico MC (6,0 x 5,0 mm) JDE/ derme, *meshwork* típico e quadrado branco área de 500 μm determinada para *zoom* da próxima figura; E. *Meshwork* típico e ninho homogêneo (seta amarela). F. Anatomopatológico (H&E, ampliação original x200) nevo melanocítico composto dispásico ninhos de células névicas na JDE e derme.

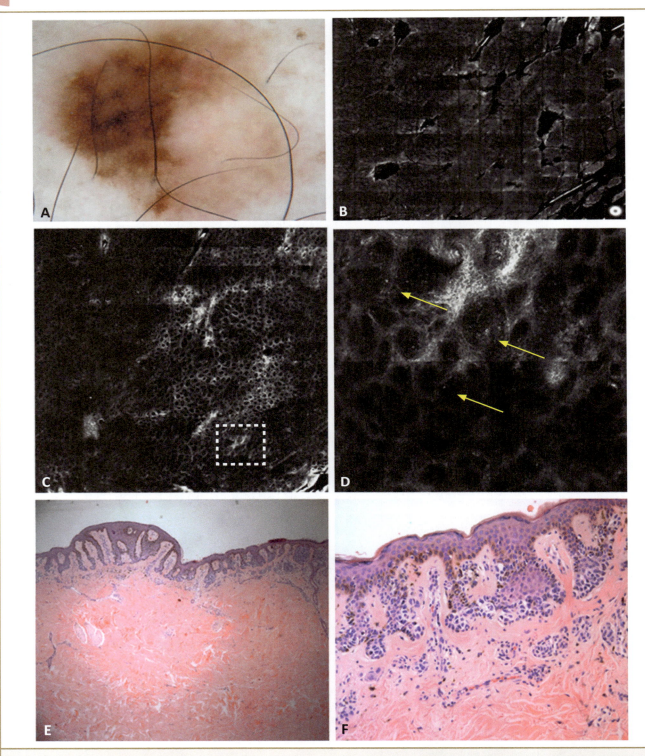

Figura 2.2.3.3 A. Foto dermatoscópica, rede pigmentar atípica excêntrica. B. Imagem em mosaico MC (7,0 x 7,0 mm) epiderme (camada espinhosa) favo de mel típico. C. Imagem em mosaico MC (7,0 x 7,0 mm) JDE, quadrado branco de 1,0 x 1,0 mm determinado para *zoom* da próxima figura. D. Papilas não demarcadas e células brilhantes na derme (células inflamatórias) (setas amarelas). E. Anatomopatológico em menor aumento (HE) Nevo melanocítico composto displásico. F. Anatomopatológico (H&E, ampliação original x100). Mostrando a fusão de ninhos na JDE na histopatologia.

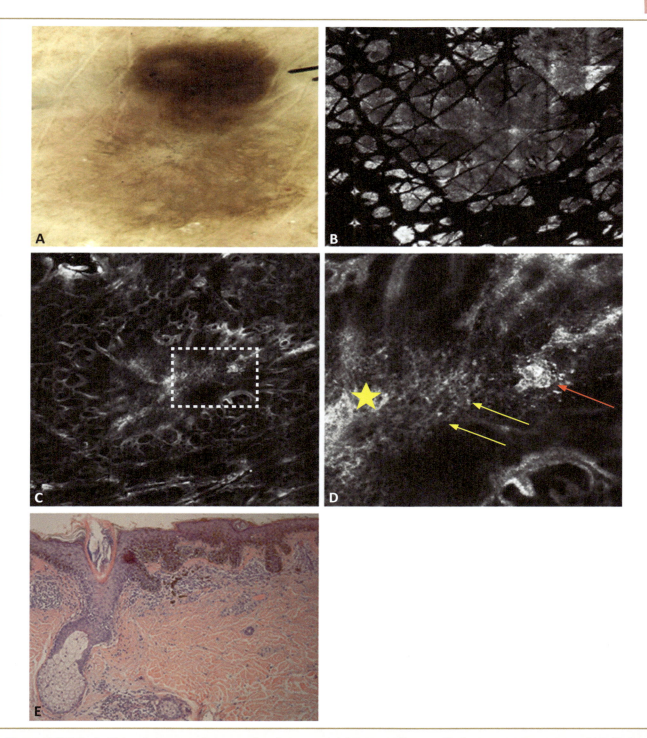

Figura 2.2.3.4 A. Foto dermatoscópica, rede pigmentar atípica excêntrica. B. Imagem em mosaico MC (6,0 x 6,0 mm) epiderme (camada espinhosa) favo de mel típico. C. Imagem em mosaico MC (6,0 x 6,0 mm) junção dermo-epidérmica, quadrado branco de 1,0 x 1,0 mm determinado para *zoom* da próxima figura. D. Papilas não demarcadas, ninho denso e esparsos com células atípicas (seta vermelha), células brilhantes (inflamatórias) na derme (setas amarelas) e estrela amarela presença de colágeno espessado. E. Anatomopatológico (H&E, ampliação original x100) Nevo melanocítico juncional displásico.

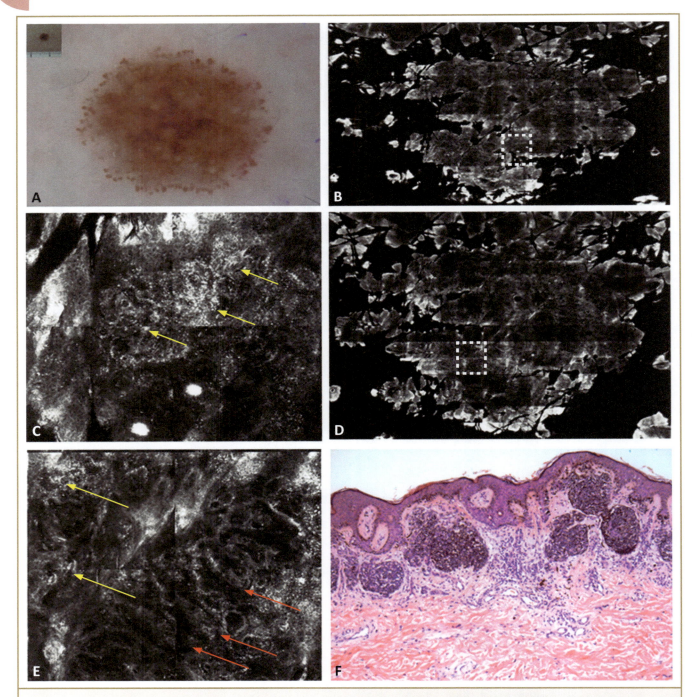

Figura 2.2.3.5 A. Foto clínica e dermatoscópica com rede atípica e glóbulos periféricos. Imagem em mosaico MC (6,0 x 6,0 mm) epiderme/camada supra basal, quadrado branco de (1,0 x 1,0 mm) determinada para *zoom* da próxima figura. C. Cobblestone atípico com presença de células dendríticas (setas amarelas). D. Imagem em mosaico MC 6,0 x 6,0 mm JDE, quadrado branco área de (1,0 x 1,0 mm) determinada para *zoom* da próxima figura. E. Papilas não demarcadas e células atípicas dendríticas na JDE (setas amarelas) e ninhos homogêneos (setas vermelhas). F. Anatomopatológico (H&E, ampliação original x200) Nevo melanocítico composto displásico.

Referências

1. Soares de Sá BC, Rezze GG. Dermatoscopia dos Nevos Atípicos. Atlas de Dermatoscopia Aplicada. 1. ed. São Paulo: Lemar-Martinari, 2009:103-07.

2. Fung MA. Terminology and management of dysplastic nevi: responses from 145 dermatologists. Archives of dermatology. 2003;139:1374-5.

3. Naeyaert JM, Brochez L. Clinical practice. Dysplastic nevi. The New England journal of medicine. 2003;349:2233-40.

4. Pellacani G, Farnetani F, Gonzalez S, Longo C, Cesinaro AM, Casari A, et al. In vivo confocal microscopy for detection and grading of dysplastic nevi: a pilot study. Journal of the American Academy of Dermatology. 2012;66:e109-21.

5. Castro RPR, Casagrande Tavoloni Braga J, Petaccia de Macedo M, Lopes Pinto CA, Tavares Guerreiro Fregnani JH, Gargantini Rezze G. Hotspot analysis by confocal microscopy can help to differentiate challenging melanocytic skin lesions. Plosone. 2022;17(2):e0263819.

6. Segura S, et al. Development of a two-step method for the diagnosis of melanoma by reflectance confocal microscopy. J Am Acad Dermatol. 2009;61(2):216-29. doi: 10.1016/j.jaad.2009.02.014. Epub 2009 Apr 29.

7. Patel JK, et al. Newer technologies/techniques and tools in the diagnosis of melanoma. Eur J Dermatol. 2008;18(6):617-31. doi: 10.1684/ejd.2008.0508. Epub 2008 Oct 27.

8. Pellacani G, et al. The impact of in vivo reflectance confocal microscopy for the diagnostic accuracy of melanoma and equivocal melanocytic lesions. J Invest Dermatol. 2007;127(12):2759-65. Epub 2007 Jul 26.

9. Elder DE. Dysplastic naevi: an update. Histopathology. 2010;56:112-20.

10. Landman G. Nevo atípico (atípico): anatomia patológica e aspectos históricos/Atypical (dysplastic) cell nevus: histopathology and historical aspects. Acta oncol bras. 2003;23:514-20.

2.3
Nevos e Melanoma em Áreas Especiais – Unhas e Mucosa

Sergio Hirata | Ana Carolina Porto | Elisa de Oliveira Barcaui

2.3.1 Dermatoscopia de unha e mucosas

Sergio Hirata

2.3.1.1 Unhas

Melanoníquia estriada ou longitudinal é o termo utilizado para designar a presença de uma faixa de pigmentação linear marrom ou enegrecida na lâmina ungueal. Apresenta múltiplas causas, pode indicar a presença de um melanoma subungueal, mas também ser devida à presença de um nevo melanocítico, hiperplasia melanocítica benigna ou hipermelanose (ativação melanocítica decorrente do uso de medicamentos indutores de pigmentação ou variações raciais). O aspecto clínico frequentemente é similar e, muitas vezes, é impossível determinar a etiologia apenas por meio da história e do exame clínico.

A dermatoscopia da lâmina ungueal fornece dados adicionais que auxiliam na tomada de decisões e, a conduta final, deve ser tomada após análise da dermatoscopia, juntamente com a história e o exame físico.

As imagens observadas à dermatoscopia da lâmina ungueal são classificadas em padrões dermatoscópicos distintos, baseados na análise da cor do fundo de pigmentação e na regularidade das linhas longitudinais:[1]

- **Blood spots:** caracterizados por pontos ou *blotches* bem delimitados de coloração vermelha ou azul-purpúrica, algumas vezes apresentando padrão linear na margem distal, presentes nos casos de hematoma subungueal (Figura 2.3.1.1).

- **Fundo cinza:** observado na área da banda de pigmentação, pode variar do cinza claro ao escuro. Geralmente, está associado à presença de finas linhas cinza regulares, o que indica a presença de hipermelanose (Figura 2.3.1.2A).

- **Fundo marrom:** observado na área da banda de pigmentação, varia do marrom-claro ao escuro. Mais frequentemente observado quando existe proliferação melanocítica, benigna ou maligna (Figuras 2.3.1.3 a 2.3.1.5, 2.3.1.6A, 2.3.1.6B, 2.3.1.7A, 2.3.1.7B e 2.3.1.8A).

- **Linhas regulares:** geralmente associadas ao fundo marrom, apresentam regularidade na coloração, espaçamento entre as linhas e espessura. O conjunto é mais frequentemente observado nos casos de nevos melanocíticos e hiperplasias melanocíticas benignas (Figuras 2.3.1.3 a 2.3.1.5, 2.3.1.6A e 2.3.1.6B).

- **Linhas irregulares:** usualmente associadas ao fundo marrom, apresentam variações na coloração, espaçamento entre as linhas e espessura. Em algumas áreas, podem-se observar alterações no padrão de paralelismo das linhas. O conjunto é mais frequentemente observado nos casos de melanoma (Figuras 2.3.1.7A, 2.3.1.7B e 2.3.1.8A).

Em pacientes com fototipo alto, a presença de hipermelanose ou ativação melanocítica com coloração de fundo marrom-escura não é rara (Figura 2.3.1.9).[2]

O uso da dermatoscopia na avaliação do aparelho ungueal oferece vantagens e auxilia o exame clínico. No entanto, os critérios dermatoscópicos observados na lâmina ungueal são diferentes daqueles das lesões cutâneas, o que gera dificuldades na interpretação do exame.[3] Essa dificuldade decorre da anatomia do aparelho ungueal. Quando realizamos o exame dermatoscópico na lâmina ungueal, não visualizamos diretamente a matriz ungueal, local de origem da lesão.

Em casos duvidosos, nos quais é indicada a realização da biópsia para elucidar o diagnóstico, pode realizar-se previamente à execução desta o exame dermatoscópico diretamente na matriz ungueal (local de origem da lesão)

(Hirata SH, 2006). Trata-se de procedimento intraoperatório, realizado sob anestesia local e após a retirada da lâmina ungueal e exposição da matriz abaixo da prega ungueal proximal. Deve-se colocar torniquete ou garrote no digito a ser examinado, a fim de impedir sangramentos que possam dificultar a visualização das imagens (Figura 2.3.1.10). Cuidado especial deve ser tomado durante a retirada da lâmina ungueal, para que não ocorra dano ao epitélio da matriz durante a sua avulsão. O uso do dermatoscópio de luz polarizada permite que seja feito o exame de toda a matriz e leito ungueal sem contato com os tecidos adjacentes, de modo a evitar contaminações. O exame dermatoscópico feito diretamente no local de origem da lesão torna a interpretação dermatoscópica das pigmentações ungueais similar àquela de outras lesões cutâneas (Figura 2.3.1.6).

As imagens observadas à dermatoscopia da matriz ungueal podem ser agrupadas nos seguintes padrões:[5]

- Padrão cinza regular, caracterizado pela presença de linhas longitudinais finas, de formato regular e de coloração cinza homogênea. É mais frequente nos casos de hipermelanose (Figura 2.3.1.2B).

- Padrão marrom regular, caracterizado pela presença de linhas longitudinais de formato regular e de coloração marrom homogênea. É mais frequente nos casos de hiperplasia melanocítica típica (Figura 2.3.1.11).

- Padrão marrom regular com glóbulos e/ou *blotch*, caracterizado pela presença de linhas longitudinais regulares de coloração marrom homogênea, associadas a glóbulos de tamanho e distribuição regular e/ou *blotches* de formato regular. Mais frequente nos casos de nevos melanocíticos (Figuras 2.3.1.6C e 2.3.1.12).

- Padrão irregular, caracterizado pela presença de linhas longitudinais marrons de espessura irregular, que apresentam glóbulos de tamanho e distribuição irregular e *blotches* irregulares. Associado com casos de melanoma (Figuras 2.3.1.7C e 2.3.1.8B).

A visualização de um padrão benigno à dermatoscopia da matriz ungueal permite que seja realizado *shave* da matriz ungueal,[6] com o objetivo de diminuir a ocorrência de distrofias ungueais (Figura 2.3.1.6D). Lesões suspeitas podem ser submetidas diretamente à biópsia excisional.

Pontos-chave

- O exame dermatoscópico da lâmina ungueal tem como base a avaliação da regularidade (lesões benignas) ou irregularidade (lesões malignas) das linhas longitudinais.
- Casos duvidosos podem ser submetidos à dermatoscopia da matriz ungueal.

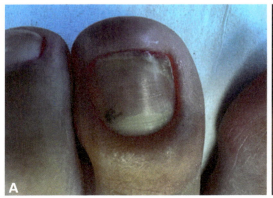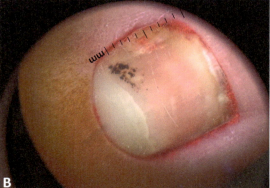

Figura 2.3.1.1 Hematoma subungueal. A. Foto clínica. B. Dermatoscopia da lâmina ungueal, coloração vermelho purpúrica.

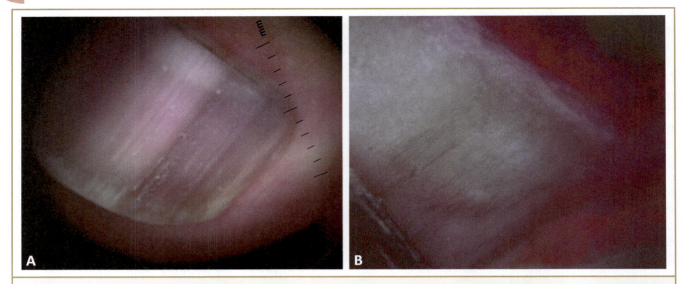

Figura 2.3.1.2 Pigmentação racial. A. Dermatoscopia da lâmina ungueal, fundo acinzentado com linhas longitudinais regulares. B. Dermatoscopia da matriz ungueal, padrão cinza regular.

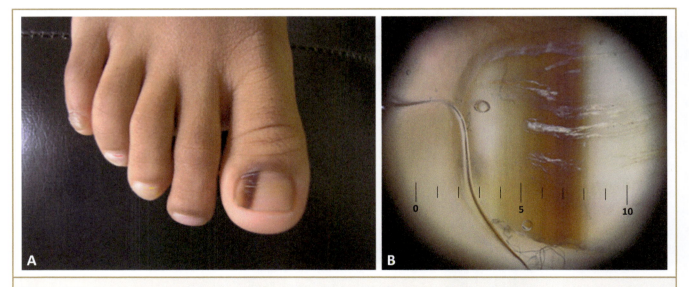

Figura 2.3.1.3 Nevo melanocítico. A. Foto clínica. B. Dermatoscopia da lâmina ungueal apresentando fundo marrom com linhas longitudinais regulares.

CENÁRIOS NA ONCOLOGIA CUTÂNEA 175

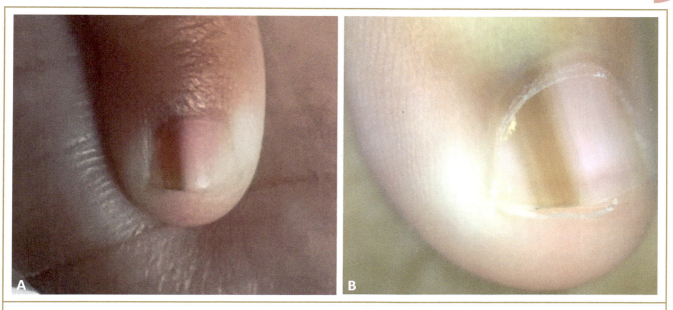

Figura 2.3.1.4 Nevo melanocítico. A. Foto clínica. B. Dermatoscopia da lâmina ungueal apresentando fundo marrom com linhas longitudinais regulares.

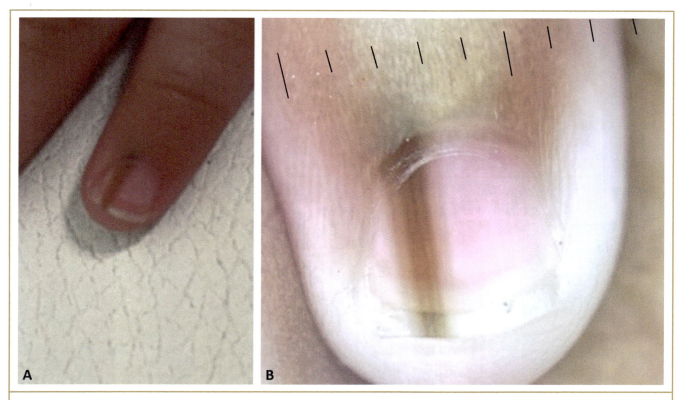

Figura 2.3.1.5 Nevo melanocítico. A. Foto clínica. B. Dermatoscopia da lâmina ungueal apresentando fundo marrom com linhas longitudinais regulares.

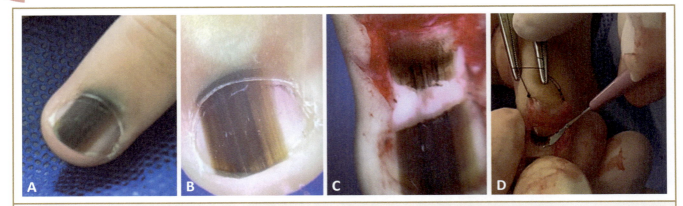

Figura 2.3.1.6 Nevo melanocítico. A. Foto clínica. B. Dermatoscopia da lâmina ungueal apresentando fundo marrom com linhas longitudinais regulares. C. Dermatoscopia da matriz ungueal, padrão marrom regular com glóbulos. D. *Shave* da matriz ungueal.

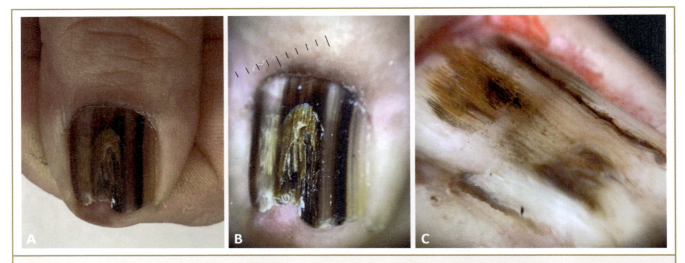

Figura 2.3.1.7 Melanoma A. Foto clínica. B. Dermatoscopia da lâmina ungueal apresentando fundo marrom com linhas longitudinais irregulares. C. Dermatoscopia da matriz ungueal, padrão irregular.

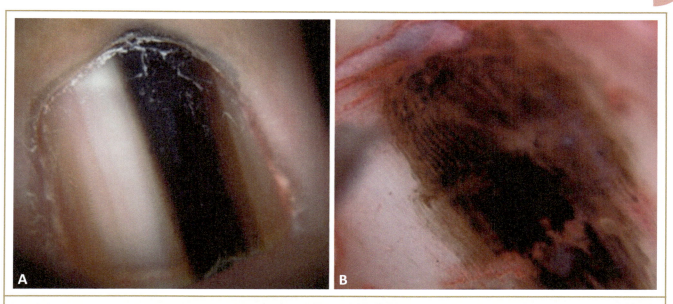

Figura 2.3.1.8 Melanoma. A. Dermatoscopia da lâmina ungueal, fundo marrom com linhas longitudinais irregulares. B. Dermatoscopia da matriz ungueal, padrão irregular.

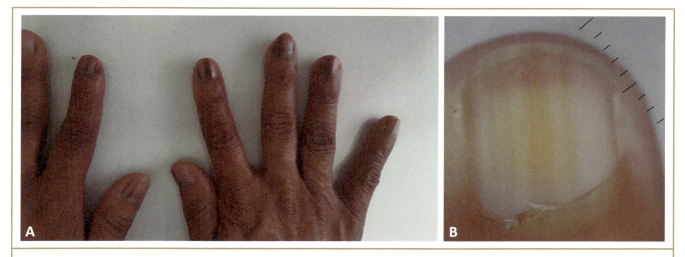

Figura 2.3.1.9 Pigmentação racial. A. Foto clínica. B. Dermatoscopia da lâmina ungueal, fundo marrom com linhas longitudinais regulares.

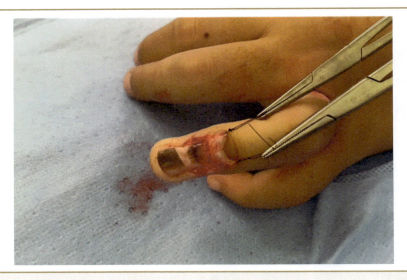

Figura 2.3.1.10 Matriz ungueal exposta após a avulsão da lâmina ungueal

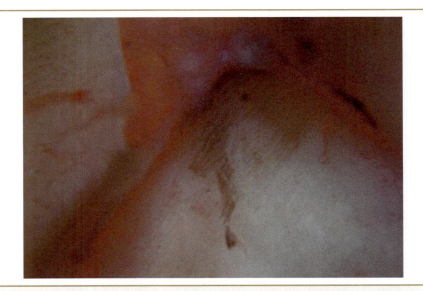

Figura 2.3.1.11 Hiperplasia melanocítica típica. Dermatoscopia da matriz ungueal com padrão marrom regular.

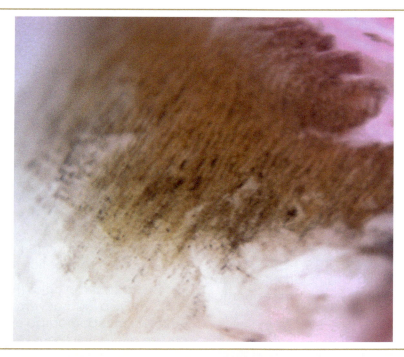

Figura 2.3.1.12 Nevo melanocítico. Dermatoscopia da matriz ungueal com padrão marrom regular com glóbulos.

Referências

1. Ronger S, Touzet S, Ligeron C, Balme B, Viallard AM, Barrut D, et al. Dermoscopic examination of nail pigmentation. Arch Dermatol. 2002;138(10):1327-33.

2. Astur MM, Farkas CB, Junqueira JP, Enokihara MM, Enokihara MY, Michalany N, et al. Reassessing melanonychia striata in phototypes IV, V, and VI patients. Dermatol Surg. 2016;42(2):183-90.

3. Hirata SH, Yamada S, Almeida FA, Tomomori-Yamashita J, Enokihara MY, Paschoal FM, et al. Dermoscopy of the nail bed and matrix to assess melanonychia striata. J Am Acad Dermatol. 2005;53(5):884-6.

4. Hirata SH, Yamada S, Almeida FA, Enokihara MY, Rosa IP, Enokihara MM, et al. Dermoscopic examination of the nail bed and matrix. Int J Dermatol. 2006;45(1):28-30.

5. Hirata SH, Yamada S, Enokihara MY, Di Chiacchio N, de Almeida FA, Enokihara MMSS, et al. Patterns of nail matrix and bed of longitudinal melanonychia by intraoperative dermatoscopy. J Am Acad Dermatol. 2011;65(2):297-303.

6. Farkas CB, Hirata SH, Enokihara MY, Rosa IP. The use of a cataract scalpel blade for shave biopsy in the nail matrix. Dermatol Surg. 2017;43(12):1503-5.

2.3.1.2 Mucosas

As lesões pigmentadas localizadas nas mucosas são motivo frequente de preocupação para o dermatologista. Geralmente, apresentam tonalidade muito escura, o que pode tornar a diferenciação entre lesões benignas e malignas difícil. Devido à localização, o exame das mucosas muitas vezes é negligenciado por parte dos médicos. Diversas razões podem explicar este fato, entre elas o esquecimento, a dificuldade de acesso e problemas ocasionados pela proximidade e o potencial constrangimento do médico e do paciente com o exame. Como consequência, a realização das biópsias pode ser postergada e o diagnóstico realizado tardiamente, o que pode explicar a presença de melanomas mais espessos nestas localizações e o consequente pior prognóstico.

Apresentam origem variada. Quando difusas, representam alterações fisiológicas (pigmentações raciais), manifestações de doenças sistêmicas (doença de Addison), Síndrome de Peutz-Jeghers ou farmacodermias. Quando focais, podem ser ocasionadas por neoplasias benignas (nevos melanocíticos, mácula melanótica, hemangiomas) ou malignas (melanoma). Existem também pigmentações exógenas, mais comumente produzidas pela implantação de corpo estranho na mucosa oral (pigmentação por amálgama).[1]

O exame dermatoscópico é uma importante ferramenta, porém a sua realização não é possível em determinadas localizações da cavidade oral e genitais. O receio de contaminações, tanto por parte do paciente como do médico, pode ser contornado com o uso do dermatoscópio de luz polarizada e de vídeo dermatoscópios que evitam a proximidade e o contato direto. Para os dermatoscópios não polarizados podem ser usadas capas de proteção ou um filme plástico transparente entre o dermatoscópio e a superfície da mucosa.

Apesar destas dificuldades, a dermatoscopia assume importante papel no exame das mucosas, principalmente devido à dificuldade na realização de biópsias excisionais em determinadas localizações dos genitais. A identificação de um padrão benigno é útil no diagnóstico diferencial e o seguimento dermatoscópico assume importante papel em casos duvidosos. Nos casos em que não é possível a realização de uma biópsia excisional, a dermatoscopia também pode ser útil na seleção do melhor local para uma biópsia incisional.

Diversos padrões dermatoscópicos foram descritos para as lesões localizadas nas mucosas. Os mais frequentes são:

Padrão globular, marrom claro ou escuro (Figuras 2.3.1.13 e 2.3.1.14): o padrão globular é formado por ninhos de células névicas e, quando homogêneo e de distribuição regular, pode ser observado nos nevos melanocíticos. Nas máculas melanóticas, também pode ser observado o padrão globular, porém o correspondente histopatológico é formado por agrupamentos de melanina na derme superior.[3]

Padrão com círculos (Figuras 2.3.1.15, 2.3.1.16 e 2.3.1.17): o padrão em escamas de peixe é uma variante do padrão em círculos, visto de um ângulo diferente[3] (Figura 2.3.1.18).

- Padrão em linhas (paralelas, curvas ou reticulares) (Figuras 2.3.1.19 a 2.3.1.22).
- Padrão reticular (Figura 2.3.1.23).
- Padrão sem estrutura (Figuras 2.3.1.19 e 2.3.1.24).

As lesões malignas caracterizam-se por apresentar assimetria de estruturas, pigmentação assimétrica e irregular (Figura 2.3.1.25), distribuição irregular de glóbulos e pontos e áreas cinza azuladas irregulares. Ocasionalmente, pode ser observado o véu.[4]

Para diferenciar as lesões malignas das benignas nas mucosas, a presença de múltiplas cores é um importante indicativo de malignidade, sendo mais importante que a presença de múltiplos padrões. Nos melanomas, é frequente a associação das cores azul, cinza ou branco com área sem estrutura (Figuras 2.3.1.25 e 2.3.1.26).[2]

O padrão sem estruturas, presente em pelo menos parte da lesão, é relacionado à presença de malignidade, embora também possa ser encontrado em lesões benignas. O padrão sem estruturas é definido como a ausência de estruturas reconhecíveis, independentemente da cor observada. Lesões benignas com área sem estrutura geralmente são marrons (Figuras 2.3.1.20 e 2.3.1.24) e não apresentam as colorações azul, cinza e branco.[2]

Pontos-chave

- Lesões malignas caracterizam-se por apresentar assimetria de estruturas, pigmentação assimétrica e irregular.
- A presença de múltiplas cores é um importante indicativo de malignidade.

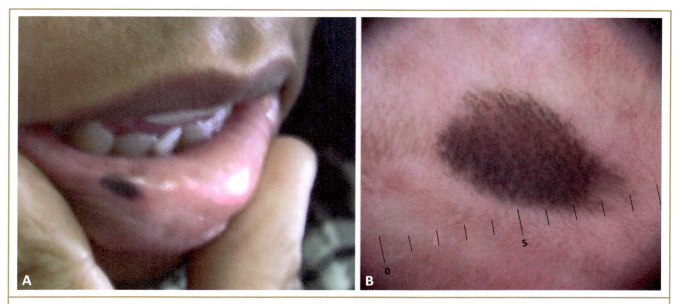

Figura 2.3.1.13 A. Nevo melanocítico no lábio inferior. B. Dermatoscopia com padrão globular, marrom-claro e escuro.

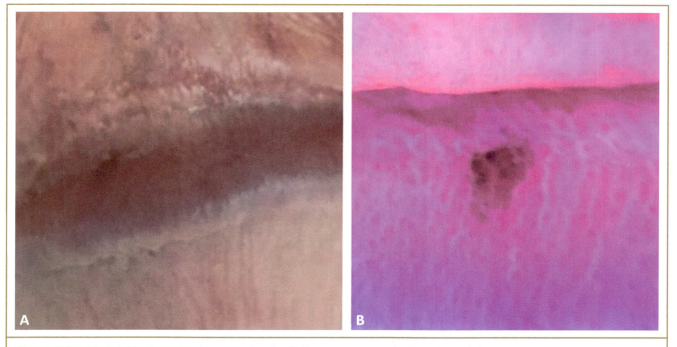

Figura 2.3.1.14 A. Mácula melanótica na glande. B. Dermatoscopia com padrão globular, marrom-claro.

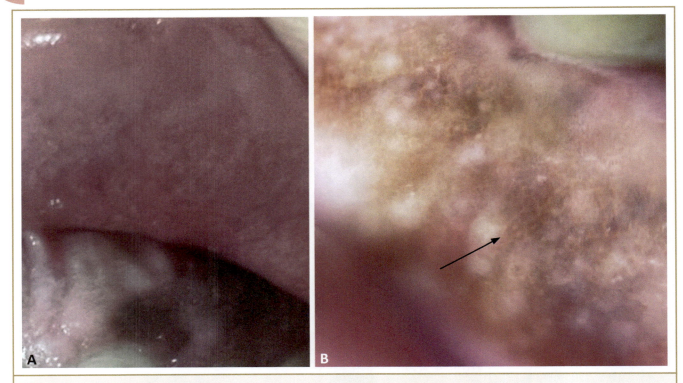

2.3.1.15. A. Mácula melanótica no lábio superior. B. Dermatoscopia com padrão em círculos.

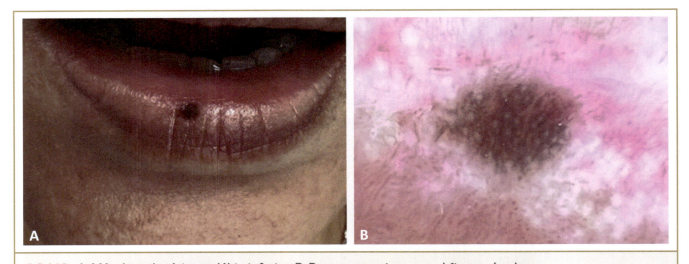

2.3.1.16. A. Mácula melanótica no lábio inferior. B. Dermatoscopia com padrão em círculos.

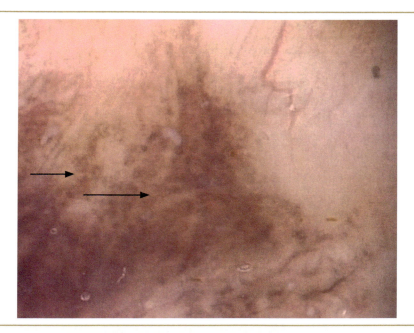

2.3.1.17. Dermatoscopia de mácula melanocítica com padrão com círculos.

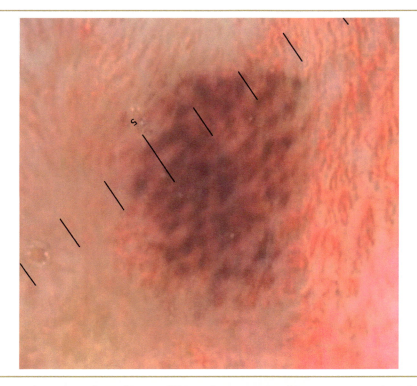

2.3.1.18. Dermatoscopia de nevo melanocítico no lábio inferior com padrão em escama de peixe.

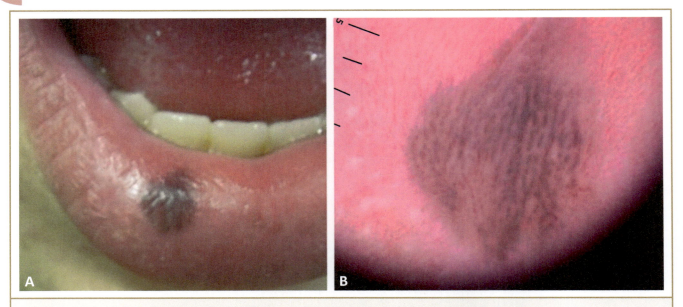

2.3.1.19. A. Nevo melanocítico no lábio inferior. B. Dermatoscopia com padrão em linhas paralelas.

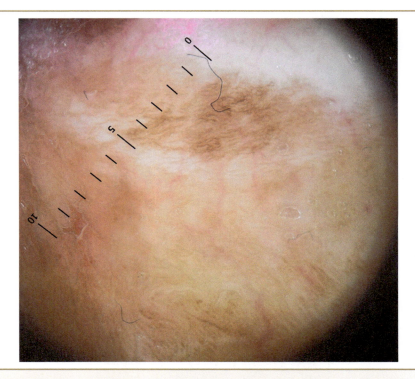

2.3.1.20. Dermatoscopia de mácula melanótica na glande com área sem estrutura e padrão em linhas.

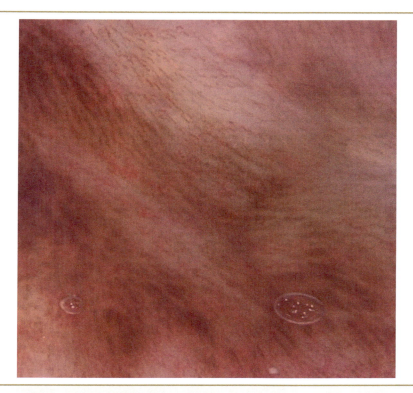
2.3.1.21. Mácula melanocítica no grande lábio da vagina, dermatoscopia com padrão em linhas.

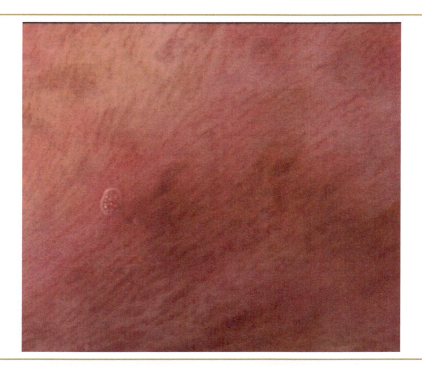
2.3.1.22. Mácula melanocítica na mucosa anal. Dermatoscopia com padrão em linhas.

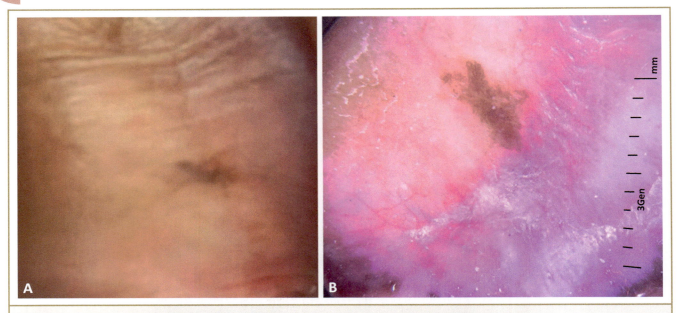

2.3.1.23. A. Mácula melanótica na glande. B. Dermatoscopia com padrão reticular.

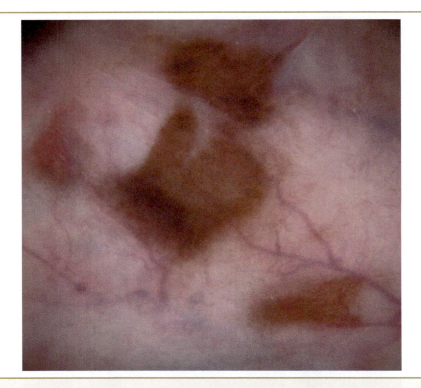

2.3.1.24. Mácula melanótica na glande com padrão dermatoscópico sem estrutura e cor marrom-claro.

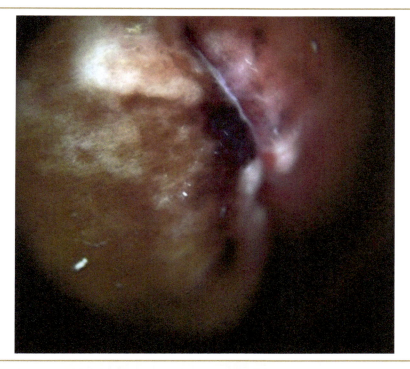

2.3.1.25. Melanoma na glande. Dermatoscopia com presença de múltiplas cores.

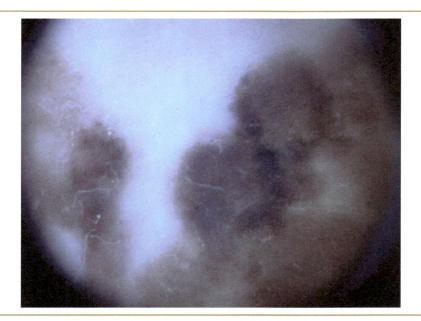

2.3.1.26. Melanoma na glande. Dermatoscopia com presença de múltiplas cores associada com área sem estrutura.

Referências

1. Kauzman A, Pavone M, Blanas N, et al. Pigmented lesions of the oral cavity: review, differential diagnosis and case presentations. J Can Dent Assoc. 2004;70(10):682-3.

2. Blum A, Simionescu O, Argenziano G. et al. Dermoscopy of pigmented lesions of the mucosa and the mucocutaneous junction. Arch Dermatol. 2011;147(10):1181-7.

3. Lin J, Koga H, Takata M, Saida T. Dermoscopy of pigmented lesions on mucocutaneous junction and muco us membrane. Br J Dermatol. 2009;161(6):1255-61.

4. Ronger-Savle S, Julien V, Duru G, et al. Features of pigmented vulval lesions on dermoscopy. Br J Dermatol. 2011;164(1):54-61.

2.3.2 Microscopia confocal de mucosa

Ana Carolina Porto

2.3.2.1 Melanoma da mucosa

As máculas melanóticas são comumente vistas na prática diária e o respectivo diagnóstico diferencial com o melanoma de mucosas pode ser desafiador. A microscopia confocal é uma técnica diagnóstica adicional à avaliação clínica e dermatoscópica que permite aumentar a acurácia diagnóstica das lesões pigmentadas no lábio. Embora os lábios sejam facilmente acessíveis ao exame com a microscopia confocal, as publicações sobre os achados em máculas melanóticas e melanomas de mucosa são limitadas.[1]

As máculas melanóticas caracterizam-se por um padrão em favo de mel típico e células dendríticas brilhantes na camada basal, especialmente em torno da papila, quase sempre em pouca quantidade, com dendritos finos e alongados (Figura 2.3.2.1 e 2.3.2.2). As células dendríticas vistas nas máculas melanóticas labiais correlacionam-se com a presença de células de Langherans na histopatologia, e não com melanócitos. A presença dessas células dendríticas no nível da junção dermoepidérmica pode representar uma armadilha para o diagnóstico falso- positivo de melanoma ao exame de microscopia confocal.[3] Contudo, diferentemente do melanoma de mucosa, nas máculas melanóticas labiais, a densidade das células dendríticas é baixa e não há disseminação pagetoide de células redondas.

Adicionalmente, os melanomas de mucosa caracterizam-se por apresentarem células pagetoides grandes e polimorfas no nível epiderme (arredondadas ou dendríticas), alta densidade de células dendríticas e redondas hiper-refletivas basais, marcada atipia celular, infiltração dos espaços interpapilares e perda da arquitetura normal das papilas. A presença de células pagetóides, sejam dendríticas, sejam nucleadas, é a característica mais forte para o diagnóstico de melanoma de mucosa ao exame de microscopia confocal.[2,4]

Pontos-chave

- A microscopia confocal aumenta a acurácia para o diagnóstico diferencial entre máculas melanóticas e melanomas de mucosa.

- A presença de células dendríticas finas, em pouca quantidade, no nível da junção dermo epidérmica, é o achado mais comum nas máculas melanóticas labiais.

- A presença de células pagetoides polimorfas é o achado mais forte para o diagnóstico de melanoma de mucosas.

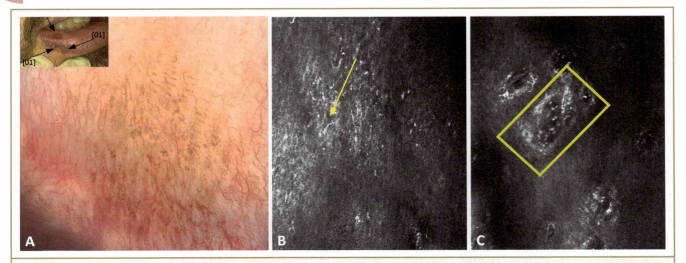

Figura 2.3.2.1 Mácula melanótica labial de 8mm em lábio inferior: A. Imagem dermatoscópica com pigmentação acastanhada difusa, círculos e linhas paralelas. B. Imagem individual de microscopia confocal (0,5 mm x 0,5 mm) mostra, ao nível da epiderme, células pagetóides dendríticas finas e isoladas (seta amarela). C. Imagem individual de microscopia confocal (0,5 mm x 0,5 mm) mostra, ao nível da junção dermo epidérmica, células dendríticas nas papilas dérmicas em pequena quantidade (quadrado amarelo).

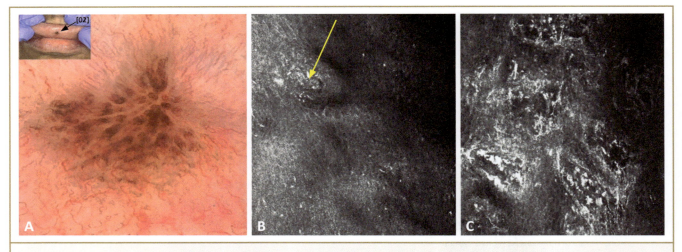

Figura 2.3.2.2 Mácula melanótica labial de 4 mm em lábio superior: A. Imagem dermatoscópica com pigmentação acastanhada e círculos. B. Imagem individual de microscopia confocal (0,5 mm x 0,5 mm) mostra, ao nível da epiderme, poucas células pagetóides dendríticas finas (setas amarelas). C. Imagem individual de microscopia confocal (0,5 mm x 0,5mm) mostra, ao nível da junção dermo epidérmica, células dendríticas dentro e entre as papilas dérmicas.

Referências

1. Erfan N, Hofman V, Desruelles F, Passeron T, Ortonne JP, Lacour JP. Labial melanotic macule: a potential pitfall on reflectance confocal microscopy. Dermatology (Basel, Switzerland). 2012;224(3):209-11. doi: 10.1159/000336775.

2. Maher NG, Solinas A, Scolyer RA, Guitera P. In vivo reflectance confocal microscopy for evaluating melanoma of the lip and its differential diagnoses. Oral Surgery, Oral Medicine, Oral Pathology and Oral Radiology. 2017;123(1):84-94. doi: 10.1016/j.oooo.2016.08.011

3. Porto AC, Fraga-braghiroli N, Blumetti P. Reflectance confocal microscopy features of labial melanotic macule: report of three cases. 2018:1000-1003.

4. Uribe P, Colgros H, Scolyer RA, Menzies SW, Guitera P. In vivo reflectance confocal microscopy for the diagnosis of melanoma and melanotic macules of the Lip. JAMA Dermatology. 2017;153(9):882-91. doi: 10.1001/jamadermatol.2017.0504.

2.3.3 Ultrassom de Alta Frequência da unha

Elisa de Oliveira Barcaui

Na análise das lesões melanocíticas do aparelho ungueal, preconiza-se o uso de transdutores com frequência maior que 20 MHz. As frequências mais baixas não permitem a avaliação de estruturas delgadas peculiares desta área anatômica e de tumores finos, com menos de 0,4 mm de espessura. Também é recomendável o uso de transdutor delicado, que se adapte ao contorno cutâneo da falange distal.[1]

O domínio da técnica para o exame ultrassonográfico cutâneo é fundamental para a sua realização. Mau posicionamento ou excesso de pressão realizado com o transdutor sobre a lesão podem levar a uma falha na avaliação, a considerar o fato de que, na unidade ungueal, os vasos sanguíneos, as estruturas anatômicas e os tumores são finos e delicados. Por esse motivo e ao seguir as orientações para realização do exame ultrassonográfico dermatológico, preconiza-se a utilização de volumosa camada de gel ou de um coxim gelatinoso para evitar a compressão e o achatamento da região.

No estudo da unidade ungueal, ao USAF, a lâmina ungueal é subdividida em placas dorsal e ventral, o que gera um aspecto bilaminar, hiperecoico, separadas por estreita linha hipoecoica. Abaixo da lâmina ungueal, situa-se o leito ungueal, hipoecoico. A matriz, ecogênica, pode ser observada na parte proximal do leito ungueal. Abaixo do leito ungueal encontra-se uma linha hiperecoica que corresponde ao osso da falange distal.[2]

No aparelho ungueal, as neoplasias melanocíticas apresentam, ao USAF, as mesmas características ultrassonográficas associadas ao comportamento biológico das lesões pigmentadas às demais áreas anatômicas. Ao avaliarmos os tumores melanocíticos presentes neste sítio anatômico, deve-se considerar que grande parte dessas lesões se localizam no leito ungueal, estrutura hipoecoica ao exame ultrassonográfico.[3] Desta forma, o leito e a lesão melanocítica podem apresentar ecogenicidades semelhantes. Entretanto, constantemente o tumor e o leito apresentam diferentes nuances, o que pode ser detectado por um examinador experiente.

Ao USAF, as lesões melanocíticas devem ser analisadas quanto a ecogenicidade, formato, textura interna, margem e vascularização ao mapeamento Doppler. Os nevos melanocíticos e o melanoma se apresentam, à USAF no modo B, como uma imagem hipoecoica, de conteúdo sólido. Tanto as lesões névicas como o melanoma exibem, na sua grande maioria, formato irregular. Os nevos melanocíticos geralmente apresentam textura heterogênea, enquanto os melanomas, homogênea. Com relação às margens, os nevos melanocíticos podem se apresentar como circunscritas ou não circunscritas, enquanto os melanomas evidenciam, na sua grande maioria, margens não circunscritas[1] (Figuras 2.3.3.1 e 2.3.3.2).

Os aspectos ultrassonográficos dos tumores melanocíticos ungueais descritos anteriormente são detectados em lesões bem estabelecidas. Os melanomas *in situ* podem não ser detectados ao USAF. Nesses casos, pode-se identificar uma área hipoecoica mal definida ou aumento da vascularização focal.

Na avaliação das lesões melanocíticas, existe uma forte correlação entre a presença de fluxo sanguíneo ao mapeamento com ultrassonografia Doppler e o comportamento biológico das lesões. Os melanomas invasivos, quase integralmente, apresentam padrão de vascularização positivo à USG Doppler, enquanto os nevos melanocíticos são, geralmente, avasculares.[1] É relevante ressaltar que a detecção de vascularização no interior da neoplasia, além de aumentar as chances de suspeita de malignidade, associa-se à maior possibilidade de disseminação metastática.[4]

A medida tumoral deve ser realizada sempre que possível, especialmente nos casos das lesões melanocíticas malignas. Deve-se considerar que o processo inflamatório denso relacionado ao tumor ou a procedimentos prévios e presença de fibrose relacionada a intervenções anteriores podem alterar a medida da espessura do melanoma à USAF. A associação nevo-melanoma também pode superestimar a medida da espessura tumoral ao USAF.[27] Porém, estas associações são passíveis de serem reconhecidas se observadas atentamente.

Na avaliação das lesões melanocíticas do aparelho ungueal, o USAF pode ser útil no auxílio diagnóstico, na determinação da extensão da lesão, no planejamento cirúrgico e pode estimar o acometimento dos tecidos adjacentes e da matriz ungueal.[5]

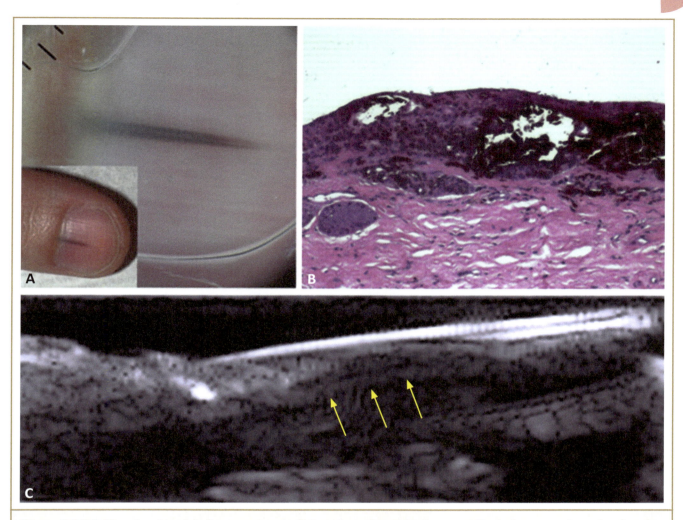

Figura 2.3.3.1 Nevo juncional. A. Dermatoscopia. Faixas irregulares de pigmentação de formato triangular de coloração cinza-azulada na porção proximal, e castanho-escuro na porção distal. B. Ninho juncional de células melanocíticas pigmentadas. Hematoxilina e eosina, 400x. C. Ultrassonografia de alta frequência, 22 MHz. Área hipoecogênica heterogênea, de formato irregular localizada no leito ungueal.

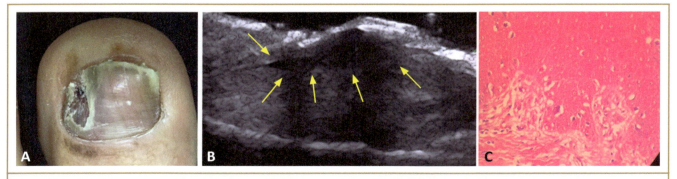

Figura 2.3.3.2 A. Sinal de Hutchinson e erosão da lâmina ungueal. B. USAF, 22 MHz. Imagem hipoecogênica heterogênea, de conteúdo sólido, formato irregular, localizada no leito ungueal. C. Hematoxilina e eosina, 100x. Melanoma invasivo.

Referências

1. Barcaui, EO. Ultrassonografia de alta frequência (22MHz) associada à dermatoscopia na avaliação dos nevos melanocíticos e do melanoma cutâneo. 2021. Tese (Doutorado em Medicina, área de concentração Radiologia). Universidade Federal do Rio de Janeiro. 2021.

2. Barcaui EO, Carvalho ACP, Piñeiro-Maceira J, Barcaui CB, Moraes H. Estudo da anatomia cutânea com ultrassom de alta frequência (22MHz) e sua correlação histológica. Radiol Bras. 2015;48(5):324-9.

3. Jaramillo FA, Meija DCQ, Ordúz HMM, Ardila CG. Nail unit ultrasound: a complete guide of nail disease. J Ultradound. 2017. doi: 10.1007/s40477-017-0253-6.

4. Baek HF, Lee SF, Cho KH, et al. Subungueal tumor: clinicopathologic correlation with US and MR imaging findings. Radiographics. 2010;30:1621-36.

5. Wortsman X. Concepts, role, and advances on nail imaging. Dermatol Clin. 2021;39(2):337-50.

2.4
Nevos e Melanoma em Áreas Especiais – Couro Cabeludo

Ana Carolina Porto

2.4.1 Dermatoscopia

O couro cabeludo representa uma região anatômica especial, caracterizada por alta concentração de unidades pilossebáceas, rico suprimento vascular e linfático e alta concentração de melanócitos. Os tumores melanocíticos localizados no couro cabeludo diferem em apresentação clínica, dermatoscópica e comportamento, se comparados aos tumores localizados em tronco e membros.[1]

Os nevos melanocíticos do couro cabeludo são associados a idades mais jovens, sexo masculino e alta contagem total de nevos na vida adulta. A análise histopatológica dos nevos do couro cabeludo frequentemente mostra que são nevos displásicos; assim, a presença de nevos em couro cabeludo serve como um marcador para identificar pacientes de alto risco para melanoma.[2]

Embora o nevo melanocítico no couro cabeludo apresente uma grande variabilidade clínica e dermatoscópica, uma assinatura destas lesões é a hipopigmentação perifolicular que, quando no centro da lesão, pode resultar em aparência de pigmentação irregular e, quando nas bordas da lesão, pode resultar em aparência de borda irregular (Figura 2.4.1.1). Outra característica do nevo em couro cabeludo é que ele apresenta alterações na sua morfologia com a idade: em crianças e em adultos jovens são geralmente planos e pigmentados, e em idosos tendem a ser elevados, papilomatosos e hipopigmentados ou amelanóticos.[7]

Uma classificação divide os nevos no couro cabeludo em seis grupos: nevo comum, papilomatoso, eclipse, congênito, azul e atípico (Figura 2.4.1.2). Os nevos comuns são os mais frequentes, são menores e planos e à dermatoscopia são geralmente marrons sem estruturas ou globulares e menos frequentemente reticulares. Os próximos em frequência são os nevos papilomatosos, que são mais comuns em faixas etárias mais elevadas

e à dermatoscopia caracterizam-se por serem hipopigmentados ou amelanóticos e pelos vasos em vírgula. Os nevos em eclipse são o estereótipo dos nevos em crianças e sua frequência diminui com o aumento da idade; o marcador do nevo em eclipse é uma área hipopigmentadas central, circundada por um halo pigmentado periférico. Os nevos congênitos são geralmente maiores em diâmetro e frequentemente apresentam múltiplas cores com padrão globular ou sem estruturas. Os nevos azuis têm uma predileção para o couro cabeludo e caracterizam-se à dermatoscopia pelo padrão azul homogêneo sem estruturas, e frequentemente apresentam padrão vascular atípico pela densa vascularização do couro cabeludo. Os nevos atípicos apresentam padrão semelhante ao de tronco e membros.[9]

O melanoma do couro cabeludo é responsável por 5% de todos os melanomas e é mais comum em pacientes do sexo masculino, idade acima de 65 anos e associado à dano solar crônico. Caracteriza-se por um pior prognóstico do que o melanoma localizado em outros lugares; com um risco de óbito aproximadamente duas vezes maior do que os melanomas localizados em extremidades. O pior prognóstico do melanoma no couro cabeludo tem sido atribuído a diversos fatores: alta proporção de melanomas com rápido crescimento vertical, como melanoma nodular e desmoplásico; natureza mais agressiva pela abundante drenagem linfática e vascular do couro cabeludo; dificuldade na obtenção de margens cirúrgicas adequadas e ao diagnóstico tardio devido à cobertura capilar (Figura 2.4.1.3) e as dificuldades na interpretação dos achados dermatoscópicos do melanoma neste local.[5]

Até 2012, apenas dois relatos de casos descreviam padrão dermatoscópico do melanoma no couro cabeludo - o primeiro referia um padrão semelhante ao melanoma no tronco e membros enquanto o segundo referia padrão semelhante ao melanoma na face.[8] Em 2012, Stanganelli *et al.* descreveram o padrão dermatoscópico de 71 melanomas do couro cabeludo, e os autores observaram que o melanoma neste local pode apesentar tanto características dermatoscópicas de melanoma em face como de melanoma em tronco.[6]

Essa alta variabilidade dermatoscópica se deve provavelmente à possibilidade de encontrarmos no couro cabeludo uma variedade de subtipos histopatológicos de melanoma: lentigo maligno, especialmente em pacientes calvos e dano solar crônico (Figura 2.4.1.4); melanoma extensivo superficial em pacientes sem alopecia (Figura 2.4.1.5); melanoma nodular. Além disso, um subtipo raro de melanoma, o melanoma desmoplásico, é mais frequentemente encontrado nesta região (Figura 2.4.1.6).[4]

No trabalho de Stanganelli, a regressão e a rede/pseudorrede atípica foram os achados mais comuns em melanomas finos (*in situ* e espessura de Breslow < 1 mm), enquanto que os borrões pigmentados assimétricos, o véu branco azulado e o padrão inespecífico foram mais comuns em lesões espessas (espessura de Breslow > 1 mm).

Garbarino *et al.* analisaram 97 melanomas planos em couro cabeludo; o subtipo lentigo maligno foi o mais frequente (64%), seguido pelo subtipo melanoma extensivo superficial (33%). À dermatoscopia, a presença de pseudorrede, estruturas romboidais pigmentadas, folículos obliterados e padrão anular-granular foram associados ao diagnóstico de lentigo maligno; enquanto o véu branco-azulado foi mais associado ao melanoma extensivo superficial. Nesta série, o melanoma invasivo foi mais frequentemente do subtipo extensivo superficial. Os autores levantam hipótese de os lentigo malignos apresentarem lento crescimento e diagnóstico mais fácil por estarem expostos ao exame clínico.[3]

2.4.2 Microscopia confocal

Microscopia confocal é uma técnica de imagem não invasiva que permite avaliar lesões com uma resolução similar à histopatologia e aumentar a acurácia no diagnóstico de lesões melanocíticas. Até agora, poucos trabalhos descreveram as características da microscopia confocal para os tumores melanocíticos do couro cabeludo. Os nevos do couro cabeludo podem apresentar à microscopia confocal padrão anelar, em malha, em ninho ou inespecífico (Figura 2.4.2.1). Uma minoria dos nevos em couro cabeludo exibe características atípicas à microscopia confocal. Benati *et al.* observaram que as características da microscopia confocal do melanoma em couro cabeludo parecem não diferir das características dos melanomas em tronco. Neste trabalho, os achados mais comuns foram o padrão em malha irregular ao nível da junção dermo epidérmica com a presença de células pagetoides redondas e/ou dendríticas na epiderme (Figura 2.4.2.2).[10]

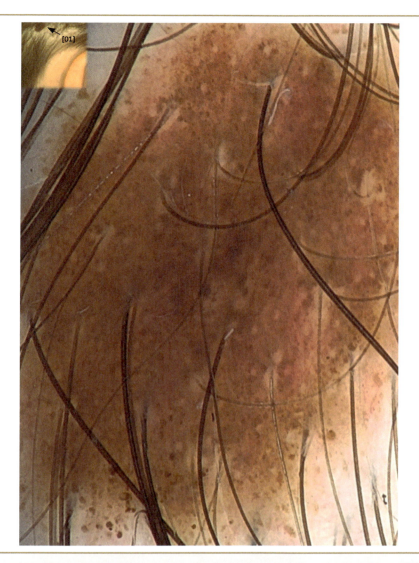

Figura 2.4.1.1 Nevo melanocítico congênito em paciente do sexo masculino em região occipital direita. Imagem dermatoscópica com padrão globular e hipopigmentação perifolicular no centro e na periferia da lesão, resultando em impressão de pigmentação e bordas irregulares.

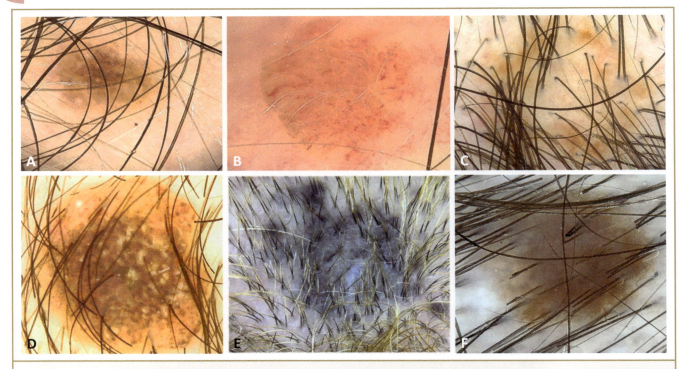

Figura 2.4.1.2 A. Nevo comum com padrão homogêneo sem estruturas. B. Nevo intradérmico amelanótico com vasos em vírgula. C. Nevo em eclipse com centro hipopigmentado e rede melanocítica acastanhada na periferia. D. Nevo congênito com múltiplas cores e padrão globular. E. Nevo azul com padrão azul homogêneo sem estruturas e vasos atípicos. F. Nevo melanocítico atípico com rede melanocítica atípica.

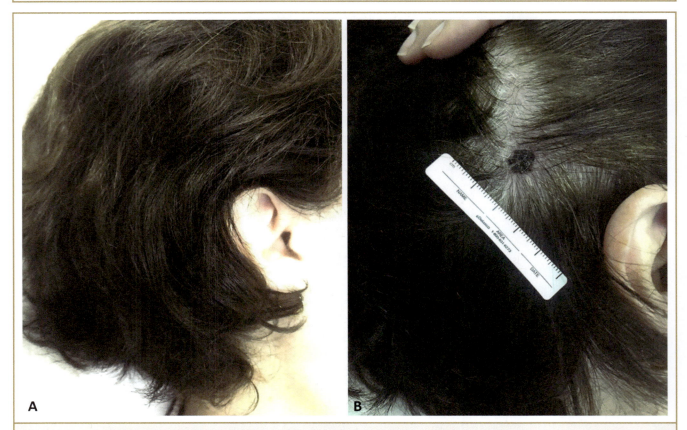

Figura 2.4.1.3 A. Melanoma extensivo superficial oculto sob o cabelo em paciente do sexo feminino. B. Melanoma extensivo superficial, espessura de Breslow de 0,3 mm, visualizado durante exame dermatológico de rotina.

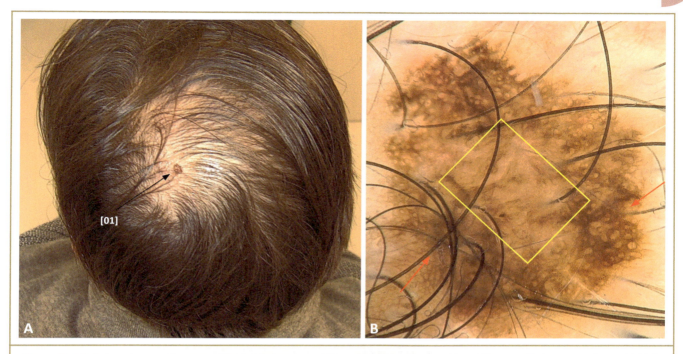

Figura 2.4.1.4 Lentigo maligno no vértex de paciente do sexo masculino, calvo, 62 anos. B. Imagem dermatoscópica com pseudorrede atípica (setas vermelhas) e área central de regressão (quadrado amarelo).

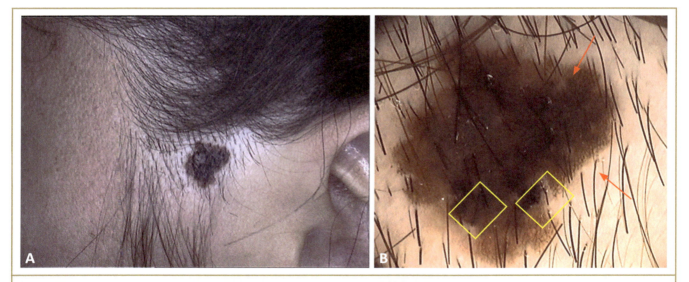

Figura 2.4.1.5 A. Melanoma extensivo superficial, espessura de Breslow de 0,8 mm, em região temporal de paciente do sexo feminino, 27 anos. B. Imagem dermatoscópica com rede atípica (setas vermelhas) e estrias (quadrados amarelos).

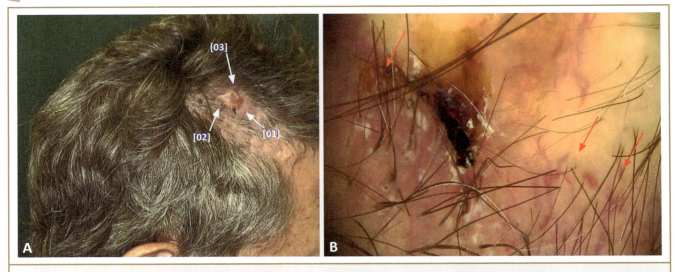

Figura 2.4.1.6 A. Melanoma desmoplásico, espessura de Breslow 0,3mm, região parietal direita, em paciente do sexo masculino, 71 anos. B. Imagem dermatoscópica com vasos atípicos (setas vermelhas).

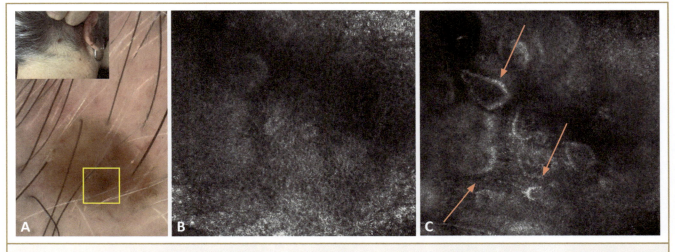

Figura 2.4.2.1 A. Nevo melanocítico em região occipital de paciente do sexo feminino. Imagem dermatoscópica com padrão homogêneo sem estruturas, com área de borrão excêntrico (quadrado amarelo). B. Imagem individual de microscopia confocal (0,5 mm x 0,5 mm) ao nível de epiderme com presença de favo de mel típico. C. Imagem individual de microscopia confocal (0,5 mm x 0,5 mm) ao nível da junção dermoepidérmica, presença de papilas bem demarcadas.

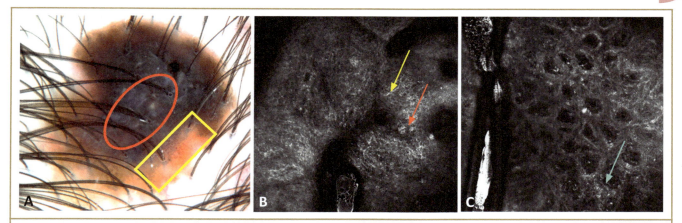

Figura 2.4.2.2 A. Melanoma extensivo superficial, espessura de Breslow 0,9 mm, em paciente do sexo feminino. Imagem dermatoscópica com padrão multicomponentes, área de rede invertida (quadrado amarelo) e véu branco azulado (círculo vermelho). B. Imagem individual de microscopia confocal (0,5 mm x 0,5 mm), ao nível da epiderme, células pagetoides redondas (seta vermelha) e dendríticas (seta amarela). C. Imagem individual de microscopia confocal (0,5 mm x 0,5 mm) ao nível da junção dermoepidérmica, presença de papilas não demarcadas e células atípicas nucleadas (seta verde).

Referências

1. Benati E, Longo C, Piana S, Moscarella E. Preliminary evaluation of reflectance confocal microscopy features of scalp melanoma. Australasian Journal of Dermatology. 2017. doi: 10.1111/ajd.12690.

2. De Giorgi V, Sestini S, Grazzini M, Janowska A, Boddi V, Lotti T. Prevalence and distribution of melanocytic naevi on the scalp: a prospective study. The British Journal of Dermatology. 2010;162(2):345-9. doi: 10.1111/j.1365-2133.2009.09486.x.

3. Garbarino F, Pampena R, Lai M, Pereira AR, Piana S, Cesinaro AM, et al. Flat scalp melanoma dermoscopic and reflectance confocal microscopy features correspond to histopathologic type and lesion location. Journal of the European Academy of Dermatology and Venereology: JEADV. 2021;35(8):1670-7. doi: 10.1111/jdv.17313.

4. Hofmann-Wellenhof R. Special criteria for special locations 2: scalp, mucosal, and milk line. Dermatologic Clinics. 2013;31(4):625-36. doi: 10.1016/j.det.2013.07.003.

5. Licata G, Scharf C, Ronchi A, Argenziano G, Verolino P, Moscarella E. Diagnosis and management of melanoma of the scalp: a review of the literature. 2021;14:1435-47. doi: 10.2147/CCID.S293115.

6. Porto AC, Pinto Blumetti T, Oliveira Santos Filho IDA, Calsavara VF, Duprat Neto JP, Tavoloni Braga JC. Primary cutaneous melanoma of the scalp: patterns of clinical, histological and epidemiological characteristics in Brazil. PloS One. 2020;15(10):e0240864. doi: 10.1371/journal.pone.0240864.

7. Stanganelli I, Argenziano G, Sera F, Blum A, Ozdemir F, Karaarslan IK, et al. Dermoscopy of scalp tumours: a multi-centre study conducted by the international dermoscopy society. Journal of the European Academy of Dermatology and Venereology. 2012;26(8):953-63. doi: 10.1111/j.1468-3083.2011.04188.x.

8. Tcheung WJ, Bellet JS, Prose NS, Cyr DD, Nelson KC. Clinical and dermoscopic features of 88 scalp naevi in 39 children. British Journal of Dermatology. 2011;165(1):137-43. doi: 10.1111/j.1365-2133.2011.10297.x.

9. Torres F, Fabbrocini G, Hirata SH, Yamada S, De Vita V, Annunziata MC, et al. Dermoscopy of scalp melanoma: report of three cases. Cancers. 2010;2(3):1597-601. doi: 10.3390/cancers2031597.

10. Zalaudek I, Schmid K, Niederkorn A, Fink-Puches R, Richtig E, Wolf I, et al. Proposal for a clinical-dermoscopic classification of scalp naevi. The British Journal of Dermatology. 2014;170(5):1065-72. doi: 10.1111/bjd.12722.

2.5
Gestação

Renato Marchiori Bakos | **Lílian Licarião Rocha**

2.5.1 Dermatoscopia

Renato Marchiori Bakos

O melanoma cutâneo durante a gestação tem se tornado mais frequente à medida que a sua incidência global e também em populações mais jovens aumenta. A análise de lesões pigmentadas em gestantes representa um grande desafio para a interpretação diagnóstica pelo momento especial que representa. A detecção de um melanoma durante uma gestação leva a desafios específicos e inerentes a este cenário clínico.[1]

A pele da gestante sofre efeitos fisiológicos de estrógenos e de níveis elevados de hormônio estimulante de melanócitos com surgimento de distintos fenômenos pigmentares.[2] Nevos melanocíticos também pode sofrer modificações transitórias com alargamento ou com escurecimento destas lesões. Um estudo recente que avaliou 703 nevos em 18 gestantes e comparou modificações entre o primeiro e o terceiro trimestre. Ao redor de 55% dos nevos aumentou de tamanho, principalmente no abdômen. Do ponto de vista dermatoscópico, as alterações mais frequentes foram o aumento simétrico de rede pigmentar e o surgimento de novos pontos ou glóbulos simetricamente distribuídos. Além disso, observou-se o surgimento de novos nevos em 44% das gestantes, em especial em mulheres com fatores de risco mais significativos para desenvolver melanoma.[3] Desta forma, modificações clínicas e dermatoscópicas regulares ou simétricas, ainda mais quando ocorrem em múltiplas lesões, podem ser consideradas como fisiológicas (Figuras 2.5.1.1 e 2.5.1.2). Por outro lado, o surgimento ou a identificação de lesão pigmentar com crescimento atípico ou assimétrico, estruturas dermatoscópicas irregularmente distribuídas durante a gestação deve levantar a suspeita de melanoma e a biópsia excisional deve ser considerada. Este cenário é mais frequente em pacientes com múltiplos nevos melanocíticos, que possuem nevos atípicos e que tem histórico pessoal ou familiar de melanoma (Figura 2.5.1.3).

O melanoma associado à gravidez costuma apresentar clinicamente características clínicas e dermatoscópicas semelhantes aos demais melanomas. É considerado um dos tipos de câncer mais comum durante a gravidez. Estudo de base populacional nos Estados Unidos identificou como o responsável por 11% (93/846) dos casos de neoplasia maligna em gestantes.[4] Ainda, dados na população sueca aponta o melanoma como o tumor mais frequente nesta população.[5] Parece ocorrer em 1:1000 gestações. Por fim, é consenso que a incidência do melanoma associado à gestação deva aumentar pelo avanço da idade na qual as mulheres recebem suas gestações. Por estas razões, deve-se considerar o monitoramento de lesões pigmentares durante a gestação, especialmente em pacientes com alto risco para a neoplasia, como aquelas mulheres com síndrome do nevo atípico, história pessoal ou familiar de melanoma.

Pontos-chave

- Nevos melanocíticos apresentam alterações fisiológicas durante a gestação, especialmente no terceiro trimestre.
- As alterações fisiológicas geralmente são simétricas e regulares em distribuição.
- O melanoma pode ocorrer em gestantes, especialmente em mulheres com antecedentes da doença, história familiar ou presença de múltiplos nevos.
- Lesões com modificações assimétricas ou de crescimento atípico na gestação devem avaliadas com atenção.

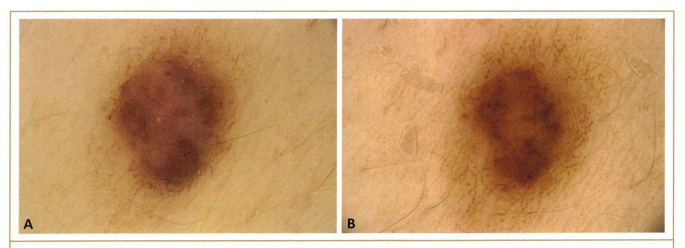

Figura 2.5.1.1 Imagem dermatoscópica de nevo melanocítico antes da gestação (A) e no terceiro trimestre (B) com aumento simétrico da rede pigmentar e hiperpigmentação central.

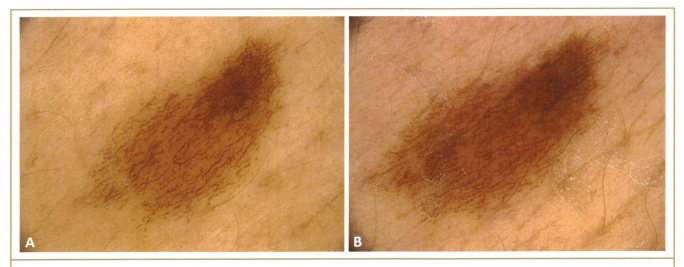

Figura 2.5.1.2 Imagem dermatoscópica de nevo melanocítico antes da gestação (A) e no terceiro trimestre (B) com espessamento e escurecimento simétricos da rede pigmentar.

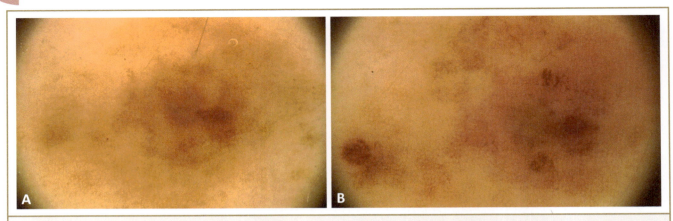

Figura 2.5.1.3 Imagem dermatoscópica de lesão pigmentar antes (A) e mostrando surgimento de estruturas dermatoscópicas irregulares e assimétricas durante a gestação (B) em paciente com antecedente pessoal de melanoma. Anatomopatológico revelou nevo displásico.

Referências

1. Swetter SM, Tsao H, Bichakjian CK, et al. Guidelines of care for the management of primary cutaneous melanoma. J Am Acad Dermatol. 2019;80(1):208-51.
2. Friedman EB, Scolyer RA, Thompson JF, et al. Management of pigmented skin lesions during pregnancy. AJGP. 2019;48(9):621-5.
3. Martins-Costa GM, Bakos R. Total body photography and sequential digital dermoscopy in pregnant women dermatol pract concept. 2019;9(2):126-32.
4. Cottreau CM, Dashevsky I, Andrade SE, et al. Pregnancy-associated cancer: A U.S. population-based study. J Womens Health. 2019;28(2):250-8.
5. Andersson TM, Johansson AL, Fredriksson I, Lambe M. Cancer during pregnancy and the postpartum period: a population-based study. Cancer. 2015;121:2072-7.

2.5.2 Microscopia confocal

Lílian Licarião Rocha

A microscopia confocal de reflectância *in vivo* (MCR) é uma ferramenta não invasiva de imagem de alta resolução da pele que se tornou um importante complemento ao exame clínico, dermatoscópico e histopatológico, principalmente no diagnóstico e manejo do melanoma e de outros tumores cutâneos.[1,2]

A MCR utiliza um laser no comprimento de onda do infravermelho próximo a 830 nm. É emitida por um diodo com potência de até 35 mW que não é destrutiva para o tecido.[3] Desta forma, o laser emitido atinge apenas a pele, não havendo efeitos adversos locais ou sistêmicos descritos na literatura.

Na prática clínica, a MCR é considerada uma tecnologia não invasiva segura para uso nos pacientes, inclusive crianças e gestantes.

Ardigo *et al.*[4] realizou o estudo da MCR para caracterização de distúrbios de pigmentação, como o melasma, em seis gestantes, do total de 15 pacientes estudados. Não houve relato de efeitos adversos ou peculiaridades do exame realizado em gestante e em pacientes não gestantes.

Não há, até a presente data, relato de estudo de características por MCR em lesões melanocíticas específicas da gestante, sendo considerado para este grupo, até o momento, as mesmas características microscópicas relatadas em pacientes adultos.

No entanto, considerando as possíveis peculiaridades dermatoscópicas das lesões melanocíticas na gestante, com possibilidade de influências hormonais e de mudanças corporais que levem a alterações das lesões durante à gestação, são necessários estudos para avaliar possíveis características peculiares de lesões melanocíticas na gestante à MCR.

Alguns estudos prévios avaliaram possíveis características distintas à histologia de lesões melanocíticas em gestantes.[5] Compararam 128 nevos de gestantes com 51 nevos de mulheres não gestantes e 50 nevos de homens. Avaliaram nove aspectos histológicos e relataram que os nevos de gestantes tiveram discreto aumento na atipia, maior taxa de índice mitótico, maior proliferação lentiginosa e presença de pequenas células névicas na derme, comparado aos nevos de mulheres não grávidas, porém, esta diferença não foi estatisticamente significativa.[6] avaliaram a histologia de 26 lesões reportadas como em mudança pelas gestantes e comparado com grupo controle regulado por idade, e não encontraram presença de atipia celular nestas lesões.[7] reportaram maior índice mitótico e maior expressão de Ki-67 na análise histológico de 16 nevos de gestantes, comparado com 15 nevos de mulheres não grávidas, regulados por idade e localização das lesões. Estes autores também encontraram que em 83% das lesões avaliadas das pacientes gestantes apresentaram imagem de aglomerados celulares, compostos por cerca de 3 a 20 melanócitos grandes com nucléolo proeminente e citoplasma abundante, propondo o termo *superficial micronodules of pregnancy* que, segundo o estudo, poderia ser uma característica histológica específica dos nevos de gestantes.

Ao considerar que é descrito uma maior taxa de mudanças dermatoscópicas durante a gestação, como descrito no capítulo anterior, a utilização da MCR seria uma ferramenta complementar importante neste grupo para diminuir o número de excisões desnecessárias, com melhor caracterização microscópica de possíveis alterações fisiológicas das lesões melanocíticas durante o período gestacional (Figura 2.5.2.1).

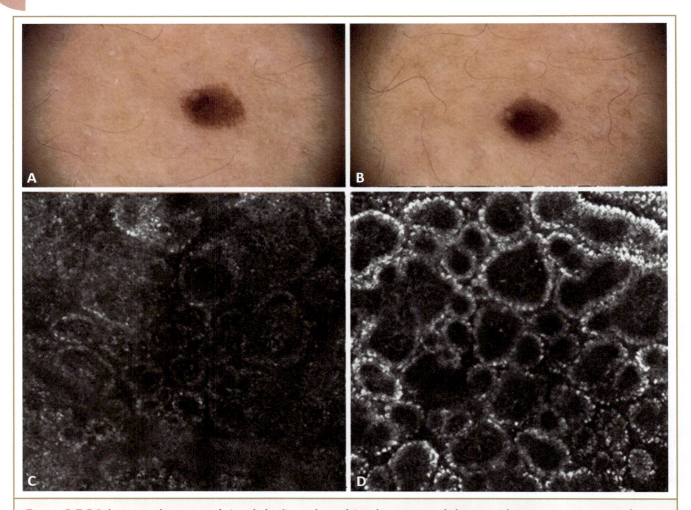

Figura 2.5.2.1 Imagem dermatoscópica de lesão melanocítica de gestante A. Imagem do primeiro trimestre da gestação, mostrando lesão de padrão reticular B. Imagem da mesma lesão no terceiro trimestre da gestação, apresentando espessamento mais acentuado da rede pigmentar focalmente e escurecimento global da lesão. C. Imagem por microscopia confocal de reflectância (500 μm) na altura da junção dermoepidérmica com padrão em anéis típicos. D. Imagem da mesma lesão (500 μm) mostrando aumento da refratividade das células pigmentadas, sem atipia celular ou arquitetural.
Fonte: Acervo Dra Lílian Licarião.

Referências

1. Rajadhyaksha M, González S, Zavislan JM, Anderson RR, Webb RH . In vivo confocal scanning laser microscopy of human skin II: advances in instrumentation and comparison with histology. J Invest Dermatol. 1999;113(3):293-303.

2. Pellacani G, Cesinaro AM, Seidenari S . Reflectance-mode confocal microscopy of pigmented skin lesions – improvement in melanomc diagnostic specificity. J. Am. Acad. Dermatol. 2005;53(6):979-85.

3. Calzavara-Pinton P, Longo C, Venturini M, Sala R, Pellacani G . Reflectance confocal microscopy for in vivo skin imaging. Photochem. Photobiol. 2008;84(6):1421-30.

4. Ardigo M, Cameli N, Berardesca E, Gonzalez S. Characterization and evaluation of pigment distribution and response to therapy in melasma using in vivo reflectance confocal microscopy: a preliminary study. J Eur Acad Dermatol Venereol. 2010;24(11) 1296-303.

5. F Elliott Foucar, Teresa J, Bentley, Douglas W. Laube, et al. A Histopathologic evaluation of nevocellular nevi in pregnancy. Arch Dermctol. 1985;121(3):350-4.

6. Sanchez JL, Figueroa LD, Rodriguez E. Behavior of melanocytic nevi during pregnancy. Am J Dermatopathol. Summer. 1984;6 Suppl:89-91.

7. MP Chan, Chan MM, Tahan SR. Melanocytic nevi in pregnancy: histologic features and Ki-67 proliferation index. Journal of Cutaneous Pathology. 2010;37(8):843-51.

2.6
Nevos em Crescimento

Ana Flávia A. Moraes

2.6.1 Dermatoscopia

A evolução natural do nevo melanocítico adquirido é um processo complexo que envolve uma série de eventos constitucionais e ambientais. O uso da dermatoscopia contribui para avaliação da diversidade morfológica e da evolução dos padrões dermatoscópicos dos nevos adquiridos ao longo dos anos. Os nevos adquiridos localizados no pescoço, tronco e membros, com exceção do nevo azul e nevo de Spitz, apresentam quatro padrões dermatoscópicos principais, são eles: reticular, globular, homogêneo e padrões mistos. Os padrões mistos são classificados pela presença de dois ou mais padrões dermatoscópicos simultaneamente como: reticular-globular (glóbulos na periferia e rede pigmentar no centro ou o inverso), globular-homogêneo, reticular-homogêneo e outras combinações.[1]

Dados na literatura demonstram que o número de nevos melanocíticos tende a aumentar na adolescência e no início da vida adulta, com posterior redução com o avanço da idade - existe uma relação inversamente proporcional entre o número de nevos adquiridos e a idade. Nas crianças, é mais comum encontrarmos lesões melanocíticas papulosas com padrão dermatoscópico globular, localizadas principalmente na cabeça, no pescoço e tronco superior. Nos adolescentes e na vida adulta, observa-se a prevalência do padrão reticular, e as lesões estão localizadas nos membros e no tronco, o que demonstra uma associação entre idade, localização anatômica e padrão dermatoscópico.[2]

Esta associação entre idade, localização anatômica e padrão dermatoscópico levou ao desenvolvimento da teoria da dupla-via para a nevogênese. Nesta teoria, mais atual e discutida, são consideradas duas possibilidades distintas para o desenvolvimento do nevo melanocítico: a via constitucional e a via adquirida. A via constitucional considera uma predisposição genética na qual os nevos originam-se a partir de melanócitos dérmicos, e histologicamente correspondem aos subtipos intradérmicos e compostos com aparecimento precoce, na infância e na adolescência, localizados principalmente na cabeça, no pescoço e tronco superior. Estes nevos geralmente permanecem ao longo da vida, e podem apresentar crescimento proporcional ao indivíduo e clareamento progressivo e lento, porém, sem o seu desaparecimento completo. A via adquirida considera a presença de fatores externos, sendo o principal a radiação ultravioleta, como desencadeante para a formação do nevo melanocítico. Nesta teoria da via adquirida da nevogênese, os nevos originam-se a partir dos melanócitos localizados na junção dermoepidérmica, de modo a apresentar o padrão reticular que histologicamente correspondem aos nevos juncionais. Esses nevos aparecem na adolescência e no adulto jovem até a quinta década, com localização principal no tronco e membros (principalmente nas áreas fotoexpostas), e podem aumentar de tamanho, tornarem-se mais pigmentados e, posteriormente, clarear, esmaecer e desaparecer completamente ao longo da vida.[2]

Assim, com o uso da dermatoscopia ao longo dos anos, foi possível o registro e acompanhamento destas mudanças do ciclo de vida do nevo melanocítico adquirido, sendo reconhecido e caracterizado um padrão dermatoscópico característico da fase de crescimento: o padrão com glóbulos na periferia. Estes glóbulos periféricos são caracterizados pela presença de pigmentação homogênea maior que 0,1 cm (maior que um ponto), coloração marrom claro ao escuro, formato oval ou redondo, distribuídos ao redor (na periferia) do nevo melanocítico adquirido. Histologicamente, estes glóbulos correspondem a pequenos ninhos de melanócitos na junção dermoepidérmica localizados no topo das papilas dérmicas, distribuídos na periferia do nevo melanocítico. Estes ninhos de melanócitos periféricos promovem a expansão e o crescimento radial do nevo melanocítico adquirido. Na dermatoscopia, os glóbulos periféricos esmaecem, com consequente crescimento do nevo melanocítico.[3]

Este processo de crescimento do nevo melanocítico adquirido pode levar meses a anos, em média um nevo melanocítico com glóbulos periféricos cresce 0,25 mm^2/mês. À medida que o nevo melanocítico cresce, é esperado redução do número de glóbulos periféricos e aumento da área radial com ganho de rede pigmentada; ao passo que consideramos estabilidade (fim do crescimento) quando os glóbulos periféricos desaparecem. O período de crescimento do nevo melanocítico adquirido varia de poucos meses (dois ou três) até 60 meses ou mais.[4]

O crescimento de uma lesão melanocítica pode ser considerado um marcador sensível para o melanoma cutâneo, porém não específico. Assim, o reconhecimento deste crescimento e a análise de outras características dermatoscópicas da lesão melanocítica são importantes para a sua diferenciação do melanoma cutâneo e redução de exéreses desnecessárias. A velocidade de crescimento do nevo melanocítico pode ser a mesma de um melanoma. Ao analisarmos o nevo melanocítico com glóbulos periféricos durante o seu crescimento, o comportamento normal e benigno será de redução gradual dos glóbulos periféricos, expansão radial e simétrica da lesão melanocítica, o que mantém o seu padrão dermatoscópico inicial (padrão reticular tende a se manter reticular) diferente do melanoma, no qual os glóbulos periféricos se mantêm ou aumentam em quantidade, o crescimento radial pode ocorrer de forma assimétrica, e é frequente a modificação do padrão dermatoscópico inicial, assim como o ganho de estrutura específica do melanoma[4] (Figuras 2.6.1.1 a 2.6.1.4).

Diante de uma lesão melanocítica com glóbulos periféricos, para diferenciar o nevo melanocítico adquirido comum do melanoma e definir a melhor conduta entre o seguimento e exérese, é interessante avaliar outras características da lesão melanocítica além dos glóbulos periféricos. Em primeiro lugar, os melanomas com glóbulos periféricos são considerados pouco frequentes (variam entre 4% a 11% na literatura), apresentam padrão dermatoscópico desorganizado ou atípico, com estruturas dermatoscópicas específicas para melanoma, e os glóbulos periféricos tendem a ser também atípicos (tamanho e formato diferentes entre si, distribuição irregular ao redor da lesão melanocítica). Por outro lado, os nevos melanocíticos adquiridos com glóbulos periféricos são mais frequentes (variam entre 80% a 90% na literatura), apresentam padrão dermatoscópico organizado e regular, ausência de estruturas específicas do melanoma e os glóbulos periféricos tendem a ser típicos (tamanho e formato regular entre si, distribuição regular ao redor da lesão melanocítica)[8] (Figura 2.6.1.5).

Como os nevos melanocíticos possuem um ciclo de vida dinâmico com aparecimento, crescimento, senescência e involução, é provável que encontremos os diferentes tipos de padrões dermatoscópicos nas diferentes idades com diferentes frequências (Reiter *et al.*, 2020). Como dito anteriormente, a idade é um fator constitucional importante a ser considerado nesta diferenciação entre o nevo melanocítico e o melanoma com glóbulos periféricos. Apesar das lesões melanocíticas benignas com glóbulos periféricos serem mais frequentemente encontradas na adolescência e em indivíduos adultos jovens, e nos indivíduos acima dos 50 anos serem consideradas suspeitas, estudos recentes demonstram maior frequência de melanomas com glóbulos periféricos nos indivíduos jovens entre 30 e 50 anos de idade[5,8] (Figura 2.6.1.6).

A presença de glóbulos periféricos na lesão melanocítica deve ser considerada uma característica de crescimento e atividade da lesão, e deve ser avaliada com cautela. É importante avaliar as demais características dermatoscópicas da lesão melanocítica anteriormente discutidas, assim como fatores de risco do indivíduo (fototipo, presença de múltiplos nevos, história prévia de queimadura solar e/ou bronzeamento artificial, história pessoal de melanoma cutâneo, história familiar de melanoma cutâneo).[7,8]

2.6.2 Microscopia confocal

Neste capítulo, ilustraremos também um nevo melanocítico com glóbulos periféricos através da microscopia confocal (Figura 2.6.2.1). É esperado encontrar um padrão arquitetural organizado associado a ninhos densos na periferia, enquanto os melanomas apresentam-se com padrão arquitetural desorganizado, presença de células atípicas e ninhos densos e esparsos na periferia da lesão.[6]

Pontos-chave

- A evolução natural do nevo melanocítico adquirido é um processo complexo que envolve uma série de eventos constitucionais e ambientais.

- O número de nevos melanocíticos tende a aumentar na adolescência de início da vida adulta, com posterior redução com avanço da idade, uma característica inversamente proporcional entre o número de nevos adquiridos e a idade.

- Teoria da dupla-via para a nevogênese: via constitucional (nevos surgem precocemente, na infância, principalmente no pescoço e tronco superior com padrão globular, e tendem a permanecer ao longo da vida) e via adquirida (nevos surgem na adolescência e na vida adulta, principalmente no tronco e membros com padrão reticular, e podem esmaecer e desaparecer ao longo da vida).

- Padrão dermatoscópico característico da fase de crescimento = padrão com glóbulos na periferia, que correspondem a pequenos ninhos de melanócitos na junção dermoepidérmica distribuídos perifericamente, o que representa crescimento radial.

- À medida que o nevo melanocítico cresce, é esperado redução do número de glóbulos periféricos e aumento da área radial e rede pigmentar, ao passo que consideramos estabilidade (fim do crescimento) com o desaparecimento desses glóbulos.

- O crescimento de uma lesão melanocítica pode ser considerado um marcador sensível para o melanoma cutâneo, porém não específico; assim, o reconhecimento desse crescimento e análise de outras características dermatoscópicas da lesão melanocítica são importantes para a sua diferenciação do melanoma cutâneo e redução de exéreses desnecessárias.

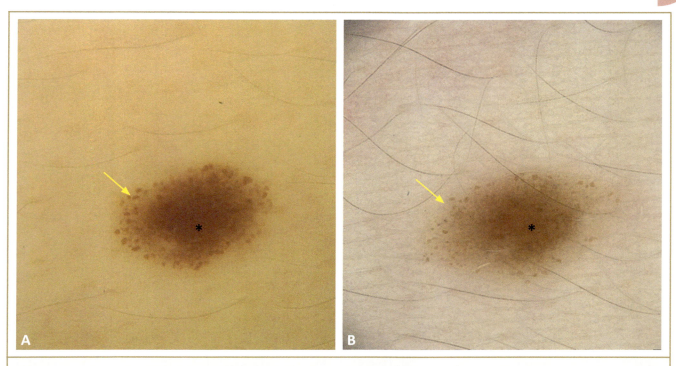

Figura 2.6.1.1 Lesão localizada no tronco de um paciente do sexo masculino, 19 anos, demonstrando crescimento radial simétrico e redução dos glóbulos periféricos. A e B. Evolução com intervalo de 12 meses de nevo melanocítico adquirido com glóbulos periféricos típicos e regulares (setas amarelas) ao redor da lesão com padrão dermatoscópico reticular-homogêneo (asterisco preto).

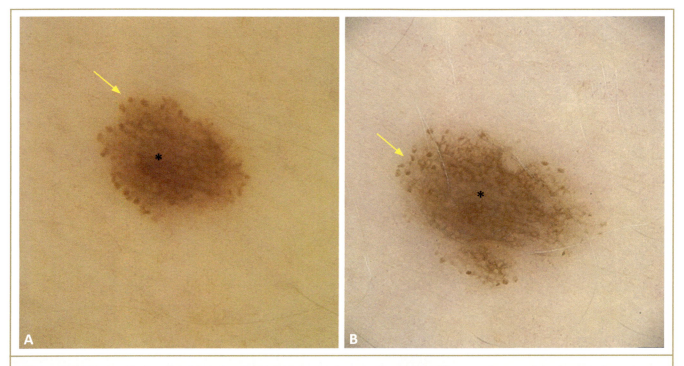

Figura 2.6.1.2. Lesão localizada no tronco de paciente do sexo feminino, 35 anos, demonstrando crescimento radial simétrico e redução dos glóbulos periféricos. A e B. Evolução com intervalo de 12 meses de nevo melanocítico adquirido com glóbulos periféricos típicos e regulares (setas amarelas) ao redor da lesão, padrão dermatoscópico reticular (asterisco preto).

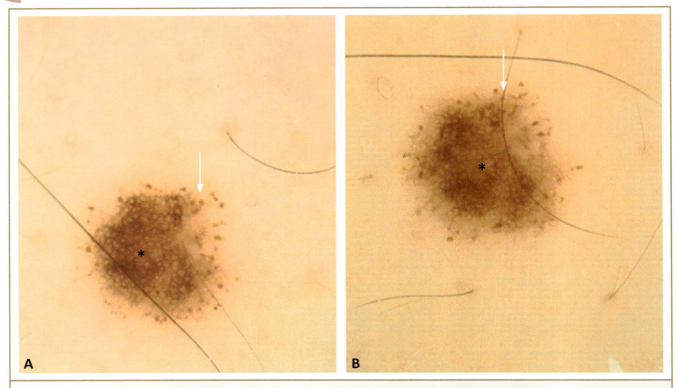

Figura 2.6.1.3 Lesão localizada no tronco de paciente do sexo feminino, 52 anos, demonstrando crescimento radial simétrico e manutenção dos glóbulos periféricos. A e B. Evolução com intervalo de 12 meses de nevo melanocítico adquirido com glóbulos periféricos típicos e regulares (setas amarelas) ao redor da lesão, padrão dermatoscópico reticular (asterisco preto).

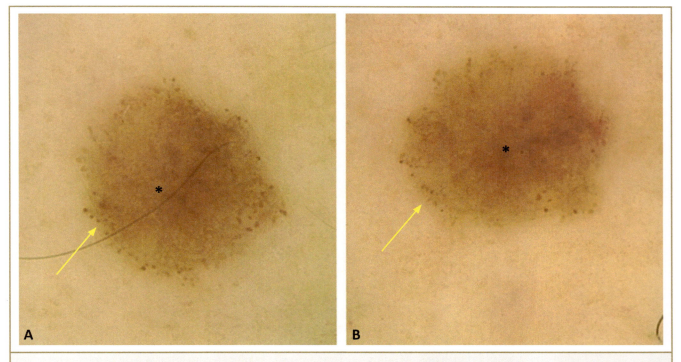

2.6.1.4. Lesão localizada no membro inferior de paciente do sexo masculino, 62 anos, demonstrando crescimento radial simétrico e redução dos glóbulos periféricos. A e B. Evolução com intervalo de 12 meses de nevo melanocítico adquirido com glóbulos periféricos típicos e regulares (setas amarelas) ao redor da lesão, padrão dermatoscópico reticular-homogêneo (asterisco preto).

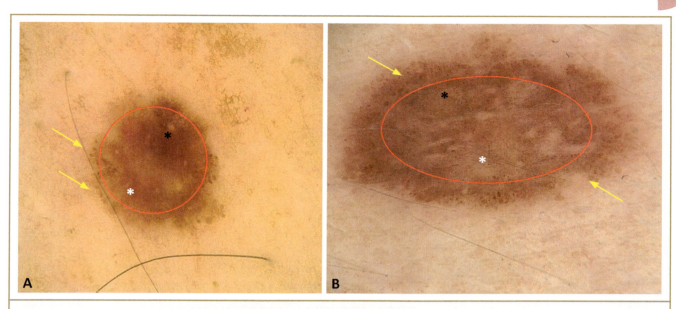

Figura 2.6.1.5 A. Nevo melanocítico composto atípico localizado no tronco de paciente do sexo masculino, 47 anos. Presença de padrão dermatoscópico desorganizado (círculo vermelho), rede pigmentada atípica (asterisco preto), áreas homogêneas e eritematosas (asterisco branco), glóbulos periféricos típicos, porém irregulares ao redor da lesão (setas amarelas). B. Melanoma extensivo superficial *in situ* localizado no tronco de paciente do sexo masculino, 32 anos. Presença de padrão dermatoscópico desorganizado (círculo vermelho), rede pigmentada atípica (asterisco preto), áreas homogêneas e estruturas vasculares atípicas (asterisco branco), glóbulos periféricos atípicos ao redor da lesão (setas amarelas).

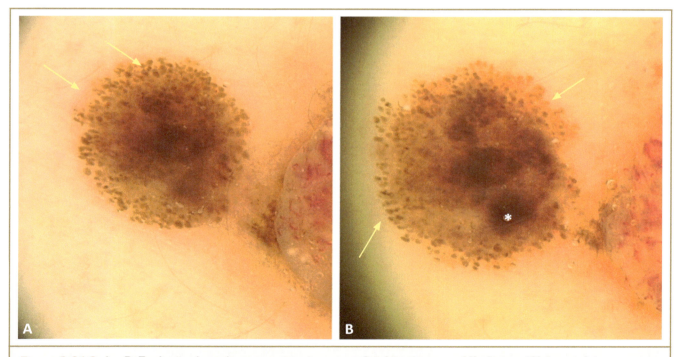

Figura 2.6.1.6 A e B. Evolução de melanoma extensivo superficial *in situ* com glóbulos periféricos atípicos e regulares ao redor da lesão (setas amarelas) com padrão dermatoscópico globular-homogêneo. Lesão localizada no tronco de paciente do sexo feminino com 32 anos. B. Imagem dermatoscópica após 3 meses, observam-se crescimento radial simétrico, aumento dos glóbulos periféricos atípicos (setas amarelas) e ganho de borrão excêntrico (asterisco branco).

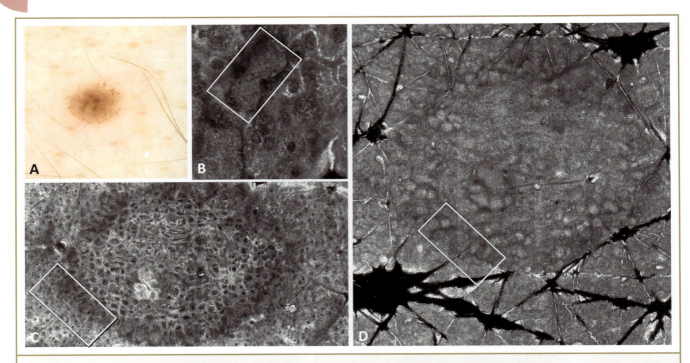

Figura 2.6.2.1 A. Dermatoscopia de nevo melanocítico composto atípico localizado no tronco de paciente do sexo masculino, 59 anos, apresentando glóbulos periféricos atípicos e regularmente distribuídos ao redor da lesão com padrão dermatoscópico desorganizado, reticular-homogêneo. B. Imagem individual de microscopia confocal, demonstrando em detalhe estruturas arredondas e homogêneas que correspondem a ninhos densos de células névicas localizados na periferia da lesão (retângulo branco). C. Imagem de microscopia confocal em mosaico (4 x 4 mm) demonstrando a junção dermo-epidérmica com padrão em "malha" (*meshwork* típico), observam-se na periferia estruturas arredondadas e homogêneas (retângulo branco) que correspondem a ninhos juncionais de células névicas e, na dermatoscopia aos glóbulos periféricos. D. Imagem de microscopia confocal em mosaico (4 x 4 mm), demonstrando a epiderme com padrão em favo de mel típico, estruturas arredondadas e homogêneas na periferia (retângulo branco) que correspondem aos glóbulos periféricos observados na dermatoscopia.

Referências

1. Zalaudek I, Schmid K, Marghoob AA, Scope A, Manzo M, Moscarella E, et al. Frequency of dermoscopic nevus subtypes by age and body site. Arch Dermatol. 2011;147(5):663-70. doi: 10.1001/archdermatol.2011.149.

2. Zalaudek I, Catricala C, Moscarella E, Argenziano G. What dermoscopy tells us about nevogenesis. Journal of Dermatology. 2011;38:16-24. doi: 10.1111/j.1346-8138.2010.01141.x.

3. Marghoob AA, Malvey J, Braun RP. Atlas of dermoscopy. 2. ed. Informa Healthcare, 2012.

4. Bajaj S, Dusza SW, Marchetti MA, Wu X, Fonseca M, Kose K, et al. Growth-curve modeling of nevi with a peripheral globular pattern. JAMA Dermatol. 2015. doi: 10.1001/jamadermatol.2015.2231.

5. Williams NM, Navarrete-Dechent C, Marchetti MA, De Bedout V, Jaimes N. Diagnostic utility of circumferential peripheral globules under dermoscopy in adults. J Am Acad Dermatol, 2020. doi: 10.1016/j.jaad.2020.08.107.

6. Carbone A, Persechino F, Paolino G, Cota C, Piemonte P, Franceschini C. Enlarging melanocytic lesions with peripheral globular pattern: a dermoscopic and confocal microscopy study. J Dermatol Venerol, 2021. doi: 10.23736/S2784-8671.19.06471-X.

7. Conforti C, Zalaudek I. Epidemiology and risk factors of melanoma: a review. Dermatol Pract Concept, 2021. doi: 10.5826/dpc.11S1a161S.

8. Reiter O, Chousakos E, Kurtansky N, Nanda JK, Dusza SW, Marchetti MA, et al. Association between morphology of peripheral globules and melanocytic lesion diagnosis. J Eur Acad Dermatol Venereol, 2021. doi: 10.1111/jdv.17035.

2.7
Melanoma

Francisco Macedo Paschoal | **Juliana Casagrande** | **Gisele Rezze**
Ivana Lameiras Gibbons | **Almir Galvão Vieira Bitencourt**

2.7.1 Dermatoscopia

Francisco Macedo Paschoal

Na dermatologia há mais de três décadas, a dermatoscopia tornou-se ferramenta imprescindível na avaliação clínica das lesões pigmentadas cutâneas. O seu principal objetivo continua sendo a identificação de critérios específicos que permitem a diferenciação do melanoma das lesões cutâneas não melanoma, com incremento da sensibilidade e da acurácia diagnóstica em mais de 25%.[1]

A avaliação dermatoscópica baseia-se na identificação de cores e estruturas que apresentam correlações bem estabelecidas com histopatologia das lesões cutâneas, de modo a possibilitar a diferenciação mais acurada entre lesões melanocíticas e não melanocíticas e, principalmente, entre lesões benignas e malignas.

No geral, o melanoma extensivo superficial localizado no tronco e membros apresenta as seguintes características dermatoscópicas:[2]

- Características globais: assimetria de forma, contorno e distribuição das estruturas dermatoscópicas. Variabilidade de cores e estruturas (também denominados multicomponentes).

- Rede pigmentada atípica: corresponde a uma rede pigmentada preta, marrom ou cinza com orifícios irregulares e linhas grossas, irregularmente distribuídas por toda a lesão, geralmente terminando na periferia de forma abrupta. Correlaciona-se histologicamente com o desarranjo das cristas epidérmicas devido a um número aumentado de melanócitos atípicos (Figuras 2.7.1.1 e 2.7.1.9).

- Estrias irregulares, também denominadas projeções: são estruturas lineares marrons ou enegrecidas, que podem ser observadas em toda a lesão, sendo mais evidentes na sua periferia (estrias radiais). Quando a sua extremidade apresenta aspecto bulbar ou digitiforme, recebe o nome de pseudópodes. A presença de estrias irregulares está fortemente associada ao melanoma, principalmente quando estão distribuídas de forma irregular. A sua correlação histológica é com ninhos de melanócitos confluentes localizados no cume das papilas dérmicas, o que gera irregularidade em sua arquitetura (Figuras 2.7.1.1, 2.7.1.2 e 2.7.1.7).

- Glóbulos e pontos irregulares: nas lesões melanocíticas benignas, pontos e glóbulos são regulares em tamanho e forma e são distribuídos uniformemente, enquanto nas lesões malignas são observados pontos e glóbulos irregulares, tanto na forma como no tamanho e na sua distribuição dentro da lesão (Figura 2.7.1.3).

- Manchas de pigmentação irregulares: são áreas sem estruturas, pretas (borrão), marrons e/ou cinzas, de formato irregular, e distribuídas assimetricamente pela lesão. Correspondem histologicamente a queratinócitos pigmentados, perda transepidérmica de melanina, infiltração pagetoide e/ou grande área dérmica que contém melanina (Figura 2.7.1.3).

- Estruturas de regressão: são áreas de despigmentação cicatricial com aspecto de cicatriz localizadas em uma porção clinicamente plana da lesão com ou sem grânulos pigmentados acinzentados dispersos (granulosidade). São representadas histopatologicamente por uma epiderme fina, que cobre áreas de fibroplasia associado a infiltrado inflamatório de leucócitos e melanófagos (Figura 2.7.1.4).

- Véu azul esbranquiçado: corresponde à área confluente, irregular e sem estrutura, com pigmentação difusa azul esbranquiçada, geralmente observada na porção mais elevada da lesão. Correlaciona histologicamente com área de acantose epidérmica associada à deposição de pigmento na derme superficial (Figura 2.7.1.5).

- Padrão vascular: podem estar presentes no melanoma vasos irregulares em grampo de cabelo, vasos pontilhados (pontuados), vasos lineares irregulares ou vasos dentro de estruturas de regressão. A identificação desses padrões é particularmente importante no diagnóstico do melanoma amelanótico (Figura 2.7.1.6).

- Estrias brancas e brilhantes, denominada também crisálidas: são linhas finas, brancas, brilhantes, geralmente dispostas de forma ortogonal, visível apenas no dermatoscópio de luz polarizada. Corresponde histologicamente ao colágeno dérmico novo e/ou remodelado (Figura 2.7.1.7).

- Rede invertida ou negativa: consiste em áreas relativamente claras, que reproduzem um desenho em rede cuja trama é mais clara e contrasta com os orifícios mais escuros. Quando apresenta distribuição irregular ou periférica, associação com padrão de multicomponente ou pigmentação assimétrica, tem significativa correlação com o diagnóstico de melanoma (Figura 2.7.1.7).

Vale destacar que as características dermatoscópicas que distinguem o padrão global (assimetria de forma, contorno e distribuição das cores e estruturas) apresentam alto nível de concordância interobservador e alta sensibilidade diagnóstica quando comparado às características mais específicas, como rede atípica e manchas de pigmentação irregular. Portanto, são úteis como critérios discriminatórios entre melanoma e não melanoma, principalmente para médicos com pouca experiência em dermatoscopia[3] (Figuras 2.7.1.8, 2.7.1.9 e 2.7.1.10).

Além disso, assimetria da lesão, número de cores, véu azul-esbranquiçado, vasos atípicos, glóbulos/pontos irregulares e regressão são mais observados em tumores de maior dimensão. Já melanomas clinicamente com menos de 4 mm de diâmetro e o melanoma *in situ* geralmente apresentam rede atípica e pigmentação irregular.[4]

Ao passo que, no melanoma nodular, os critérios clínicos clássicos para o diagnóstico de melanoma costumam falhar, pois, não raro, são lesões pequenas, redondas e simétricas. Além disso, a dermatoscopia do melanoma nodular costuma ser desafiadora, pois o padrão assimétrico é menos marcado quando comparado ao melanoma extensivo superficial. O achado adicional da cor preta e azul auxilia o diagnóstico - a combinação de áreas pigmentadas em azul e preto envolve pelo menos 10% da superfície da lesão.[5] As características dermatoscópicas mais frequentes são também as observadas nos tumores profundos e de maior espessura, como múltiplas cores, véu azul-esbranquiçado e vasos atípicos, devido à neoangiogênese. Os tumores com espessura inferior a 2 mm apresentam, com maior frequência, coloração marrom-claro e glóbulos/pontos irregulares. Por outro lado, vasos em pontos, estrias brancas e brilhantes e áreas azuladas irregulares são mais observados nos melanomas nodulares com espessura maior que 2 mm.[6]

Conclui-se, então, que a dermatoscopia deve ser rotineiramente utilizada na avaliação clínica das lesões pigmentadas cutâneas, visto a alta sensibilidade e especificidade diagnóstica, sobretudo, do melanoma em fases iniciais.

Pontos-chave

- A dermatoscopia fornece um incremento da sensibilidade e da acurácia diagnóstica do melanoma em mais de 25%, quando comparado ao diagnóstico eminentemente clínico.

- As principais características dermatoscópicas do melanoma cutâneo são: rede pigmentar atípica, estrias irregulares, glóbulos e pontos irregulares, manchas de pigmentação irregular, estruturas de regressão, véu azul esbranquiçado, padrão vascular atípico, estrias brancas brilhantes e rede pigmentar invertida.

- A assimetria de forma, contorno e distribuição das cores e estruturas apresenta alto nível de concordância interobservador e alta sensibilidade, e são úteis como critérios discriminatórios entre melanoma e não melanoma, principalmente para médicos com pouca experiência em dermatoscopia.

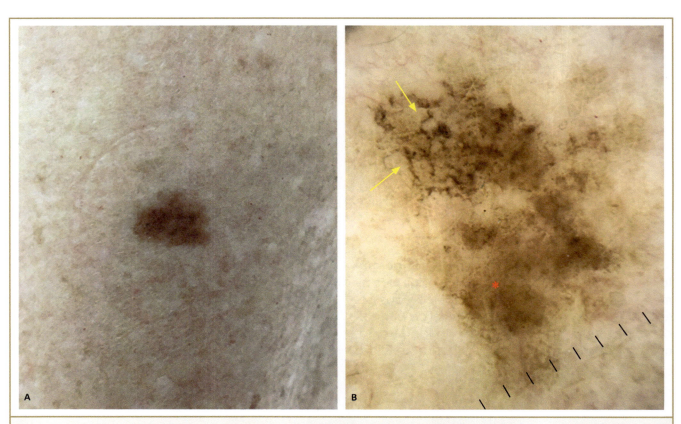

Figura 2.7.1.1 A. Imagem clínica de melanoma *in situ*. B. Dermatoscopia (20x) com destaque à rede pigmentada atípica (asterisco vermelho), estrias ramificadas na porção superior (seta amarela) e a assimetria estrutural.

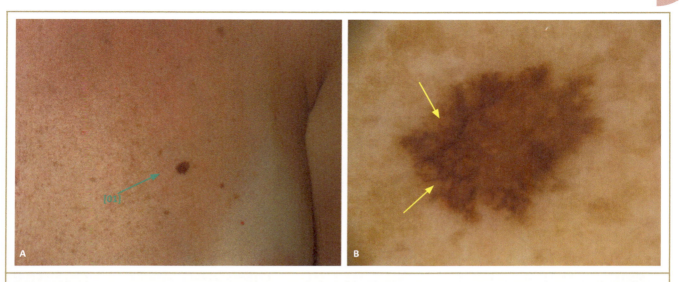

Figura 2.7.1.2 A. Melanoma *in situ*. B. Dermatoscopia (20x) apresentando estrias e projeções (setas amarelas).

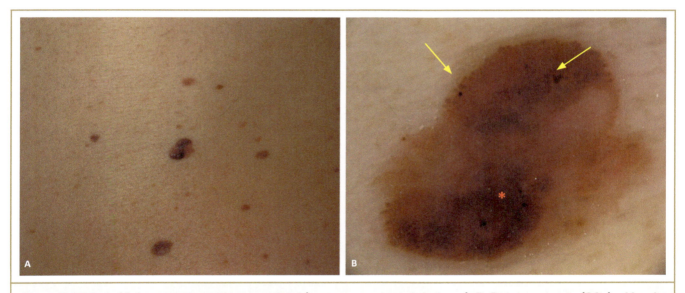

Figura 2.7.1.3 A. Melanoma extensivo superficial (espessura tumoral de 1 mm). B. Dermatoscopia (20x): além da assimetria de forma e estrutural, destaque aos glóbulos irregulares (setas amarelas) e borrão assimétrico (asterisco vermelho).

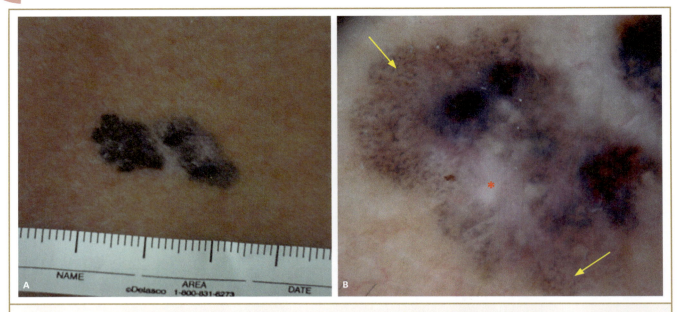

Figura 2.7.1.4 A. Melanoma extensivo superficial (espessura tumoral de 1,6 mm). B. Dermatoscopia (20x) representando as estruturas de regressão com granulosidade (setas amarelas) e despigmentação cicatricial (asterisco vermelho).

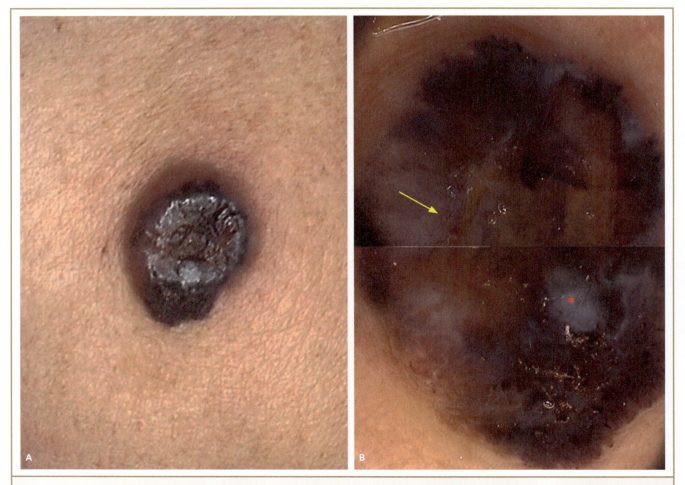

Figura 2.7.1.5 A. Melanoma nodular (espessura tumoral de 6 mm). B. Dermatoscopia (20x) com múltiplas cores, véu azul-esbranquiçado (asterisco vermelho) e vasos atípicos – vasos polimorfos (seta amarela).

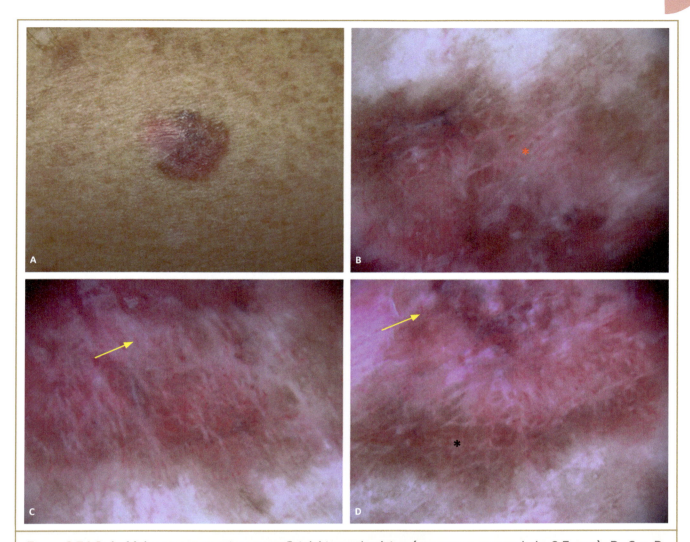

Figura 2.7.1.6 A. Melanoma extensivo superficial hipomelanótico (espessura tumoral de 0,5 mm). B, C e D. Dermatoscopia (20x). Destaque aos padrões vasculares com vasos pontuados (asterisco vermelho) e lineares irregulares (setas amarelas) e rede invertida (asterisco preto).

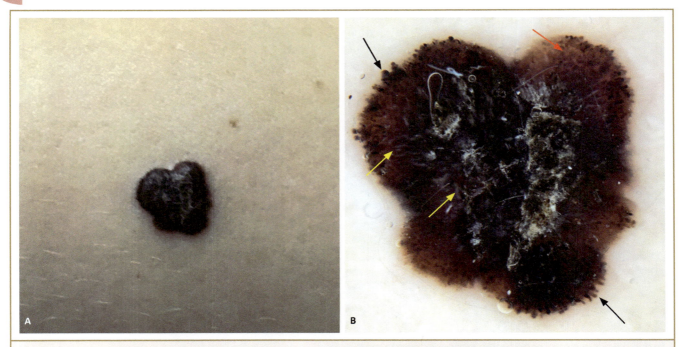

Figura 2.7.1.7 A. Melanoma spitzóide (espessura tumoral de 0,7 mm). B. Dermatoscopia (20x): evidenciam-se rede invertida (seta vermelha) e pseudópodes (setas pretas), além da assimetria estrutural. Observam-se também crisálidas (seta amarela).

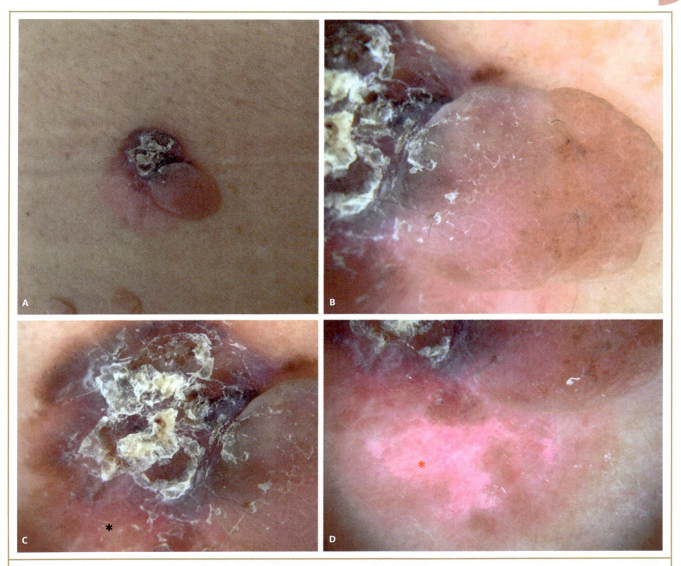

Figura 2.7.1.8 A. Melanoma nodular amelanótico (espessura tumoral de 2 mm). B, C e D. Dermatoscopia (20x) caracterizada pela assimetria de forma e variabilidade de cores, vasos polimorfos (asterisco vermelho) e áreas vermelho leitosas (asterisco preto).

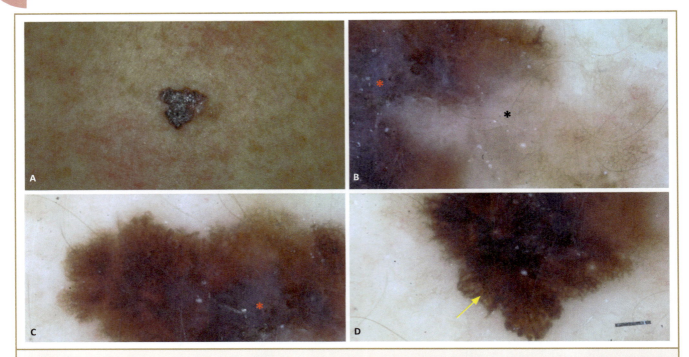

Figura 2.7.1.9 A. Melanoma extensivo superficial (espessura tumoral de 1 mm). B, C e D. Dermatoscopia (20x): destaque para as características globais – assimetria de forma, contorno e distribuição das cores e estruturas: véu azul-esbranquiçado (asteriscos vermelhos), hipopigmentação excêntrica (asterisco preto) e rede pigmentada atípica (seta amarela).

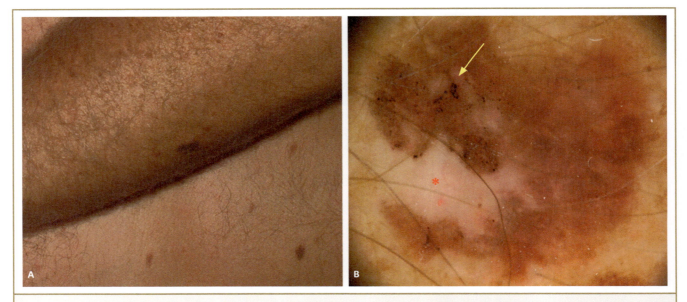

Figura 2.7.1.10 A. Melanoma extensivo superficial (espessura tumoral de 0,5 mm). B. Dermatoscopia (20x): nota-se a assimetria da forma e distribuição das estruturas dermatoscópicas, bem como a presença de pontos pretos irregulares (seta amarela) e estrutura de regressão (despigmentação cicatricial – asterisco vermelho).

Referências

1. Weber P, Tschandl P, Sinz C, Kittler H. Dermatoscopy of neoplastic skin lesions: recent advances, updates, and revisions. Curr treat options oncol. 2018;19(11):56. doi: 10.1007/s11864-018-0573-6.

2. Russo T, Piccolo V, Ferrara G, Agozzino M, Alfano R, Longo C, et al. Dermoscopy pathology correlation in melanoma. Journal of Dermatology. 2017;44(5):507-14. doi: 10.1111/1346-8138.13629.

3. Carrera C, Marchetti MA, Dusza SW, Argenziano G, Braun RP, Halpern AC. Validity and reliability of dermoscopic criteria used to differentiate nevi from melanoma: a web-based international dermoscopy society study. JAMA Dermatol. 2016;152(7):798-806. doi: 10.1001/jamadermatol.2016.0624.

4. Seidenari S, Ferrari C, Borsari S, Fabiano A, Bassoli S, Giusti F. Dermoscopy of small melanomas: just miniaturized dermoscopy? Br J Dermatol. 2014;171(5):1006-13. doi: 10.1111/bjd.12542. Epub 2014 Jun 11.

5. McColl I, Rosendahl C, Thomas L, Tiodorovic-Zivkovic D, Zaballos P, Zalaudek I. Blue-black rule: a simple dermoscopic clue to recognize pigmented nodular melanoma. Br J Dermatol. 2011;165(6):1251-5. doi: 10.1111/j.1365-2133.2011.10621.x. PMID: 21916885.

6. Sgouros D, Lallas A, Kittler H, Zarras A, Kyrgidis A, Papageorgiou C, et al. Dermatoscopic features of thin (≤ 2 mm Breslow thickness) vs. thick (> 2 mm Breslow thickness) nodular melanoma and predictors of nodular melanoma versus nodular non-melanoma tumours: a multicentric collaborative study by the International Dermoscopy Society. Journal of European Academy of Dermatology and Venereology. 2020;34(11):2541-7. doi: 10.1111/jdv.16815.

2.7.2 Microscopia confocal

Juliana Casagrande | Gisele Rezze

As aplicações clínicas da MC no melanoma são amplas e incluem: diagnóstico, avaliação de lesões extensas em áreas cosmeticamente sensíveis, direcionamento de áreas para biópsia, delimitação de margens cirúrgicas, avaliação de resposta terapêutica, avaliação de recidivas e recorrências.

Vários estudos têm avaliado a acurácia diagnóstica da MC na análise das lesões pigmentadas e no diagnóstico do melanoma.[1-3] O exame de MC tem o potencial de melhorar tanto a sensibilidade (detecção precoce do melanoma) quanto a especificidade (redução da exérese de lesões benignas).[4]

As principais características observadas nos melanomas através da MC estão descritas nas Tabelas 2.7.2.1 e 2.7.2.2[5-7] (Figuras 2.7.2.1 a 2.7.2.3).

Alguns algoritmos foram desenvolvidos para o diagnóstico do melanoma através da MC. Pellacani e colaboradores identificaram seis critérios de MC que podem ser utilizados para diferenciar melanomas de nevos melanocíticos (Tabela 2.7.2.3). Uma pontuação maior ou igual a três está fortemente associada ao diagnóstico de melanoma (sensibilidade de 97,3%, especificidade de 72,3%).[8] Segura e colaboradores desenvolveram um método de duas etapas, com a utilização da MC, para diferenciar as lesões melanocíticas das não melanocíticas e o melanoma dos nevos melanocíticos (Tabela 2.7.2.4). As lesões com pontuação maior ou igual a zero têm sensibilidade e especificidade, respectivamente, de 86,1% e 95,3%, para melanoma.[9]

O diagnóstico de melanoma amelanótico é desafiador. A avaliação dermatoscópica é útil para detectar algumas estruturas de melanoma amelanótico, como a presença de vasos pontuados, vasos lineares irregulares e áreas vermelhas leitosas. No entanto, esses achados podem ser facilmente confundidos com lesões cutâneas benignas ou câncer de pele não melanoma. As lesões amelanóticas são uma indicação importante para MC, pois, mesmo em pequenas quantidades, a melanina aparece brilhante na imagem confocal. Quando associada à dermatoscopia, como técnica de imagem complementar, Guitera e colaboradores demonstraram que a MC pode melhorar a acurácia diagnóstica das lesões amelanóticas e hipomelanóticas.[10]

Tabela 2.7.2.1 Características do melanoma extensivo superficial na MC

Camada cutânea	Característica na MC	Descrição
Epiderme superficial (suprabasal)	Padrão favo de mel atípico	Perda parcial (pouco visível) ou completa (não visível) do padrão favo de mel, geralmente pela presença de células pagetoides
	Padrão pedra de calçamento atípico	Perda do padrão pedra de calçamento pela presença de células atípicas
	Células pagetoides (redondas, dendríticas ou fusiformes)	Células brilhantes, grandes e nucleadas (dobro do tamanho dos queratinócitos circundantes), tipicamente redondas, mas podem ser pleomórficas
Camada basal e junção dermoepidérmica (JDE)	JDE desorganizada	Perda da regularidade da arquitetura da JDE que assume um aspecto desorganizado
	Papila dérmica não demarcada	As papilas dérmicas não são visíveis ou não são demarcadas por uma borda regular de células brilhantes
	Atipia celular	Células grandes (> 2x o tamanho dos queratinócitos circundantes) com núcleos grandes e/ou formato irregular
Derme superior	Ninhos esparsos compostos por células redondas ou pleomórficas	Agregados compostos por células grandes nucleadas
	Células distribuídas em estruturas em ``lençol``	Células hiper-refrativas distribuídas no mesmo plano e perda de papilas dérmicas

Fonte: Desenvolvida pela autoria.

Tabela 2.7.2.2 Características do melanoma nodular na MC

Camada cutânea	Característica na MC	Descrição
Epiderme suprabasal	Poucas células pagetoides	Melanoma nodular puro tem menos células pagetoides do que o melanoma extensivo superficial
	Arquitetura epidérmica típica	Padrão favo de mel preservado
Camada basal e junção dermoepidérmica (JDE)	Papilas dérmicas não visualizadas	Substituídas por ``lençóis`` de células atípicas
Derme superior	Ninhos cerebriformes	Agregados de células pequenas compactas com aspecto cerebriforme
	Células gordas brilhantes	Melanófagos
	Vasos dilatados	

Fonte: Desenvolvida pela autoria.

Tabela 2.7.2.3 Algoritmo de Modena – diagnóstico de melanoma pela MC

Critério (escore)	Característica na MC
Critério maior (+2 pontos por característica)	Papila dérmica não demarcada
	Células atípicas na JDE
Critério menor (+1 ponto por característica)	Células pagetoides redondas
	Células pagetoides difundidas por toda a lesão
	Ninhos cerebriformes na derme papilar
	Células nucleadas isoladas dentro da papila dérmica

Fonte: Desenvolvida pela autoria.

Tabela 2.7.2.4 Algoritmo de Barcelona – um método dos dois passos para o diagnóstico de melanoma pela MC

Passo	Descrição	Características
Passo 1	Determinar se a lesão é melanocítica ou não melanocítica	Características de uma lesão melanocítica: 1. Padrão pedra de calçamento 2. Disseminação pagetoide 3. Padrão em "malha" na JDE 4. Aglomerados dérmicos de células ou ninhos dérmicos
Passo 2	Determinar se a lesão é um nevo ou melanoma	Características associadas ao nevo (-1 ponto por característica) 1. Células basais típicas 2. Papilas demarcadas
		Características associadas ao melanoma (+1 ponto por característica) 1. Células pagetoides redondas 2. Células nucleadas atípicas na derme

Fonte: Desenvolvida pela autoria.

A MC na prática clínica pode ser indicada também para melhorar a acurácia diagnóstica de lesões pigmentadas ou amelanóticas clinicamente inespecíficas (nenhum achado clínico ou dermatoscópico específico de melanoma ou de lesão benigna, mas com relato de modificação, por exemplo), principalmente nas seguintes situações:

- Lesões localizadas em áreas sensíveis (por exemplo, face e região genital).

- Lesões em regiões com risco de cicatriz hipertrófica e queloide, por exemplo, na região esternal.

- Paciente e/ou médico resistentes em fazer biópsia/exérese (gestante e crianças, por exemplo).[11]

O exame histopatológico continua sendo o padrão-ouro e deve ser realizado se a avaliação pela MC revelar características sugestivas de melanoma. Se a lesão apresentar características atípicas discretas ou benignas na MC, o monitoramento com a dermatoscopia digital pode ser considerado, a depender do cenário clínico.[12]

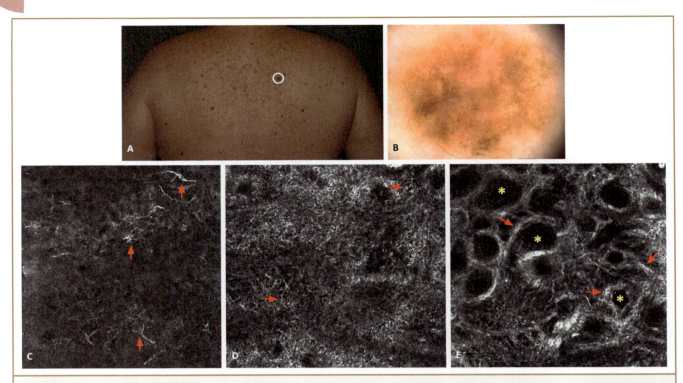

Figura 2.7.2.1 A. Imagem clínica de melanoma *in situ* paravertebral à direita. B. Imagem dermatoscópica mostrando rede pigmentada atípica e hipopigmentação excêntrica. C. Imagem MC individual – epiderme: células pagetoides dendríticas (setas). D. Imagem MC individual – epiderme/JDE: desorganização do padrão favo de mel com células dendríticas intraepidérmicas e redondas nucleadas (setas). E. Imagem MC individual – JDE: papilas não demarcadas (asteriscos) e padrão em malha atípico com células dendríticas nos espaços interpapilares (setas).

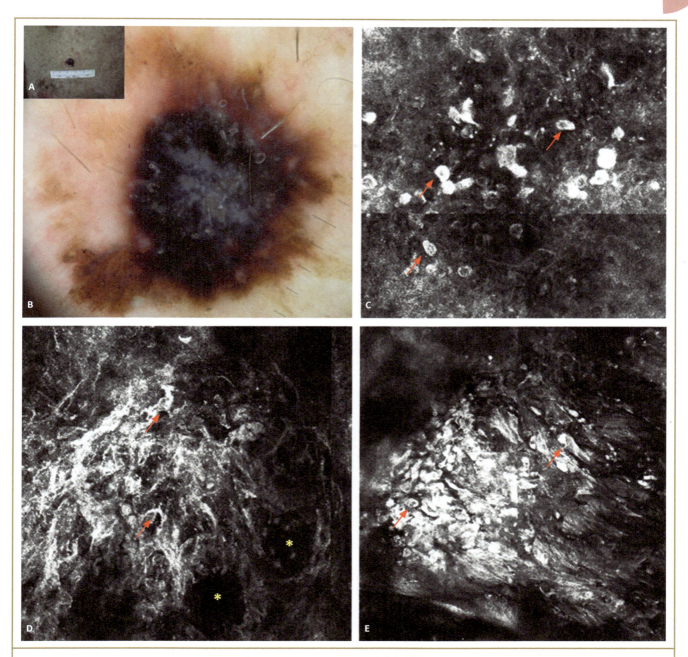

Figura 2.7.2.2 A. Imagem clínica de melanoma extensivo superficial Breslow 1.2 mm no tórax anterior à direita. B. Imagem dermatoscópica mostrando rede pigmentada atípica, hipopigmentação excêntrica, véu azul esbranquiçado e borrão. C. Imagem MC individual – epiderme: células pagetoides redondas nucleadas (setas). D. Imagem MC individual – JDE: arquitetura desorganizada pela presença de numerosas células dendríticas em "lençol" (setas) e papilas não demarcadas (asteriscos). E. Imagem MC individual – derme: ninhos compostos por células pleomórficas (setas).

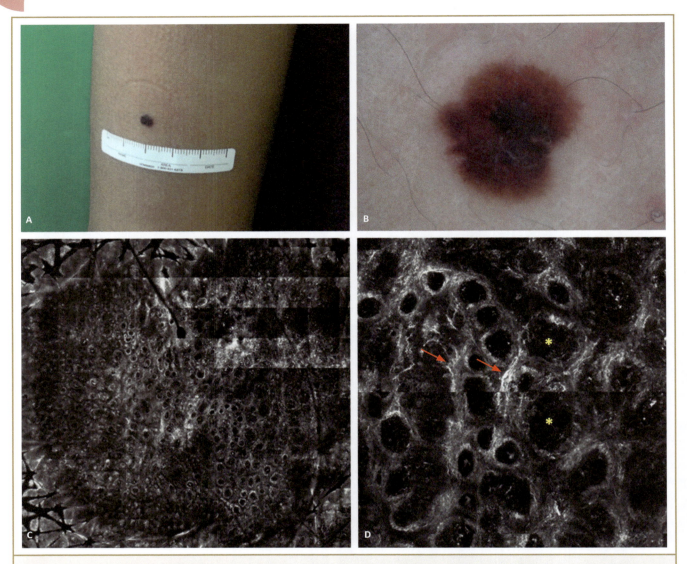

Figura 2.7.2.3 A. Imagem clínica de melanoma extensivo superficial Breslow 0.5 mm no braço esquerdo. B. Imagem dermatoscópica mostrando glóbulos atípicos e borrão. C. Imagem MC mosaico – JDE: predomínio do padrão em malha atípico. D. Imagem MC mosaico – JDE: papilas não demarcadas (asteriscos) e padrão em malha atípico com células dendríticas nos espaços interpapilares (setas).

Referências

1. Alarcon I, Carrera C, Palou J, Alos L, Malvehy J, Puig S. Impact of in vivo reflectance confocal microscopy on the number needed to treat melanoma in doubtful lesions. Br. J. Dermatol. 2014;170(4):802-8.

2. Xiong YQ, Ma SJ, Mo Y, Huo ST, Wen YQ, Chen Q. Comparison of dermoscopy and reflectance confocal microscopy for the diagnosis of malignant skin tumours: a meta-analysis, 2017. J. Cancer Res. Clin. Oncol. doi: 10.1007/s00432–017–2391–9.

3. Xiong YD, Ma S, Li X, Zhong X, Duan C, Chen Q. A meta-analysis of reflectance confocal microscopy for the diagnosis of malignant skin tumours. J. Eur. Acad. Dermatol. Venereol. 2016;30(8):1295-1302.

4. Pellacani G, Pepe P, Casari A, Longo C. Reflectance confocal microscopy as a second-level examination in skin oncology improves diagnostic accuracy and saves unnecessary excisions: a longitudinal prospective study. Br. J. Dermatol. 2014;171(5):1044-51.

5. Longo C, Pellacani G. Melanomas. Dermatol. Clin. 2016;34(4):411-9.

6. Pellacani G, Cesinaro AM, Seidenari S. Reflectance-mode confocal microscopy of pigmented skin lesions – improvement in melanoma diagnostic specificity. J. Am. Acad. Dermatol. 2005;53(6):979-85.

7. Guitera P, Menzies SW, Longo C, Cesinaro AM, Scolyer RA, Pellacani G. In vivo confocal microscopy for diagnosis of melanoma and basal cell carcinoma using a two-step method: analysis of 710 consecutive clinically equivocal cases. J. Invest. Dermatol. 2012;132(10):2386-94.

8. Pellacani G, Guitera P, Longo C, Avramidis M, Seidenari S, Menzies S. The impact of in vivo reflectance confocal microscopy for the diagnostic accuracy of melanoma and equivocal melanocytic lesions. J. Invest. Dermatol. 2007;127(12):2759–765.

9. Segura S, Puig S, Carrera C, Palou J, Malvehy J. Development of a two-step method for the diagnosis of melanoma by reflectance confocal microscopy. J. Am. Acad. Dermatol. 2009;61(2):216-29.

10. Guitera P, Pellacani G, Crotty KA, et al. The impact of in vivo reflectance confocal microscopy on the diagnostic accuracy of lentigo maligna and equivocal pigmented and nonpigmented macules of the face. J. Invest. Dermatol. 2010;130(8):2080-91.

11. Borsari S, Pampena R, Lallas A, et al. Clinical indications for use of reflectance confocal microscopy for skin cancer diagnosis. JAMA Dermctol. 2016;152(10):1093-98.

12. Stanganelli I, Longo C, Mazzoni L, et al. Integration of reflectance confocal microscopy in sequential dermoscopy follow-up improves melanoma detection accuracy. Br. J. Dermatol. 2015;172(2):365-71.

2.7.3 Ultrassonografia de alta frequência

Ivana Lameiras Gibbons | Almir Galvão Vieira Bitencourt

A ultrassonografia de alta frequência pode ser utilizada tanto na avaliação das lesões primárias e estadiamento, quanto no seguimento e avaliação de resposta terapêutica nos pacientes com melanoma.

O melanoma cutâneo primário normalmente se apresenta ao ultrassom como lesão ovalada, hipoecoica e homogênea, de bordas bem definidas e com vascularização variável ao Doppler.[1,2] A avaliação da vascularização fornece uma ideia do poder angiogênico do tumor, o que parece correlacionar-se com o seu potencial metastático. Foi sugerido, inclusive, que a neovascularização pode ser um fator prognóstico equivalente ao índice de Breslow, que é considerado o mais importante preditor de evolução nos pacientes com melanoma cutâneo[3-5] (Figura 2.7.3.1).

Atualmente, a espessura do tumor primário (Breslow) e as características histopatológicas do linfonodo sentinela são os principais determinantes para o tratamento do melanoma. A ultrassonografia, com frequências entre 12 e 100 MHz, já foi utilizada para medição da espessura do melanoma *in vivo*,[6-8] o que mostra concordância variável com a histologia. A espessura dos tumores avaliados e os equipamentos utilizados são considerados os dois principais fatores que afetam a concordância entre essas medidas. Trabalhos realizados com aparelhos de frequência de 20 MHz demonstraram boa correlação entre as medidas ultrassonográficas e o Breslow histopatológico, com uma tendência de discreta superestimativa da profundidade com a ultrassonografia, relacionada, principalmente, à presença de infiltrado inflamatório e de nevo associado.[9] Já a diferenciação entre tumores finos e espessos, menores ou maiores que 1 mm, pode ser realizada de forma confiável por meio desta técnica[7,8] (Figura 2.7.3.2).

Por permitir a varredura de grandes áreas, a USAF também possibilita a pesquisa de lesões satélites e metástases em trânsito, o que pode melhorar o estadiamento e seguimento dos pacientes com melanoma. Por detectar lesões superficiais, muito pequenas e subclínicas, muitas vezes não vizualizadas por meio de métodos de imagem já consagrados para esta finalidade, a USAF pode determinar alterações no manejo e prognóstico desses pacientes.

Essas lesões secundárias apresentam-se como imagens arredondadas ou ovaladas, hipoecogênicas, com contornos regulares ou lobulados, localizadas na derme ou subcutâneo, com graus variáveis de vascularização (Figura 2.7.3.3).

A ultrassonografia também pode ser usada para avaliação das cadeias linfonodais e resposta ao tratamento sistêmico (Figura 2.7.3.4).

CENÁRIOS NA ONCOLOGIA CUTÂNEA 233

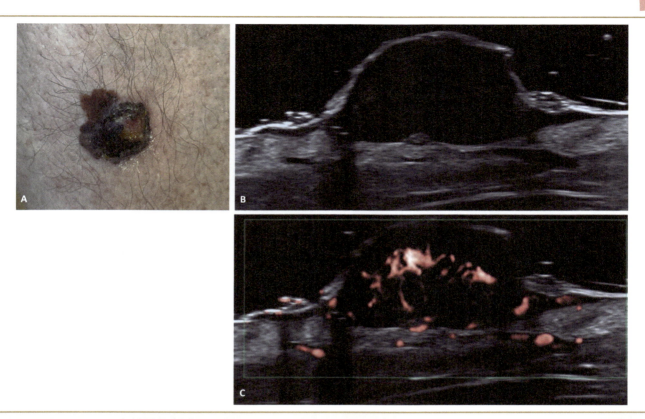

Figura 2.7.3.1 Melanoma espesso na perna. A. Imagem clínica; B. Imagem ultrassonográfica (24Mhz) no modo B evidenciando lesão nodular hipoecogênica e homogênea; C. Com vascularização intensa ao Doppler (SMI).

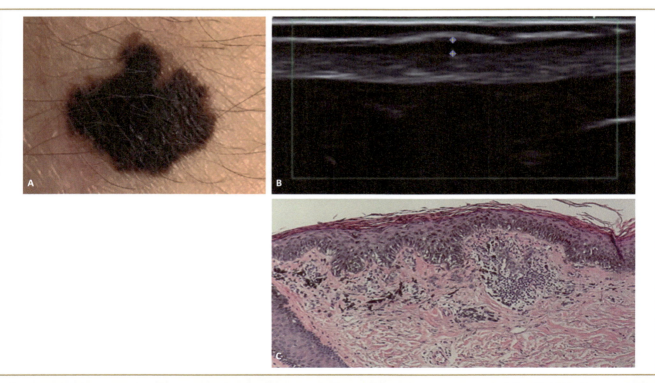

Figura 2.7.3.2 Melanoma fino no antebraço. A. Imagem clínica; B. Imagem ultrassonográfica (24 Mhz) no modo B com maior diâmetro vertical (espaço entre as duas cruzes) de 0,4 mm; C. Exame anatomopatológico evidenciando melanoma extensivo superficial, Breslow 0,3 mm.

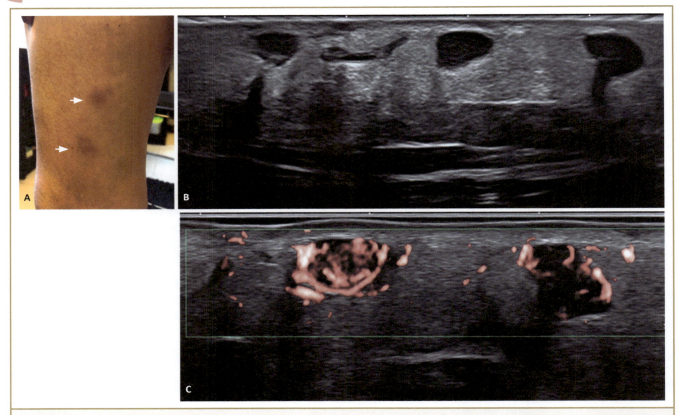

Figura 2.7.3.3 Metástases em trânsito de melanoma na coxa direita. A. Imagem clínica (pontas de setas); B. Ultrassonografia no modo B demonstrando imagens nodulares, ovaladas, hipoecogênicas e homogêneas no subcutâneo; C. Intensamente vascularizadas ao Doppler.

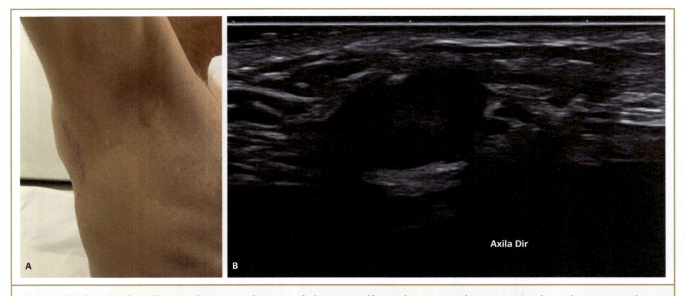

Figura 2.7.3.4 Linfonodomegalia por melanoma. A. Imagem clínica de cicatriz de ressecção de melanoma no dorso e esvaziamento axilar à direita; B. Ultrassonografia em escala de cinza demonstrando, na axila direita, imagem nodular, arredondada e hipoecogênica, sugestiva de linfonodo comprometido.

Referências

1. Wortsman X, Carreño L, Morales C. Skin Cancer: The Primary Tumors. In: Wortsman X, Jemec GBE. Dermatologic Ultrasound with Clinical and Histologic Correlations. New York: Springer, 2013:249-82.

2. Alfageme F. Handbook of skin ultrasound. Key ultrasound features of most frequent malignant skin tumors. 2013:996-1152. [2023 Jul. 27]. Disponível em: https://www.amazon.com/Handbook-Skin-Ultrasound-Fernando-Alfageme/dp/1480262846.

3. Lassau N, Mercier S, Koscielny S, Avril MF, Margulis A, Mamelle G, et al. Prognostic value of high-frequency and color doppler sonography for the preoperative assessment of melanomas. AJR Am J Roentgenol. 1999;172(2):457-61.

4. Lassau N, Lamuraglia M, Koscielny S, Spatz A, Roche A, Leclere J, et al. Prognostic value of angiogenesis evaluated with high--frequency and color Doppler sonography for preoperative assessment of primary cutaneous melanomas: Correlation with recurrence after 5-year follow- up period. Cancer Imaging. 2006;25:24-9.

5. Srivastava A, Woodcock JP, Mansel RE, Webster DJT, Laidler P, Hughes LE, et al. Doppler ultrasound flowmetry predicts 15 year outcome in patients with skin melanoma. Indian J Surg. 2012;74(4):278-83.

6. Wortsman X. Sonography of the primary cutaneous melanoma: a review. Radiol Res Pract. 2012:814396.

7. Guitera P, Li LX, Crotty K, Fitzgerald P, Mellenbergh R, Pellacani G, et al. Melanoma histological Breslow thickness predicted by 75-MHz ultrasonography. Br J Dermatol. 2008; 159(2):364-9.

8. Mušič MM, Hertl K, Kadivec M, Pavlović MD, Hočevar M. Pre-operative ultrasound with a 12-15 MHz linear probe reliably differentiates between melanoma thicker and thinner than 1 mm. J Eur Acad Dermatology Venereol. 2010;24(9):1105-8.

9. Belfiore MP, Reginelli A, Russo A, Russo GM, Rocco MP, Moscarella E, et al. Usefulness of high-frequency ultrasonography in the diagnosis of melanoma: mini review. Front Oncol. 2021;11:673026.

2.8
Melanoma em Pele com Fotodano Extrafacial

Joao Avancini | **Lilian Rocha**

O melanoma na pele com fotodano crônico pode apresentar características clínicas e dermatoscópicas peculiares, o que torna seu diagnóstico por vezes desafiador. O reconhecimento das particularidades das lesões nas áreas cronicamente expostas à radiação ultravioleta é importante para a obtenção de uma maior acurácia, de modo a auxiliar no diagnóstico precoce das lesões malignas.

As características dermatoscópicas do melanoma facial, localização frequentemente associada à pele com fotodano crônico, foram extensamente estudadas ao longo dos anos, e os padrões dermatoscópicos, alterações do exame de microscopia confocal e modelos de progressão tornaram-se ferramentas essenciais no diagnóstico do lentigo maligno (LM) e lentigo maligno melanoma (LMM) facial. Entretanto, as descrições de padrões relacionados ao melanoma em pele com fotodano extrafacial e artigos científicos relacionados a este tema ainda são escassos.[1-3]

O melanoma em pele com fotodano extrafacial, assim como nas lesões da face, acometem principalmente indivíduos acima dos 60 anos de idade. É muito frequente a presença do histórico de neoplasias malignas cutâneas prévias (Cox et al., 1998). As localizações mais frequentemente descritas são: região cervical, tronco posterior e membros superiores – com destaque para a região dorsal das mãos e antebraços, além de serem descritas também lesões no tronco anterior, membros inferiores e abdome.

O diagnóstico clínico é desafiador, pois as lesões podem simular lentigos solares, nevos melanocíticos e estarem camufladas diante da constelação de lesões que costumam ser encontradas nas áreas com fotodano crônico. Clinicamente, apresentam-se como lesões mal delimitadas, irregulares, que se destacam, o que difere do padrão das demais lesões (*outlier lesions*), com presença de duas ou mais cores. A área perilesional apresenta as alterações características do fotodano crônico, como numerosos lentigos e hipomelanoses gutata, além de frequentemente serem visualizadas queratoses seborreicas e hemangiomas rubi.

Estudos demonstraram que o subtipo histopatológico mais comum é o lentigo maligno, seguido do melanoma extensivo superficial e, eventualmente, uma associação dos dois subtipos (Jaimes *et al.*, 2015).

2.8.1 Dermatoscopia

A dermatoscopia é uma importante ferramenta no auxílio diagnóstico, sendo descritos alguns padrões dermatoscópicos predominantes no melanoma em pele com fotodano extrafacial. Entretanto, as estruturas dermatoscópicas classicamente relacionadas ao melanoma também podem ser visualizadas, como estrias e pontos irregularmente distribuídos, rede negativa, crisálidas, véu azul-esbranquiçado e áreas com despigmentação tipo cicatricial. Diante das peculiaridades anatômicas dos locais acometidos, diferentemente do que se observa nas lesões faciais, a obliteração folicular não é visualizada com frequência nas lesões de melanomas extrafaciais. As lesões devem ser avaliadas em sua totalidade, com atenção a todas as alterações presentes, pois, em muitos casos, também podem ser visualizadas estruturas dermatoscópicas de queratoses seborreicas adjacentes às lesões malignas[1-3]; Keir *et al.*, 2014; Jaimes *et al.*, 2015; Daelen *et al.*, 2016; Salerni *et al.*, 2022).

A progressão do LM para formas invasivas geralmente é insidiosa e o tempo de evolução do LM para o LMM é variável (Tio D. *et al.*, 2016); portanto o diagnóstico precoce e tratamentos adequados são essenciais para a obtenção de um melhor prognóstico. A presença de estruturas vasculares pode ser indicativa de lesões invasivas, a destacaram-se os vasos em ponto (*dotted vessels*), lineares irregulares e os vasos polimórficos.

As estruturas mais frequentemente descritas como associadas ao melanoma em pele como fotodano extrafacial são (Figuras 2.8.1.1 a 2.8.1.5):

- **Linhas anguladas** (*angulated lines, rhomboidal structures, zig zag lines, polygonal structures*). Definidas pela presença de múltiplas linhas acastanhadas ou acinzentadas de espessura variável que se encontram e formam ângulos. A rede pigmentada atípica também pode ser encontrada.

- **Rede pigmentada periférica isolada** (*Pacthy peripheral islands*). Presença de estruturas reticulares assimetricamente distribuídas na lesão.

- **Áreas bronzeadas sem estruturas** (*tan structureless areas*). São áreas da lesão que se apresentam apagadas, sem estruturas, com coloração acastanhada, o que caracteriza um aspecto bronzeado.

- **Múltiplos pontos azul-acinzentados** (*granularity, peppering, multiple blue-gray dots*). São estruturas relacionadas à regressão e à presença de melanófagos ou melanina livre na derme.

Assim como foi proposto por Stolz e colaboradores[5] para o LM facial, R Gamo-Villegas e colaboradores[2] propuseram um esquema de progressão para o LM localizado em áreas de fotodano extrafaciais.

Pelo modelo proposto, inicialmente há a formação de áreas bronzeadas sem estruturas, com formação de imagens semelhantes a ilhas de pigmentação. Em seguida, há a formação das linhas anguladas e estruturas policíclicas ou foliculares, e podem estar presentes imagens descritas como granulares (pontos azul-acinzentados). Por fim, com a progressão da doença, é possível ter a formação de áreas maiores isoladas de pigmentação acompanhadas de estruturas vasculares atípicas (vasos em ponto e lineares irregulares) e

vasos polimórficos. No entanto, estes autores não relataram a especificidade e a sensibilidade do modelo proposto (Figura 2.8.1.6).

2.8.2 Microscopia confocal

Até a presente data, não foram descritos critérios específicos por microscopia confocal de reflectância (MCR) para o LM extrafacial. O exame de microscopia confocal é semelhante ao do lentigo maligno facial, demonstrando células atípicas pagetoides na epiderme e espessamentos juncionais atípicos (*meshwork* atípico) (Figura 2.8.2.1).

Os principais critérios descritos para o LM[6] são:

1. **Epiderme:** ausência do padrão em favo de mel típico e presença de células atípicas pagetoides maiores que 20μm (dendríticas ou arredondadas).

2. **Junção dermoepidérmica:** papilas não demarcadas ou presença do padrão inespecífico papilar; mais de 3 células atípicas arredondadas ou dendríticas em 5 campos (500 m); presença de células atípicas ao redor de estruturas anexiais.

3. **Derme superficial:** visualização de células nucleadas no interior das papilas.

Pellacani e colaboradores[8] descreveram que células atípicas arredondadas são mais comuns na localização extrafacial, e células dendríticas mais observadas nas lesões de melanoma facial.

Para o melanoma não LM, segundo proposto por Pellacani e colaboradores,[7,8] podemos também visualizar ninhos celulares esparsos ou cerebriformes na junção dermoepidérmica ou na derme superficial e realce das estruturas vasculares na derme superficial.

Pontos-chave

- A dermatoscopia do melanoma em pele com fotodano extrafacial pode apresentar, além das estruturas clássicas de melanoma, as linhas anguladas, múltiplos pontos azul-acinzentados, rede pigmentada periférica isolada e áreas bronzeadas sem estruturas.
- O exame de microscopia confocal é semelhante ao do lentigo maligno facial.

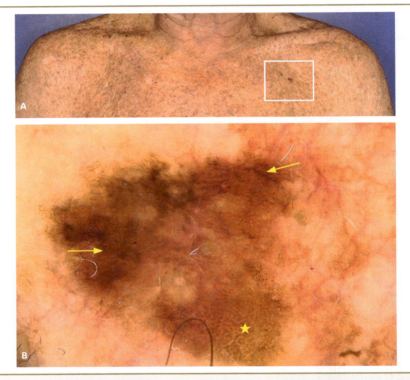

Figura 2.8.1.1 A. Imagem clínica de Lentigo Maligno localizado em área de fotodano no tórax anterior (quadrado branco). B. Imagem dermatoscópica mostrando áreas de pigmentação reticulada isoladas e linhas anguladas (setas), e rede negativa (estrela).

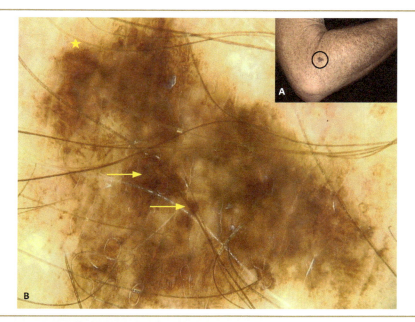

Figura 2.8.1.2 A. Imagem clínica de Lentigo Maligno localizado em área de fotodano no antebraço (círculo preto). B. Imagem dermatoscópica mostrando áreas de pigmentação reticulada isoladas (estrela) e linhas anguladas (setas), além de áreas bronzeadas sem estruturas distribuídas pela lesão.

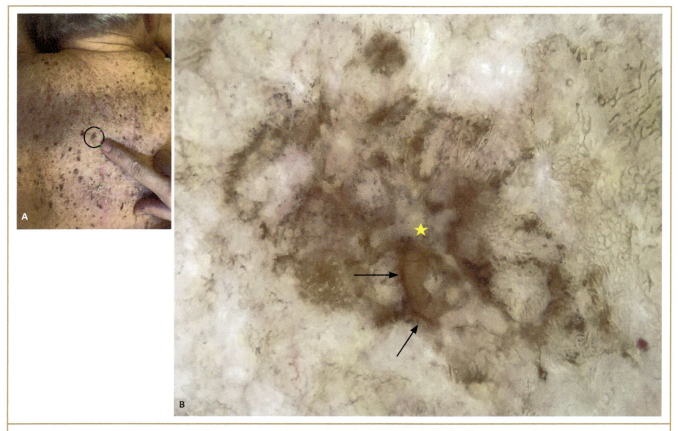

Figura 2.8.1.3 A. Imagem clínica de Lentigo Maligno localizado em área de fotodano no dorso (círculo preto). B. Imagem dermatoscópica mostrando linhas anguladas (setas), além de áreas com granulosidade (estrela).

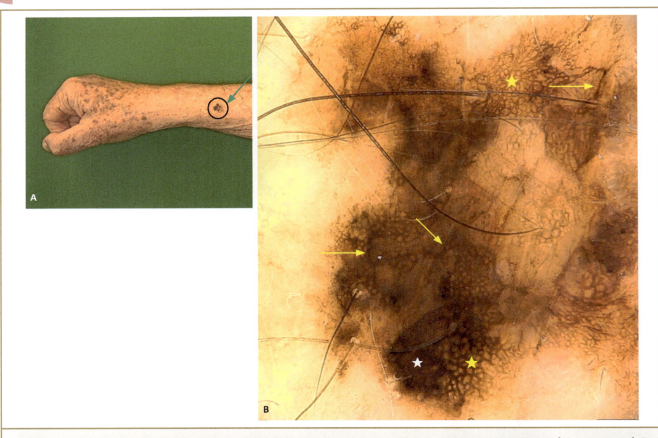

Figura 2.8.1.4 A. Imagem clínica de Lentigo Maligno localizado em área de fotodano no antebraço (círculo preto). B. Imagem dermatoscópica mostrando áreas de pigmentação reticulada isoladas (estrelas amarelas) e linhas anguladas (setas), além de borrão excêntrico (estrela branca).

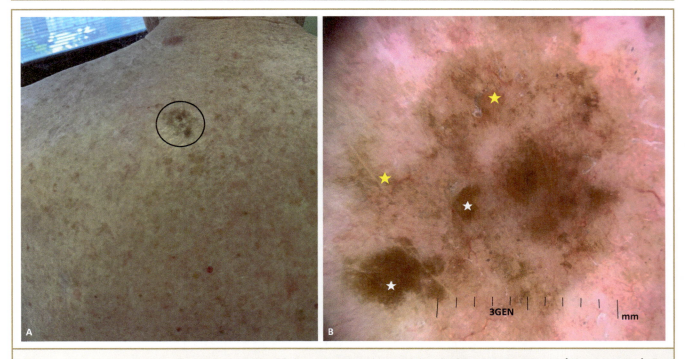

Figura 2.8.1.5 A. Imagem clínica de Lentigo Maligno localizado em área de fotodano no dorso (círculo preto). B. Imagem dermatoscópica mostrando áreas de pigmentação reticulada isoladas (estrelas brancas), além de áreas bronzeadas sem estruturas distribuídas pela lesão (estrelas amarelas).

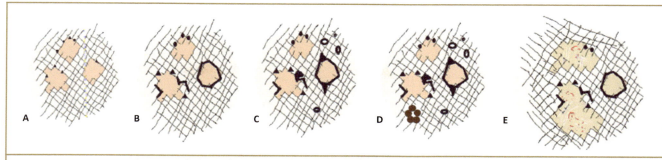

Figura 2.8.1.6 Modelo de Progressão do Lentigo Maligno extrafacial proposto por R Gamo-Villegas *et al*. A. Áreas bronzeadas sem estruturas redondas ou triangulares. B. Linhas anguladas, linhas em zig-zag e estruturas policíclicas. C. Estruturas foliculares e estruturas romboidais. D. Círculo dentro de um círculo e áreas globulares. E. Áreas apagadas muito grandes contendo vascularização atípica e linhas brancas.

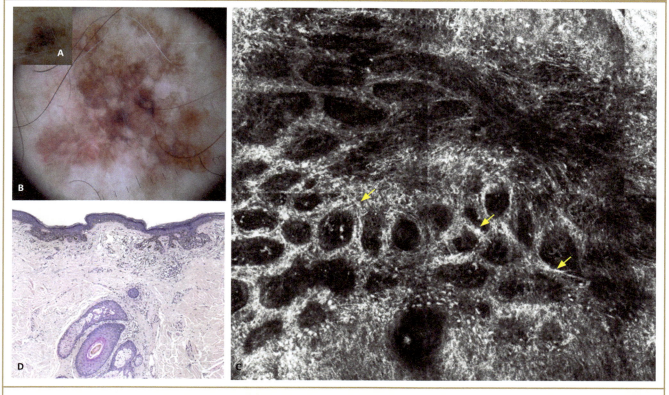

Figura 2.8.2.1 A e B. Imagens clínica e dermatoscópica de mácula acastanhada, de aproximadamente 1,5 cm, localizada no antebraço, apresentando à dermatoscopia linhas anguladas. C. Imagem MC mosaico (1,0 x 1,0 mm) – junção dermoepidérmica: papilas não demarcadas e padrão em malha atípico (*meshwork* atípico) com aumento dos espaços interpapilares pela presença de células dendríticas (setas amarelas). D. Exame anatomopatológico (H&E): Melanoma *in situ*, tipo lentigo maligno.

Referencias

1. Martínez-Leboráns L, et al. Extrafacial lentigo maligna: a report on 14 cases and a review of the literature. Actas Dermosifiliográficas (English Edition). 2016;107(8):e57-e63.

2. Gamo-Villegas R, et al. Key dermoscopic signs in the diagnosis and progression of extrafacial lentigo maligna: Evaluation of a series of 41 cases. Australasian Journal of Dermatology 2019;60(4):288-93.

3. Lau YN, Affleck AG, Fleming CJ. Dermatoscopic features of extrafacial lentigo maligna. Clinical and Experimental Dermatology. 2013;38(6):612-6.

4. Tio D, et al. A systematic review on the role of imiquimod in lentigo maligna and lentigo maligna melanoma: need for standardization of treatment schedule and outcome measures." Journal of the European Academy of Dermatology and Venereology. 2017;31(4):616-24.

5. Stolz W, Schiffner R, Burgdorf WH. Dermatoscopy for facial pigmented skin lesions. Clin Dermatol. 2002;20:276-8.

6. Guitera P, et al. The impact of in vivo reflectance confocal microscopy on the diagnostic accuracy of lentigo maligna and equivocal pigmented and nonpigmented macules of the face. Journal of investigative dermatology. 2010;30(8): 2080-91.

7. Pellacani G, et al. The impact of in vivo reflectance confocal microscopy for the diagnostic accuracy of melanoma and equivocal melanocytic lesions. Journal of investigative dermatology. 2007;127(12):2759-65.

8. Pellacani G, et al. Distinct melanoma types based on reflectance confocal microscopy. Experimental dermatology. 2014;23(6):414-8.

2.9
Nevo e Melanoma na Região Palmo-Plantar

Renato Hikawa

A região palmo-plantar é uma região peculiar, pois apresenta camada córnea da epiderme espessa e, na sua superfície, elevações e depressões que formam os dermatóglifos (impressões digitais) dos seres humanos.

Os nevos melanocíticos podem ser encontrados nessa região em 10% a 42% da população, a depender da região geográfica estudada, mas são mais frequentemente encontrados nos indivíduos de pele negra.[1]

O subtipo de melanoma típico da região palmo-plantar é o melanoma acral lengitinoso (MAL). Ocorre em todas as etnias e, em caucasianos, corresponde em torno de 10% dos casos de melanoma cutâneo. Em contrapartida, na população de pele negra e asiáticos é o mais frequente, uma vez que corresponde a mais de 50% dos casos de melanoma nessas populações. No Brasil, um estudo mostrou uma frequência de 13.6% em relação a todos os melanomas cutâneos.[2,3]

O MAL está associado a pior prognóstico quando comparado aos outros subtipos. O prognóstico desfavorável pode acontecer por atraso no diagnóstico da doença, mas também por características de mutações, imunológicas ou de expressão gênica. O motivo real para essa diferença permanece desconhecido.[4]

2.9.1 Dermatoscopia

A diferenciação entre lesão benigna (nevo melanocítico) e fases iniciais de uma lesão maligna (MAL) na região palmo-plantar pode ser muito difícil apenas a olho nu, mesmo para profissionais experientes. Com o advento da dermatoscopia, houve uma melhora na acurácia diagnóstica, o que reduziu as excisões desnecessárias de lesões benignas e aumentou a especificidade no diagnóstico do MAL.[5]

A dermatoscopia da região palmo-plantar, pela peculiaridade anatômica, possui também características especiais. O padrão básico descrito para a região acral é o padrão paralelo, ou seja, o pigmento que corre paralelamente às linhas correspondentes aos dermatóglifos (elevações e depressões superficiais na camada córnea).

Outra característica importante dessa região está relacionada à histologia, também peculiar. As cristas interpapilares profundas da epiderme são divididas em dois tipos:

1. **Crista interpapilar profunda intermédia** (aquela pela qual a glândula sudorípara atravessa a epiderme), que corresponde, na superfície, à elevação da camada córnea conhecida como crista.

2. **Crista interpapilar profunda limitante** (aquela adjacente à crista intermédia), que corresponde na superfície à depressão da camada córnea, conhecida como sulco[6] (Figura 2.9.1.1).

A presença de glândulas sudoríparas écrinas em abundância na região acral e seus respectivos orifícios na superfície da pele (representados à dermatoscopia por pontos brancos) guiam o clínico para se localizar em relação às elevações e depressões da camada córnea. Os orifícios das glândulas sudoríparas localizam-se na região das elevações da camada córnea, ou seja, nas cristas. Essas cristas correspondem, na profundidade, à crista interpapilar profunda intermédia (Figura 2.9.1.2).

É importante destacar esse contexto, pois acredita-se que o MAL tenha sua origem na região da crista interpapilar profunda intermédia, enquanto os nevos surgiriam da crista interpapilar profunda limitante.

Os padrões dermatoscópicos básicos da região palmo-plantar são: o padrão em sulcos paralelos (PSP), correspondendo a lesões sugestivas de nevos benignos e o padrão em cristas paralelas (PCP), o que corresponde a lesões sugestivas de malignidade (Figuras 2.9.1.2 e 2.9.1.3).

O PSP pode ser representado por linhas contínuas ou pontilhadas, que podem ser linhas simples ou duplas. Além disso, esse padrão possui algumas variantes: 1) Padrão em treliça ou grade no qual, além dos sulcos paralelos, são encontradas linhas perpendiculares aos sulcos que atravessam as cristas; 2) Padrão fibrilar regular no qual ocorre uma ilusão de ótica em áreas nas quais a camada córnea encontra-se deformada obliquamente por conta da pressão em áreas de apoio dos pés[5] (Figuras 2.9.1.4A, 2.9.1.4B, 2.9.1.4C, 2.9.1.4D).

Além desses padrões básicos, outros padrões de lesões benignas observadas em áreas de pele não glabra também foram descritos na região palmo-plantar: padrões reticular, globular e homogêneo regulares e padrão glóbulo-estriado[7] (Figuras 2.9.1.5A, 2.9.1.5B e 2.9.1.5C).

Também no MAL, além do PCP, outras estruturas observadas em área de pele não glabra também podem ser observadas: pontos e glóbulos irregulares, estrias irregulares, pigmentação irregular difusa, véu cinza-azulado, ulceração, polimorfismo vascular, crisálidas (Figura 2.9.1.6).

O PCP é o achado mais específico para o diagnóstico de MAL, apesar da especificidade não ser 100%. Existem lesões benignas com padrão PCP como: hematoma subcórneo, pigmentação exógena, diplópodes, pigmentação por droga, lentiginoses, verruga viral pigmentada, melanose racial, disqueratose pagetoide.[8]

2.9.1.1 Algoritmo de 3 passos

Descrito em 2007 e revisado em 2011, o algoritmo de 3 passos auxilia o clínico no seguimento das lesões pigmentadas adquiridas na região acral.

A recomendação é de que, diante de uma lesão pigmentada com PCP, seja realizada biópsia para estudo anatomopatológico, pois é a estrutura com maior especificidade para o diagnóstico de MAL.

Para lesões sugestivas de lesões benignas (PSP, treliça e fibrilar regular típicos) não é necessário acompanhamento.

As lesões que não se encaixam em nenhum dos lados são divididas em dois grupos, de acordo com o tamanho: para lesões maiores de sete milímetros, indica-se biópsia. Para aqueles com sete milímetros ou menos, seguimento e biópsia, se necessário (Figura 2.9.7).[9]

2.9.1.2 *Checklist* BRAAFF

Com novos estudos ao longo do tempo, verificou-se que até 50% dos melanomas acrais não apresentavam PCP. Dessa forma, foi desenvolvido um *checklist* para aumentar a sensibilidade do diagnóstico de melanoma acral. Após análises univariadas e multivariadas, esse estudo chegou ao acrônimo BRAAFF, no qual cada letra representa um achado dermatoscópico (Tabela 2.9.1.1).

Tabela 2.9.1.1 *Checklist* BRAAFF para o diagnóstico de melanoma acral

	Critério	Pontuação
B	Borrão (ou *Blotch*) irregular	+1
R	Padrão em cristas (*Ridge*) paralelas	+3
A	Assimetria de estruturas	+1
A	Assimetria de cor	+1
F	Padrão em sulcos (*Furrow*) paralelos	-1
F	Padrão fibrilar regular	-1

Fonte: Adaptada de Lallas *et al.*, 2015.

Por serem critérios encontrados no melanoma acral, somam pontos a presença de: borrão irregular, padrão em cristas paralelas, assimetria de estruturas e assimetria de cor.

Por serem critérios encontrados em lesões benignas, subtraem pontos a presença de: padrão em sulcos paralelos e padrão fibrilar regular.

Uma pontuação de 1 ou mais indica lesão suspeita (Figura 2.9.1.8).[10]

O diagnóstico do MAL nas fases iniciais pode ser desafiador. A dermatoscopia oferece uma melhora na acurácia diagnóstica dessas lesões. A excisão de lesões suspeitas e o seguimento de lesões duvidosas são fundamentais para o diagnóstico precoce e melhora das curvas de sobrevida dos pacientes com MAL.

Pontos-chave

- A região palmo-plantar é uma das áreas peculiares à dermatoscopia, com padrões específicos relacionados a ela.
- O MAL está associado a um pior prognóstico.
- A dermatoscopia melhora a acurácia diagnóstica das lesões pigmentadas da região palmo-plantar.
- O diagnóstico precoce melhora a sobrevida dos pacientes com MAL.

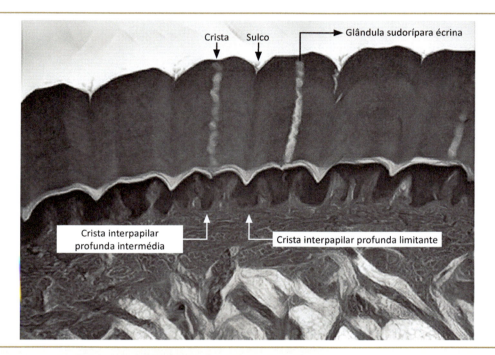

Figura 2.9.1.1 Histologia peculiar da região acral.

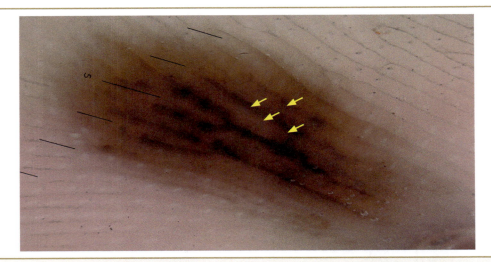

Figura 2.9.1.2 Dermatoscopia mostrando padrão em sulcos paralelos com o pigmento que corre nas linhas conhecidas como sulcos, padrão sugestivo de lesão benigna (nevo melanocítico). Setas amarelas indicando óstios das glândulas sudoríparas écrinas.

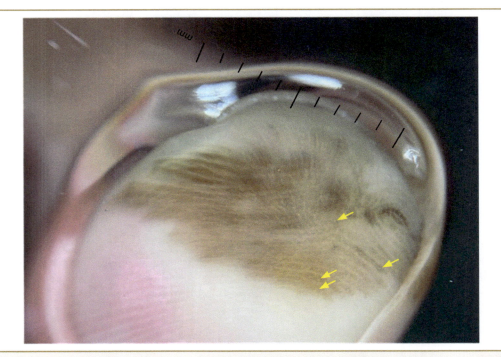

Figura 2.9.1.3 Melanoma acral lengitinoso *in situ* – dermatoscopia mostrando padrão em cristas paralelas com o pigmento que corre nas linhas conhecidas como cristas. Setas amarelas indicando óstios das glândulas sudoríparas écrinas.

CENÁRIOS NA ONCOLOGIA CUTÂNEA 247

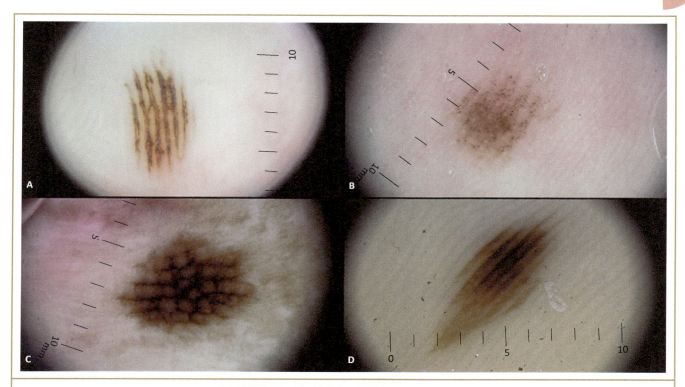

Figura 2.9.1.4 A. Padrão em sulcos paralelos com linhas contínuas duplas. B. Padrão em sulcos paralelos com linhas pontilhadas duplas. C. Padrão em treliça ou grade. D. Padrão fibrilar regular.

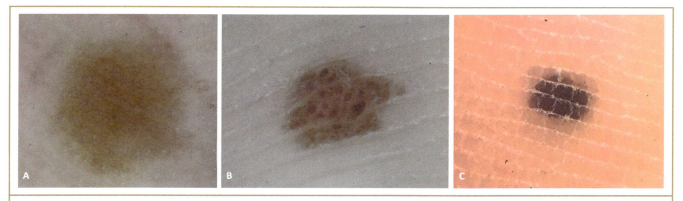

Figura 2.9.1.5 Dermatoscopias de lesões pigmentadas na região acral com padrões encontrados também em área de pele não glabra. A. Padrão reticular regular. B. Padrão globular regular. C. Padrão homogêneo regular.

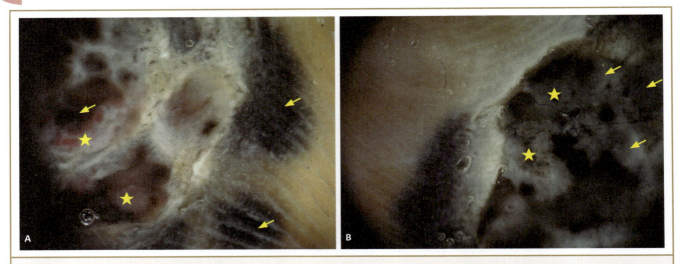

Figura 2.9.1.6 Melanoma acral lengitinoso invasivo. A. Dermatoscopia mostrando policromasia, pigmentação irregular difusa (setas amarelas) e padrão vascular atípico (estrelas amarelas). B. Dermatoscopia mostrando áreas de véu cinza azulado (setas amarelas) e pontos e glóbulos irregulares (estrelas amarelas).

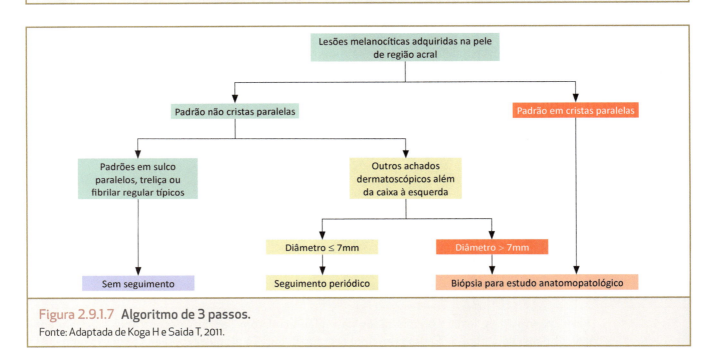

Figura 2.9.1.7 Algoritmo de 3 passos.
Fonte: Adaptada de Koga H e Saida T, 2011.

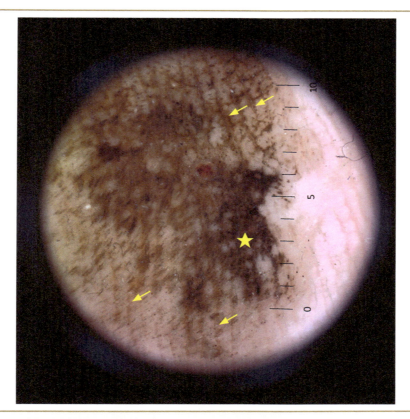

Figura 2.9.1.8 Dermatoscopia de melanoma acral lentiginoso com ausência de PCP, mas presença de PSP (setas amarelas), assimetria de estruturas, blotch irregular (estrela amarela), somando pontuação BRAAFF de 1, indicando lesão suspeita.

Referências

1. Roh D, Shin K, Kim WI, Yang MY, Lee WK, Kim HS,et al. Comparison of dermoscopic features between congenital and acquired acral melanocytic nevi in Korean patients. Journal of the European Academy of Dermatology and Venereology: JEADV. 2020;34(5):1004-9. doi: 10.1111/jdv.16089.

2. Carrera C, Puig-Butille JA. Clinical, epidemiological, and molecular heterogeneity in acral melanoma. The Journal of investigative dermatology. 2018;138(2):254-5. doi: 10.1016/j.jid.2017.09.027.

3. Nunes LF, Quintella Mendes GL, Koifman RJ. Acral melanoma: a retrospective cohort from the Brazilian National Cancer Institute (INCA). Melanoma research. 2018;28(5):458-64. doi: 10.1097/CMR.0000000000000476.

4. Howard MD, Xie C, Wee E, Wolfe R, McLean CA, Kelly JW, et al. Acral lentiginous melanoma: differences in survival compared with other subtypes. The British journal of dermatology. 2020;182(4):1056-7. doi: 10.1111/bjd.18620.

5. Oguchi S, Saida T, Koganehira Y, Ohkubo S, Ishihara Y, Kawachi S. Characteristic epiluminescent microscopic features of early malignant melanoma on glabrous skin. A videomicroscopic analysis. Archives of dermatology. 1998;134(5):563-8. doi: 10.1001/archderm.134.5.563.

6. Chapel TA, Taylor RM, Pinkus H. Volar melanotic macules. International journal of dermatology. 1979;18(3):222-5. doi: 10.1111/ijd.1979.18.3.222.

7. Malvehy J, Puig S. Dermoscopic patterns of benign volar melanocytic lesions in patients with atypical mole syndrome. Archives of dermatology. 2004;140(5):538-44. doi: 10.1001/archderm.140.5.538.

8. Tanioka M. Benign acral lesions showing parallel ridge pattern on dermoscopy. The Journal of dermatology. 2011;38(1):41-4. doi: 10.1111/j.1346-8138.2010.01128.x.

9. Koga H, Saida T. Revised 3-step dermoscopic algorithm for the management of acral melanocytic lesions. Archives of dermatology. 2011;147(6):741-3. doi: 10.1001/archdermatol.2011.136.

10. Lallas A, Kyrgidis A, Koga H, Moscarella E, Tschandl P, Apalla Z. The BRAAFF checklist: a new dermoscopic algorithm for diagnosing acral melanoma. The British journal of dermatology. 2015;173(4):1041-9. doi: 10.1111/bjd.14045.

Face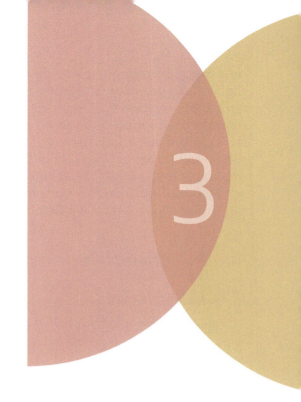

3.1
Lesões Pigmentadas Isoladas da Face e Seus Diagnósticos Diferenciais

Mauricio Mendonça | Lilian Rocha | Fernanda Mendes

3.1.1 Dermatoscopia

Mauricio Mendonça | Lilian Rocha
Fernanda Mendes

A dermatoscopia da face distingue-se das demais áreas do corpo devido à presença de grande quantidade de unidades pilossebáceas e de retificação das cristas interpapilares.[1,2] Estas peculiaridades anatômicas dificultam o diagnóstico das lesões pigmentadas, principalmente a diferenciação entre o lentigo maligno (LM) e seus simuladores (queratose actínica pigmentada, queratose seborreica plana, lentigo solar, queratose liquenoide), pois, comumente, não há formação de rede pigmentar nessa região, uma característica comum à dermatoscopia para definir as lesões melanocíticas (Campos do Carmo e Ramos e Silva, 2008).[7]

As lesões pigmentadas da face, em sua maioria, apresentam pseudorrede pigmentar à dermatoscopia, na qual as áreas claras da rede correspondem às aberturas foliculares e o pigmento encontra-se ao redor dessas estruturas. É uma característica exclusiva desta topografia, devido à retificação das cristas interpapilares e à ausência de cristas epidérmicas profundas para formar uma rede pigmentar, como ocorre nas demais topografias (Figura 3.1.1.1) (Campos do Carmo e Ramos e Silva 2008).[7]

3.1.1.1 Lentigo maligno

Schiffner et al.[3] e Stolz et al.[4] foram os primeiros autores a descreverem as características dermatoscópicas do lentigo maligno da face em um modelo de progressão, o qual inclui: 1) abertura folicular assimetricamente pigmentada. 2) pontos e glóbulos dispostos entre as aberturas anexiais, de coloração marrom, cinza ou preta, com padrão anular-granular. 3) estruturas romboidais: linhas interfoliculares em distribuição poligonal, em formato de losango quando há o envolvimento de toda a abertura folicular. 4) Área escura sem estrutura (borrões escuros ou *blotches*): pigmento escuro, com ausência de estrutura, que oclui o óstio folicular (obliteração das aberturas foliculares) (Figuras 3.1.1.2, 3.1.1.3 e Quadro 3.1.1.1).

Quadro 3.1.1.1 Critérios dermatoscópicos do lentigo maligno

- Abertura folicular assimetricamente pigmentada
- Coloração acinzentada (pontos e glóbulos)
- Padrão anular-granular
- Estruturas romboidais
- Obliteração da abertura folicular

Fonte: Desenvolvido pela autoria.

Entre os critérios descritos por Schiffner *et al.* em 2000, os dois iniciais (abertura folicular assimetricamente pigmentada e estrutura anular-granular) sugerem o lentigo maligno (melanoma *in situ*) e os dois últimos (estruturas romboidais e borrões ou *blotches*) indicam doença avançada, ou seja, o lentigo maligno melanoma. Entretanto não são características exclusivas do lentigo maligno, pois podem estar presentes em outras lesões pigmentadas benignas, como queratose actínica pigmentada, queratose seborreica plana, lentigo solar, queratose liquenoide e nevo melanocítico.

Outros critérios descritos posteriormente para o melanoma da face incluem[4,6,11] (Figuras 3.1.1.4 e 3.1.1.5):

- Círculo dentro de círculo: é um círculo cinza ao redor da abertura folicular dentro de um outro círculo que o envolve;

- Padrão em alvo: presença de imagem em ponto ou globular pigmentado no interior da abertura folicular, circundado por círculo marrom-acinzentado;

- Presença de cor cinza e círculos acinzentados;

- Folículos pilosos não evidentes: aspecto de apagamento das aberturas foliculares na lesão;

- Presença de área com intensa pigmentação, mais destacada à dermatoscopia;

- Realce das estruturas vasculares e presença de estruturas romboidais vermelhas: realce das estruturas vasculares ao redor das aberturas foliculares.

Além das estruturas dermatoscópicas descritas para o LM, podem também estar presentes critérios dermatoscópicos descritos para o melanoma "clássico", como presença de estrias periféricas alargadas, pseudópodes, pontos pretos na periferia da lesão, véu azul-esbranquiçado, fundo vermelho leitoso, crisálidas, atipias vasculares, entre outros.

Para auxiliar no diagnóstico do LM, alguns algoritmos foram propostos, que além de considerarem alguns dos critérios citados específicos para lesões malignas, incluem critérios negativos para o LM.[6,8,10,11] Alguns destes critérios negativos são:

- Presença de escamas superficiais;

- Presença de círculos brancos ao redor das aberturas foliculares;

- Presença de critérios específicos de QS: imagem em pseudocisto córneo, aspecto em impressão digital, padrão cerebriforme etc;

- Presença de halo interno acinzentado: círculo cinza na porção interna da abertura folicular.

Tschandl *et al.* propuseram um algoritmo composto por critérios negativos para diferenciar o melanoma inicial das lesões planas benignas da face. Neste método, uma lesão é classificada como benigna quando, no mínimo, um dos sete critérios não melanoma está presente na lesão (Quadro 3.1.1.2).

Além dos critérios negativos para melanoma, os autores também avaliaram a presença de critérios já descritos para melanoma da face: 1) coloração acinzentada 2) padrão em círculo (marrom e cinza) 3) glóbulos assimétricos 4) padrão anular-granular 5) estrutura romboidal 6) obliteração da abertura folicular 7) véu azul-esbranquiçado.[8]

Quadro 3.1.1.2 Sete critérios não melanoma para afastar o melanoma da face

1. Escama (pigmentada ou não pigmentada)
2. Folículos brancos (círculos brancos, abertura folicular esbranquiçada ou rosetas)
3. Eritema ou padrão vascular reticular
4. Linhas finas paralelas reticulares ou curvas (aspecto em impressão digital)
5. Coloração marrom sem estrutura
6. Bordas bem demarcadas
7. Critérios clássicos de queratose seborreica (pseudoabertura folicular, pseudocisto córneo)

Fonte: Desenvolvido pela autoria.

3.1.1.2 Queratose actínica pigmentada

Pode ser muito desafiador a diferenciação da QAP e o LM da face quando não há presença de escama ou "sinal da vizinhança", ou seja, quando é uma lesão pigmentada e isolada da face.[11,12]

A QAP pode apresentar pseudorrede, padrão anular-granular, abertura folicular assimetricamente pigmentada, borda pigmentada abrupta.[9]

Lallas *et al.*, 2014 propuseram um algoritmo que facilitaria a diferenciação entre as duas entidades, com base em critérios dermatoscópicos (Figuras 3.1.1.6, 3.1.1.7 e Quadro 3.1.1.3):

Quadro 3.1.1.3 Escore de pontos para diferenciação entre lentigo maligno e queratose actínica pigmentada

Critérios	Pontos
Linhas romboidais acentadas	+ 2
Folículos não evidentes	+1
Círculos cinzas	+1
Presença de área com grande intensidade de pigmento	+1
Círculos brancos	- 2
Escamas superficiais	-1

Escore > 1 sugere o diagnóstico de lentigo maligno e Escore < 1 favorece o diagnóstico da queratose actínica pigmentada (sensibilidade de 92,9% e especificidade de 55,4%) segundo Lallas *et al.*
Fonte: Desenvolvido pela autoria.

3.1.1.3 Queratose liquenoide

A queratose líquen plano símile ou queratose liquenoide é um grande simulador do LM à dermatoscopia. Acredita-se ser uma lesão em regressão proveniente de queratose seborreica ou lentigo solar. No seu estágio inicial, pode exibir atipias vasculares, como vasos em pontos, lineares curtos ou em serpentina, além de imagens em rosetas. No estágio intermediário, apresenta linhas finas acastanhadas e estruturas de regressão: pontos acinzentados focalmente na lesão. No estágio tardio, apresenta aglomerados de pigmentos dispersos com pontos e grânulos acinzentados difusos, o que é conhecido como padrão granular difuso. Os dois estágios finais simulam o LM e, na face, podem apresentar o exame clínico e dermatoscópico idênticos[13] (Figura 3.1.1.8).

3.1.1.4 Queratose seborreica e lentigo solar

As lesões de QS e LS são extremamente comuns e podem ser um fator de confusão clínica e dermatoscópica por poderem simular o LM ou por se apresentarem nas margens da lesão, de modo a constituírem tumores de colisão, o que torna desafiador o diagnóstico do melanoma. Quando há a presença de critérios clássicos de QS e LS, é possível evitar excisões desnecessárias. Entretanto, algumas vezes, na queratose seborreica plana incipiente da face podemos encontrar apenas pseudorrede, ou ainda, critérios que sugerem lentigo maligno (Quadro 3.1.1.4).

- **Pseudoabertura folicular:** estruturas acastanhadas, ovaladas ou arredondadas, de limite nítido. Correspondem a invaginações epidérmicas preenchidas por queratina em contato com a superfície da pele.

- **Padrão em impressão digital:** linhas finas marrons que lembram imagens de impressões digitais.

- **Pseudocisto córneo:** estrutura branco-brilhante ou branco-amarelada e arredondadas. São cistos de queratina presentes na epiderme sem contato com a superfície da pele.

- **Borda em mordida de traça:** linha convexa abrupta com interrupção repentina do pigmento.

- **Dedos em salsicha (*fat fingers*):** estruturas alongadas, lineares ou tubulares localizadas na periferia da lesão (Figura 3.1.1.9).

Quadro 3.1.1.4 Critérios dermatoscópicos da queratose seborreica

- Pseudoabertura folicular
- Pseudocisto córneo
- Borda em mordida de traça
- Dedos em salsicha (*fat fingers*)

Fonte: Desenvolvido pela autoria.

A presença da pseudorrede e o fato dos principais simuladores do melanoma da face apresentarem critérios dermatoscópicos semelhantes entre si dificultam o diagnóstico precoce e acurado do lentigo maligno, sendo um verdadeiro desafio ao dermatologista. Em caso de dúvida diagnóstica, deve-se progredir com a investigação diagnóstica com exames complementares, como a microscopia confocal de reflectância, ou com a biópsia do local da lesão mais suspeita à dermatoscopia, com o exame anatomopatológico para o diagnóstico histológico.

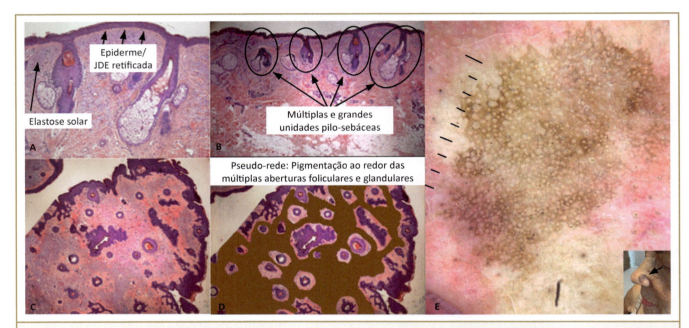

Figura 3.1.1.1 Anatomopatológico da pele. A e B. Foto anatomopatológica da pele exibindo a epiderme e junção dermoepidérmica (JDE) retificadas, múltiplas e grandes unidades pilo-sebáceas e elastose solar. C. Corte transversal da pele e seus anexos. D. Área em marrom mostrando formação de pseudorrede: o local da pigmentação é ao redor das aberturas foliculares e das glândulas. E. Imagem de dermatoscopia do padrão em pseudorrede da face. A imagem menor ilustra a lesão clínica (seta preta).

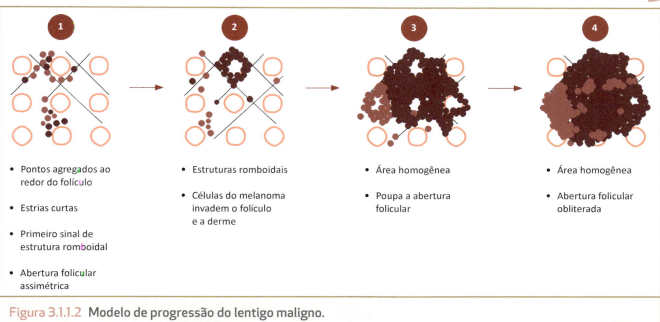

Figura 3.1.1.2 **Modelo de progressão do lentigo maligno.**
Fonte: Adaptado de Schiffner, 2000.

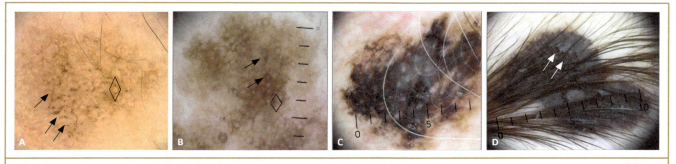

Figura 3.1.1.3 Dermatoscopia representativa do modelo de progressão do lentigo maligno proposto por Schiffner, 2000. A. Dermatoscopia de lesão em estágios iniciais, em que é possível a visualização das aberturas foliculares, pigmentação perifolicular irregular (setas) e os primeiros sinais de estrutura romboidal (losango). B. Imagem de dermatoscopia mostrando formação de estruturas romboidais (losango) e obliteração de alguns folículos (setas). C. Dermatoscopia com áreas de pigmentação homogênea, porém ainda é possível observar as aberturas foliculares. D. Presença de áreas homogêneas e véu azul-acinzentado, sem visualização de aberturas foliculares (setas).

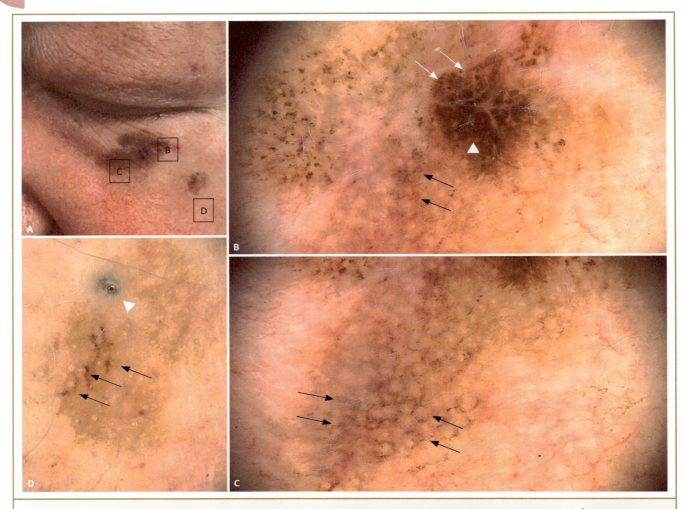

Figura 3.1.1.4 Lentigo maligno. A. Imagem clínica de lesão pigmentada na região malar esquerda (retângulos representando área de dermatoscopia em "B", "C" e "D". B. Dermatoscopia apresentando área de pseudorrede eritematosa com granulosidade (setas pretas), glóbulos (setas brancas), e área homogênea com apagamento dos óstios foliculares (triângulo). C. Dermatoscopia com presença de cor cinza e círculos acinzentados (setas). D Dermatoscopia de região com pigmentação perifolicular irregular (setas) e folículo ocupado por pigmento (triângulo).

CENÁRIOS NA ONCOLOGIA CUTÂNEA 257

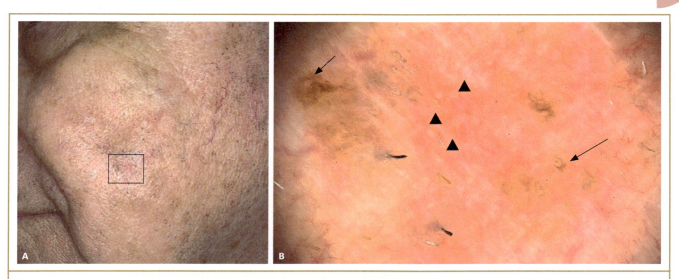

Figura 3.1.1.5 Lentigo maligno. A. Imagem clínica de lesão discretamente pigmentada na região malar esquerda (retângulo representando área de dermatoscopia em "B"). B. Dermatoscopia apresentando área de pseudorrede eritematosa e vasos perifoliculares (triângulos) e pigmentação perifolicular irregular (setas pretas).

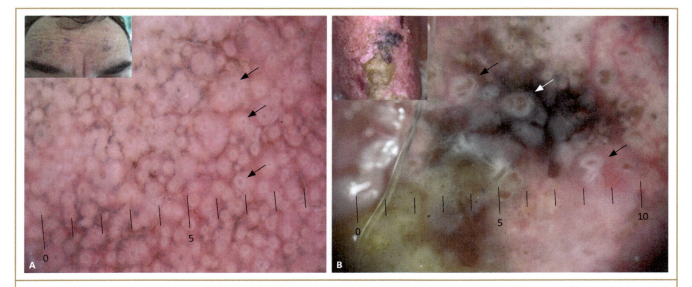

Figura 3.1.1.6 Queratoses actínicas pigmentadas – imagens clínicas e dermatoscópicas. A. Dermatoscopia de lesão da fronte de paciente com dano actínico intenso, evidenciando múltiplos óstios foliculares evidentes com círculos brancos ao redor dos folículos (setas). Observa-se, diferentemente do lentigo maligno, que as aberturas foliculares mantêm-se livres de pigmento nesta lesão. B. Dermatoscopia mostrando intensa pigmentação perifolicular, áreas amareladas respresentando a queratinização da lesão. O principal diagnóstico diferencial desta lesão é o carcinoma espinocelular pigmentado, devido às caracerísticas clínicas e à presença de múltiplos círculos brancos na lesão (setas branca e pretas).

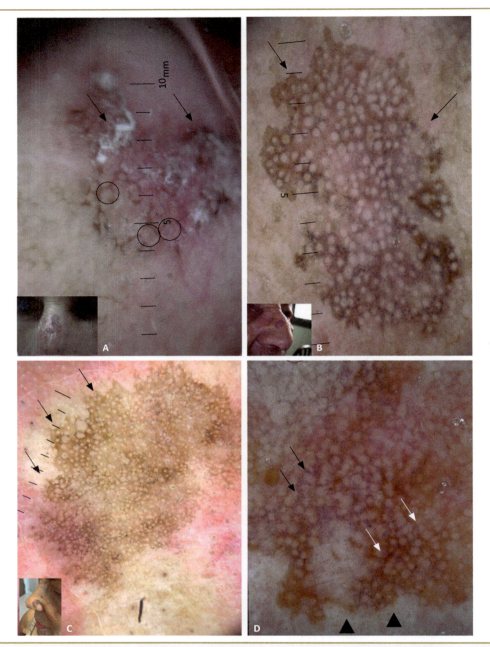

Figura 3.1.1.7 Exemplos de imagens de dermatoscopia de lesões isoladas da face com diagnóstico de queratose actínica pigmentada. A. Foto clínica e dermatoscopia de lesão com superfície ceratósica e dermatoscopia apresentando escamas (setas) e aberturas foliculares brancas (círculos). B. Lesão pigmentada com bordas bem definidos (setas) e aberturas foliculares bem visualizadas em toda a lesão. Presença de áreas de pigmentação perifolicular entremeadas por áreas de pseudorrede eritematosa. C. Queratose actínica na lateral nasal apresentando dermatoscopia com aberturas foliculares preservadas, borda pigmentada terminada abruptamente (setas). As lesões B e C apresentam padrão anular-granular evidente, porém não apresentam outras estruturas suspeitas de lentigo maligno. D. Dermatoscopia apresentando padrão anular-granular com granulosidade perifolicular (setas pretas) e pigmentação perifolicular irregular (setas brancas). Os achados dermatoscópicos que são critérios de queratose actínica são a terminação abrupta das bordas (triângulos), as aberturas foliculares preservadas e aspereza no exame clínico.

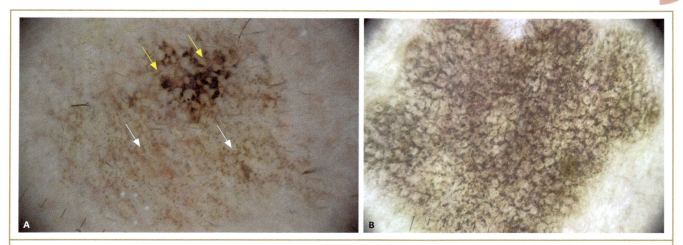

Figura 3.1.1.8 Exemplos de imagens de dermatoscopia de lesões isoladas da face com diagnóstico de queratose seborreica liquenoide. A. Dermatoscopia demonstra área de granulosidade grosseira focal na lesão (setas amarelas) e granulosidade fina no restante da lesão (setas brancas). B. Dermatoscopia demonstrando padrão granular fino difuso.

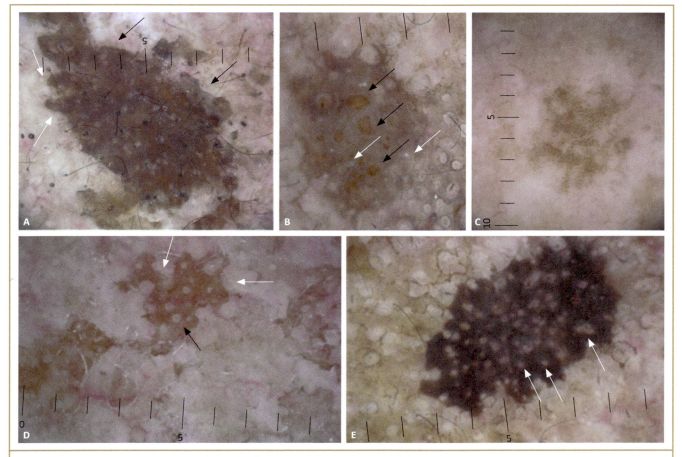

Figura 3.1.1.9 Imagens dermatoscópicas de queratoses seborreicas. A. Lesão com pigmentação homogênea e bordas bem delimitadas (setas). B. Queratose seborreica com múltiplas pseudoaberturas foliculares preenchidas por rolha córnea (setas) e pseudocistos córneos (setas brancas). C Queratose seborreica com padrão em impressão digital. D. Lentigo solar com bordas bem demarcadas, bordas em mordida de traça (setas brancas) e pseudoaberturas foliculares (setas pretas). E. Dermatoscopia de queratose seborreica apresentando pseudorrede e múltiplas pseudoaberturas foliculares (setas brancas).

Referências

1. Thomas L, Phan A, Pralong P, Poulalhon N, Debarbieux S, Dalle S. Special locations dermoscopy facial, acral and nail. Dermatol Clin. 2013;31:615-24.

2. Chen LL, Scope A, De Carvalho N, Rabinovitz HS, Pellacani G. Difficult-to-diagnose facial melanomas: utility of reflectance confocal microscopy in uncovering the diagnosis. JAAD Case Reports. 2017;3(5):379-83.

3. Schiffner R, Schiffner-Rohe J, Vogt T, et al. Improvement of early recognition of lentigo maligna using dermatoscopy. J Am Acad Dermatol. 2000;42:25-32.

4. Stolz W, Schiffner R, Burgdorf WH. Dermatoscopy for facial pigmented skin lesions. Clin Dermatol. 2002;20:276-8.

5. Star P, Guitera P. Lentigo maligna, macules of the face, and lesions on sun-damaged skin: confocal makes the difference. Dermatol Clin. 2016;34:421-9.

6. Pralong P, Bathelier E, Dalle E, Poulalhon N, Debarbieux S, Thomas I. Dermoscopy of lentigo maligna melanoma: report of 125 cases. Br J Dermatol. 2012;167:280-7.

7. Jaimes N, Marghoob AA. The morphologic universe of melanoma. Dermol Clin. 2013;31:599-613.

8. Tschandl P, Gambardella A, Boespflug A, Deinlein T, De Giorgi V, Kittler H. Seven non-melanoma features to rule out facial melanoma. Acta derm venereol. 2017; 97:1219-24.

9. Akay BN, Kocyigit P, Heper AO, Erdem C. Dermoscopy of flat pigmented facial lesion: diagnostic challenge between pigmented actin keratosis and lentigo maligna. Br J Dermatol. 2010;163:1212-7.

10. Nascimento MM, Shitara D, Enokihara MM, Yamada S, Pellacani G, Rezze GG. Inner gray halo, a novel dermoscopic feature for the diagnosis of pigmented actinic keratosis: clues for the differential diagnosis with lentigo maligna. J Am Acad Dermatol. 2014;71(4):708-15.

11. Lallas A, Argenziano G, Moscarella E, Longo C, Simonetti V, Zalaudek I. Diagnosis and management of facial pigmented macules. Clin Dermatol. 2014;32:94-100.

12. Bollea-Garlatti LA, Galimberti GN, Galimberti RL. Lentigo maligna: keys to dermoscopic diagnosis. Actas Dermo-Sifiliográficas (English Edition). 2016;107(6):489-97.

13. Oliviero M, Rabinovitz H. Lichen planus-like keratosis. Dermoscopedia 2018;20. Revision as of 21:40.

3.1.2 Microscopia confocal

Lilian Rocha   Mauricio Mendonça

A microscopia confocal *in vivo* (MC) auxilia no diagnóstico das lesões dermatológicas em que a dermatoscopia possui limitação, o que permite, assim, aumentar a acurácia diagnóstica, evitar procedimentos invasivos em lesões benignas, localizar a melhor localização para uma biópsia incisional ou delimitar com maior precisão as margens da lesão.[1-3]

Os achados do lentigo maligno (LM) e do lentigo maligno melanoma (LMM) observados na microscopia confocal são: epiderme com desorganização arquitetural e perda do padrão em "favo de mel",[4] melanócitos atípicos na JDE que se apresentam como células pleomórficas atípicas, redondas ou dendríticas. Essas células são brilhantes e têm o dobro do tamanho dos ceratinócitos adjacentes. Scope *et al.*[5] descreveram a terminologia da confocal e especificaram que as células atípicas redondas intraepidérmicas apresentam núcleo escuro, citoplasma brilhante e representam melanócitos suprabasais. Já as células atípicas estreladas, ou seja, dendríticas intraepidérmicas, podem ser melanócitos ou células de Langerhans. Nos anexos, os melanócitos agregam-se e infiltram o folículo piloso.[6] Este folículotropismo por células dendríticas, também conhecido por estrutura em "cabeça de medusa" (*medusahead-like*), é bastante característico do LM, porém não exclusivo, pois pode estar presente em infiltrado inflamatório de lesões benignas[7,8] (Quadro 3.1.2.1, Figuras 3.1.2.1 e 3.1.2.6 a 3.1.2.8).

Conforme o LM evolui, a disseminação pagetoide das células dendríticas pode ocorrer na epiderme. O termo *pagetoid spread* foi descrito por Scope *et al.* e define-se por presença de células com núcleo escuro e citoplasma brilhante, redonda ou dendrítica, frequentemente com tamanho duas vezes maior do que o ceratinócito ao redor, nas camadas superficiais da epiderme.[5] Já a presença de grande quantidade destas células dendríticas na junção dermoepidérmica (JDE) é chamada de lençol de células (*sheets of cells*).[9]

No LMM, é comum a presença de células redondas nucleadas agrupadas formando ninhos que se projetam para a derme papilar, o que leva também ao desarranjo da JDE.[6]

Quadro 3.1.2.1 Achados do LM na microscopia confocal

Critério RCM	Definição	Camada da pele
Melanócitos atípicos (focal ou em ninhos)	Células nucleadas de vários tamanhos, redonda, poligonal ou dendrítica, focal ou agrupada, ao redor das aberturas foliculares	Camada basal ou suprabasal
Lençol de células dendríticas (melanócitos atípicos)	Confluência de células alongadas nucleadas dispostas no plano horizontal	Camada basal ou suprabasal
infiltração dos anexos	Presença de células polimorfas alongadas que infiltram o epitélio folicular	Abertura anexial
Desorganização da epiderme	Perda parcial ou completa do padrão favo de mel	Epiderme
Disseminação pagetoide	Células nucleadas redondas ou dendríticas	Epiderme superficial
Melanócitos atípicos na derme papilar	Células nucleadas redondas e brilhantes	Derme papilar
Melanófagos	Células anucleadas, brilhantes, de formato irregular, isoladas ou agrupadas	Derme papilar
Papilas policíclicas (*Cords*)	Estrutura tubular alongada e ramificada, pode conter célula nucleada polimorfa isolada	Junção dermoepidérmica
Células brilhantes atípicas que acometem a estrutura anexial ("cabeça de medusa")	Foliculotropismo por células dendríticas atípicas	Camada basal ou suprabasal

Fonte: Desenvolvido pela autoria.

Guitera *et al.* em um estudo sobre lesão pigmentada da face com o uso da microscopia confocal, após avaliar 81 LM e 203 lesões benignas, desenvolveu uma pontuação para diferenciar o LM de mácula pigmentada benigna da face. Esta pontuação consiste em 2 critérios maiores e 4 critérios menores. A soma maior que 2 apresenta sensibilidade de 85% e especificidade de 76% para o diagnóstico de LM (Quadro 3.1.2.2).

Quadro 3.1.2.2 Pontuação para lentigo maligno

Critérios		Pontos
Maiores	Papilas não demarcadas	(+2)
	Célula pagetoide redonda maior do que 20 µm	(+2)
Menores	Mais de 3 células atípicas na JDE em 5 imagens	(+1)
	Célula pagetoide folicular ou célula atípica na JDE	(+1)
	Célula nucleada dentro da papila	(+1)
	Padrão em favo de mel típico	(-1)

Fonte: GUITERA *et al.* (2010).

3.1.2.1 Análise da microscopia confocal: principais diagnósticos diferenciais

Assim como na dermatoscopia, o principal simulador do LM na microscopia confocal é a queratose actínica pigmentada. Os achados descritos são pleomorfismo e alargamento nuclear, desorganização arquitetural da epiderme com padrão em favo de mel atípico, células redondas nucleadas na camada espinhosa e células dendríticas foliculares.[10,11] Pode haver ceratinócitos pigmentados ao redor das aberturas foliculares em formato de anel na JDE.[12] Nascimento *et al.* comparou 9 QAP e 5 LM na face e observou nas QAP um intenso infiltrado de células dendríticas interfoliculares, mas que não infiltravam o infundíbulo folicular. Já no LM, as células dendríticas atípicas estavam presentes tanto na epiderme interfolicular como infiltravam o epitélio do folículo piloso (Figuras 3.1.2.2 e 3.1.2.5).

Na derme papilar, é possível visualizar cordões celulares (**cords**) ou projeções bulbosas ou papilas policíclicas (Figuras 3.1.2.3 e 3.1.2.4), frequentemente encontrados em queratoses seborreicas, lentigos solares e queratose liquenoide.[14] No entanto, como esta estrutura está presente muitas vezes no LM, é importante atentar-se aos demais critérios da lesão para evitar erro diagnóstico[9,15] (Quadro 3.1.2.3).

Quadro 3.1.2.3 Achados da queratose seborreica na microscopia confocal

MC	Definição
Cistos córneos	Estruturas brilhantes arredondadas, homogêneas e intraepidérmicas
Plugs córneos	Estruturas brilhantes lamelares (cebola-*like*) na superfície da epiderme.
Criptas	Depressões irregulares ou lineares preenchidas por queratina na superfície epidérmica
Projeções bulbosas (*bulb projections*)	Estruturas arredondadas a ovais, separadas por queratina (áreas brilhantes na superfície epidérmica) ou contíguas ou adjacentes aos *cords* (JDE)
Cords (cordões)	Estruturas tubulares na junção dermoepidérmica formadas por células monomórficas e brilhantes

Fonte: Desenvolvido pela autoria.

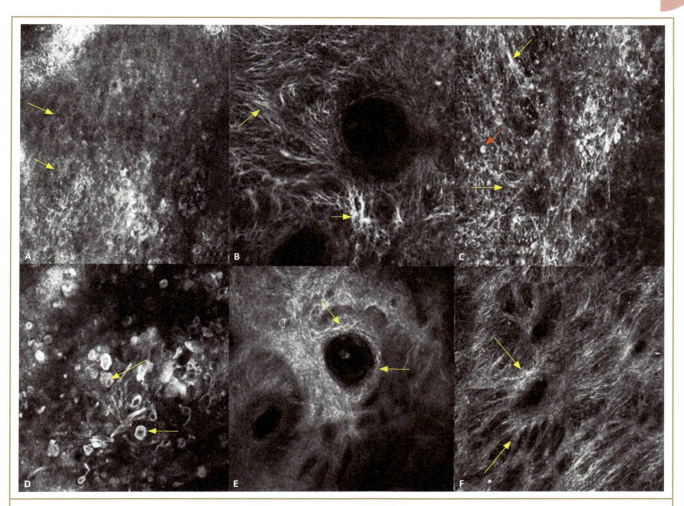

Figura 3.1.2.1 Alterações do LM/LMM na MC. A. Imagem de MC (300 μm) com epiderme apresentando padrão favo de mel atípico. B. Imagens MC 300μm apresentando múltiplas células dendríticas no epitélio interfolicular. C. Imagem de MC (300 μm) na junção dermoepidérmica ilustra lençol de células dendríticas (setas amarelas) e célula atípica redonda (seta vermelha). D. Imagem de MC (300 μm) (intraepidérmica) ilustram disseminação de células redondas nucleadas. E. Imagem de MC (300 μm) ilustrando célula dendrítica infiltrando epitélio folicular. F. Imagem de MC (300 μm) ilustrando estrutura em "cabeça de medusa".

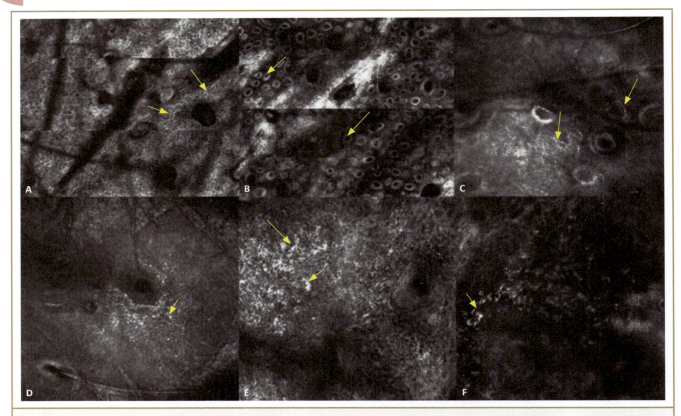

Figura 3.1.2.2 Alterações da QAP na MC. A. Mosaico (epiderme): padrão favo de mel atípico. B. Mosaico (junção dermoepidérmica): ceratinócitos pigmentados ao redor das aberturas foliculares em padrão com anel. C. Imagem de MC (300 μm): células dendríticas na epiderme. D. Imagem de MC (300 μm): célula redonda na epiderme. E. Imagem de MC (300 μm): múltiplas células dendríticas na epiderme. F. Imagem de MC (300 μm): melanófagos na derme.

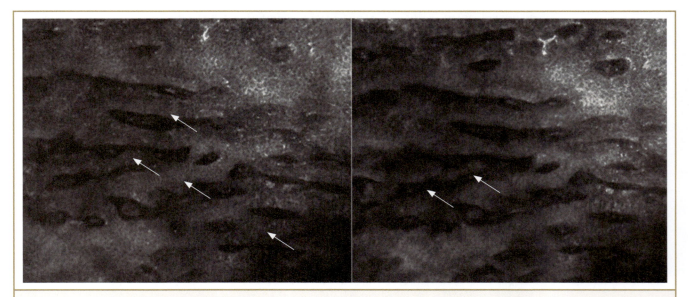

Figura 3.1.2.3 Imagens de MC (500 μm) (intraepidérmica) presença de *cords* ou projeções bulbosas (setas brancas). Diagnóstico: ceratose seborreica.

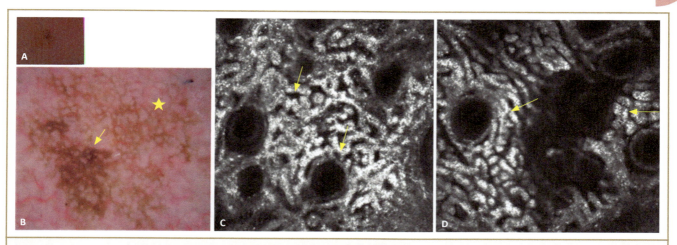

Figura 3.1.2.4 A. Foto clínica de lesão pigmentada da face. B. Dermatoscopia: pseudorrede (estrela) e abertura folicular assimetricamente pigmentada (seta). C e D. Imagem de MC (300 μm) (epiderme/junção dermoepidérmica). Presença de *cords* ou projeções bulbosas. Diagnóstico: ceratose seborreica.

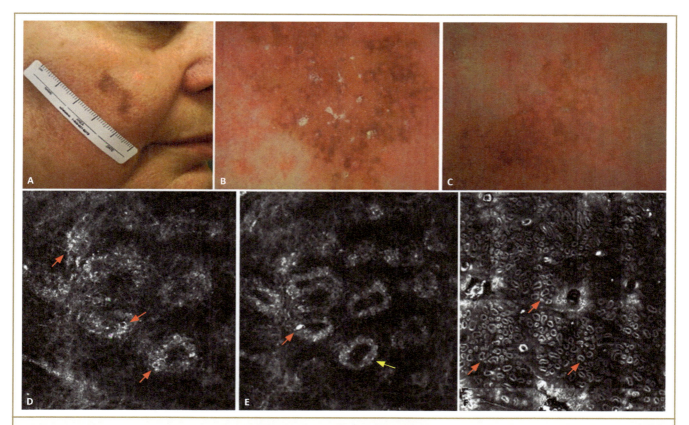

Figura 3.1.2.5 A. Imagem clínica de mácula acastanhada na região malar direita. B e C. Imagem dermatoscópica (aumento de 10X) com padrão anular-granular: abertura folicular assimetricamente pigmentada, estruturas romboidais e círculo dentro de círculo. D. Imagem individual de MC (500 x 500 μm) no nível da epiderme/suprapapilar: presença de células dendríticas nucleadas (setas vermelhas). E. Imagem individual de MC (500 x 500 μm): presença de papilas demarcadas (seta amarela) e uma célula dendrítica nucleada (seta vermelha) na JDE. F. Imagem em mosaico de MC (2,5 x 2,5mm) no nível da JDE: presença de papilas demarcadas de pequeno diâmetro (setas vermelhas). Diagnóstico: ceratose actínica pigmentada.

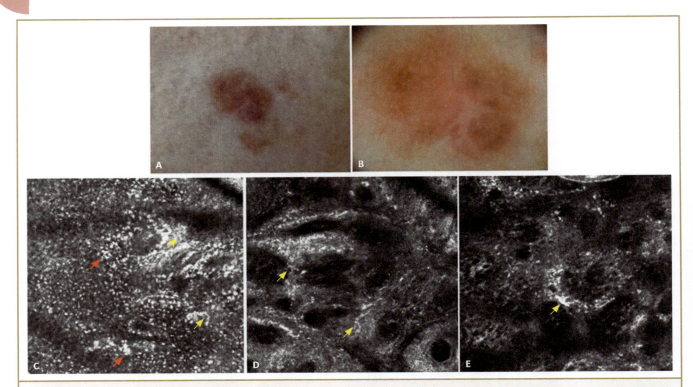

Figura 3.1.2.6 A. Imagem clínica de mácula acastanhada na região malar. B. Imagem dermatoscópica (aumento de 10X): abertura folicular assimetricamente pigmentada, estruturas romboidais e círculo dentro de círculo. C. Imagem individual de MC (500 x 500 µm) no nível da epiderme: observa-se presença de células dendríticas (setas amarelas) e queratinócitos pigmentados (setas vermelhas). D e E. Imagem individual de MC (500 x 500 µm): presença de células dendríticas nucleadas na JDE (setas amarelas). Diagnóstico: Lentigo maligno.

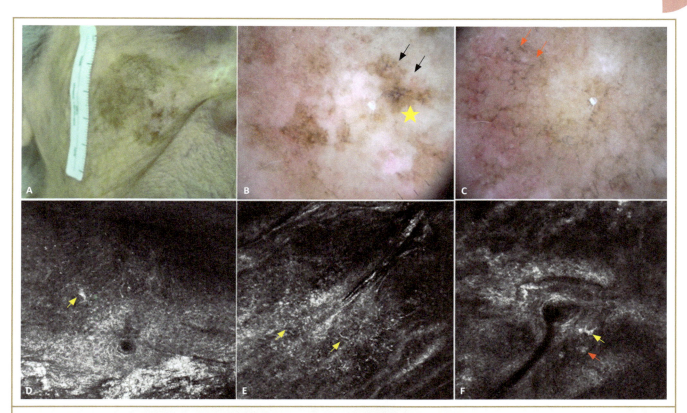

Figura 3.1.2.7 A. Imagem clínica de mácula acastanhada na região malar direita. B e C. Imagens da dermatoscopia (aumento de 10X): abertura folicular assimetricamente pigmentada (setas pretas), estruturas romboidais (setas vermelhas) e área de padrão anular-granular (estrela amarela). D e E. Imagens individuais de MC (≅ 200 x 200μm) no nível da epiderme: presença de células dendríticas e dendritos perifoliculares (setas amarelas). F. Imagem individual de MC (≅ 200 x 200 μm) no nível da JDE: células dendríticas nucleadas, dendritos perifoliculares e células redondas (setas amarela e vermelha, respectivamente). Diagnóstico: Lentigo maligno.

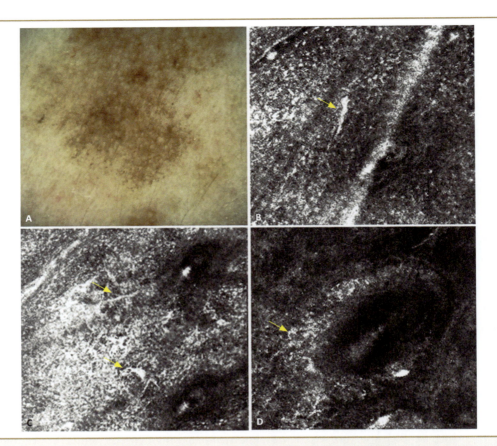

Figura 3.1.2.8 A. Imagem dermatoscópica (aumento de 10X) de lesão pigmentada da face mostrando padrão em pseudorrede com hiperpigmentação assimetrica de aberturas foliculares. B. Imagem individual de MC ($\cong 250 \times 250$ μm) no nível da epiderme: dendritos perifoliculares (seta amarela). C. Imagem individual de MC ($\cong 350 \times 350$ μm) no nível suprapapilar/JDE: células dendríticas nucleadas e dendritos perifoliculares (setas amarelas). D. Imagem individual de MC ($\cong 50 \times 50$ μm) no nível da dermepapilar: presença de células dendríticas na bainha da estrutura folicular (seta amarela). Diagnóstico: Lentigo maligno.

Referências

1. O'Donnell AT, Kim CC. Update and clinical use of imaging technologies for pigmented lesions of the skin. Seminars in Cutaneous Medicine and Surgery, 2012. doi: 10.1016/j.sder.2011.12.003.

2. Pellacani G, Pepe P, Casari A, et al. Reflectance confocal microscopy as a second-level examination in skin oncology improves diagnostic accuracy and saves unnecessary excisions: a longitudinal prospective study. British Journal of Dermatology. 2014;171(5):1044-1051.

3. Guitera P, Moloney FJ, Menzies SW, Stretch JR, Quinn MJ, Hong A. Improving management and patient care in lentigo maligna by mapping with in vivo confocal microscopy. JAMA dermatology. 2013;149(6):692-8.

4. Ahlgrimm-Siess V, Massone V, Scope V, et al. Reflectance confocal microscopy of facial lentigo maligna and lentigo maligna melancma: a preliminary study. British Journal of Dermatology. 2009;161(6):1307-16.

5. Scope A, et al. In vivo reflectance confocal microscopy imaging of melanocytic skin lesions: consensus terminology glossary and illustrative images. Journal of the American Academy of Dermatology. 2007;7(4):644-58.

6. Phoebe S, Guitera P. Lentigo maligna, macules of the face, and lesions on sun-damaged skin: confocal makes the difference. Dermatologic clinics. 2016;34(4):421-9.

7. Chen LL, Scope A, De Carvalho N, Rabinovitz HS, Pellacani G. Difficult-to-diagnose facial melanomas: utility of reflectance confocal microscopy in uncovering the diagnosis. JAAD Case Reports. 2017;3(5):379-83.

8. Persechino F, De Carvalho N, Ciardo S, De Pace B, Casari A, Chester J, et al. Folliculotropism in pigmented facial macules: differential diagnosis with reflectance confocal microscopy. Experimental dermatology. 2018;27(3):227-32.

9. Cinotti E, Lcbeille B, Debarbieux S, et al. Dermoscopy vs. reflectance confocal microscopy for the diagnosis of lentigo maligna. J Eur Acad Dermatol Venereol. 2018.

10. Guitera P, Pellacani G, Crotty KA, Scolyer RA, Li LXL, Bassoli S, et al. The impact of in vivo reflectance confocal microscopy on the diagnostic accuracy of lentigo maligna and equivocal pigmented and nonpigmented macules of the face. Journal of investigative dermatology. 2010;130(8):2080-91.

11. Wurm EM, Curchin CE, Lambie D, Longo C, Pellacani G, Soyer HP. Confocal features of equivocal facial lesions on severely sun-damaged skin: four case studies with dermatoscopic, confocal, and histopathologic correlation. Journal of the American Academy of Dermatology. 2012;66(3);463-73.

12. Moscarella E, Rabinovitz H, Zalaudek I, Piana S, Stanganelli I, Oliviero MC. Dermoscopy and reflectance confocal microscopy of pigmented actinic keratoses: a morphological study. Journal of the European Academy of Dermatology and Venereology. 2015;29(2):307-14.

13. Nascimento MM, Shitara D, Enokihara MM, Yamada S, Pellacani G, Rezze GG. Inner gray halo, a novel dermoscopic feature for the diagnosis of pigmented actinic keratosis: clues for the differential diagnosis with lentigo maligna. J Am Acad Dermatol. 2014;71:708-24.

14. Ahlgrimm-Siess V, Laimer M, Rabinovitz HS, Oliviero M, Hofmann-Wellenhof R, Marghoob AA, et al. Confocal microscopy in skin cancer. Current dermatology reports. 2018;7(2):105-18.

15. Agozzino M, Moscarella E, Babino G, Caccavale S, Piccolo V, Argenziano G. The use of in vivo reflectance confocal microscopy for the diagnosis of melanoma. Expert review of anticancer therapy. 2019;19(5):413-21.

Lesões Não Melanocíticas

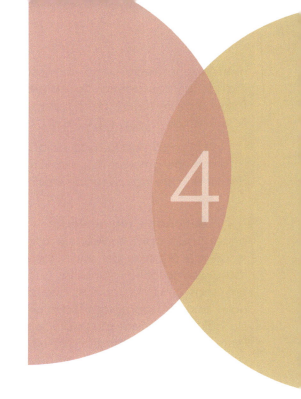

4.1

Queratose Seborreica, Dermatofibroma e Hemangioma

Adriana Pessoa Mendes Eris | Maria Viviane Lócio | Joyce Gouvêa Freire | Mariana Carvalho Costa

4.1.1 Dermatoscopia

Adriana Pessoa Mendes Eris

As queratoses seborreicas são tumores cutâneos benignos comuns que acometem principalmente indivíduos idosos. Distribuem-se em áreas pilosas, como couro cabeludo, face, pescoço, extremidades e tronco, especialmente na porção superior e região inframamária nas mulheres, e poupam mucosas e regiões palmo-plantares. Na maioria das vezes, são reconhecidas facilmente pelo exame clínico, no entanto, quando muito pigmentadas, inflamadas ou escoriadas e ou localizadas na face, a confirmação diagnóstica necessita de um método diagnóstico auxiliar como a dermatoscopia, principalmente por ser o melanoma o principal diagnóstico diferencial dessas lesões.[1]

As características dermatoscópicas mais frequentes das queratoses seborreicas são as pseudoaberturas foliculares e os pseudocistos córneos. São excelentes para o diagnóstico da maioria das queratoses seborreicas, porém, a associação dos outros critérios, como fissuras e impressão digital, vasos em grampos, bordas bem delimitadas e borda em mordida de traça, aumentam a acurácia diagnóstica, especialmente nos casos mais difíceis.[2]

Pseudocistos córneos são estruturas arredondadas ou ovais, de coloração branco-amarelada, com a superfície lisa, de tamanhos variados. Representam acúmulos de queratina dentro da epiderme sem conexão com a sua superfície. Não são exclusivos das queratoses seborreicas e podem, eventualmente, estar ausentes. Frequentes nas lesões que apresentam papilomatose, como os nevos intradérmicos, carcinomas basocelulares e melanomas (Figuras 4.1.1.1 e 4.1.1.2 e Figura 4.1.1.4).

Pseudoaberturas foliculares apresentam-se com coloração marrom-amarelada ou marrom-enegrecida, de formato irregular formando criptas dentro da epiderme. Representam rolhas de ceratina em contato com a superfície (Figuras 4.1.1.1, 4.1.1.3 e 4.1.1.4).

A utilização da luz não polarizada com contato permite uma melhor visualização das pseudoaberturas e dos pseudocistos córneos[6] (Figura 4.1.1.5).

Pseudorrede pigmentada: a pseudorrede é encontrada com frequência na face, pois corresponde à óstios de estruturas anexiais, como folículos pilosos e glândulas sudoríparas muito próximas uma das outras, que contêm queratina e não são comprometidos pela proliferação de células pigmentadas adjacentes (como melanócitos ou queratinócitos). Não é específico da queratose seborreica, pode ser encontrado em lentigos solares, queratose actínica pigmentada, melanoma *in situ* e queratose liquenoide. Não corresponde à rede pigmentar clássica das lesões melanocíticas. O traçado da rede é pigmentado e pode terminar abruptamente na periferia. As aberturas da pseudorrede são maiores do que as da rede típica e não são formadas pelo topo das papilas dérmicas, mas sim por estruturas preenchidas por queratina ao redor das estruturas anexiais (Figura 4.1.1.6).

Os orifícios da rede são maiores, possuem maior diâmetro levemente amarelado sobre uma pigmentação difusa, e não coincidem necessariamente com a extremidade das papilas dérmicas. Células basaloides pigmentadas formam as pseudoaberturas foliculares (Figura 4.1.1.7).

Padrão em "impressão digital": presença de múltiplas linhas finas e delicadas, de coloração marrom-claro paralelas. Corresponde à presença de ceratina que preenche sulcos pouco profundos na epiderme. É considerado um tipo de pseudorrede encontrado também nos lentigos solares (Figuras 4.1.1.8 E 4.1.1.11).

Padrão cerebriforme: sulcos e giros são fendas confluentes e ramificadas com sulcos preenchidos por ceratina. Podem também ser vistas em nevos congênitos e, eventualmente, em nevos comuns (Figuras 4.1.1.9 e 4.1.1.10).

Borda em roído de traça: mais comum na ceratose seborreica plana, exibe a definição abrupta da periferia. Pode ser vista também em lentigos solares (Figura 4.1.1.11).

Bordas bem demarcadas: término abrupto da lesão, limites bem definidos entre a lesão e a pele sã. Ocorre em 90% das ceratose seborreicas (Figura 4.1.1.12).

Vasos lineares em grampo: vasos em grampo com halo esbranquiçado são característicos de tumores ceratinizantes, como ceratoacantoma, carcinoma espinocelular e ceratose seborreica, além do melanoma, carcinoma basocelular e outras neoplasias cutâneas. Correspondem às alças capilares alongadas e são frequentes na periferia da lesão (Figuras 4.1.1.13).

Pseudoglóbulos são observados na ceratose seborreica clonal e correspondem a ninhos de células basaloides pigmentadas (Figuras 4.1.1.14).

Padrão liquenoide: a ceratose liquenoide benigna é uma variante da queratose seborreica plana irritada. A clínica é uma placa eritematosa acinzentada, levemente elevada. Representa a resposta da regressão de uma lesão epidérmica preexistente (lentigos solares, ceratoses seborreicas e ceratoses actínicas). A dermatoscopia é de grãos de pimenta moída (*peppering*), ou seja, múltiplos pontos cinza-azulados em arranjo granuloso, que correspondem aos melanófagos na derme (Figuras 4.1.1.15 e 4.1.1.16).

Dedos gordos ou dedos em salsicha (*fat fingers*): são projeções grossas que podem ser lineares ou curvilíneas; com coloração marrom, enegrecida, azulado ou amarelada. Correspondem aos giros da ceratose seborreica cerebriforme, entretanto, localizados na periferia da lesão. Podem ser únicos ou ramificados, semelhantes a um "V"ou a um "W" (Figura 4.1.1.17).

O melanoacantoma é uma variante rara, extremamente pigmentada de ceratose seborreica, resultante da proliferação de ceratinócitos e melanócitos dendríticos localizados na epiderme acantótica. Devido à intensa pigmentação, podem mimetizar clinicamente o melanoma cutâneo (Figura 4.1.1.18).[3]

A dermatoscopia permite o diagnóstico da maioria das ceratoses seborreicas que apresentam os padrões típicos: pseudocistos, pseudoaberturas foliculares, padrão em impressão digital e ou cerebriforme. A grande maioria das ceratoses seborreicas são diagnosticadas por meio do exame clínico associado à dermatoscopia, porém há casos com características dermatoscópicas incertas, cujo exame anatomopatológico é fundamental.

Estudo do grupo italiano avaliou as características dermatoscópicas das queratoses seborreicas de difícil diagnóstico que foram submetidas à biópsia de 2010 a 2014. A partir dessa avaliação, foram descritos dez padrões dermatoscópicos: multicomponentes, reticular, bowenoide, em grampo, tipo ceratoacantoma, *blue like*, liquenoide, hiperceratótico, clonal e spitzoide.[4]

Dermatofibromas são lesões benignas fibrosas cutâneas que acometem principalmente adultos jovens, especialmente mulheres, e se caracterizam por pápulas, placas ou nódulos com a superfície lisa e consistência firme. Apresentam coloração variada, desde marrom-claro ao marrom-escuro, violácea ou amarelada. Geralmente, são facilmente diagnosticados clinicamente, porém, em alguns casos, a diferenciação com outros tumores, especialmente o melanoma, torna-se difícil. Zaballos *et al.* avaliaram 412 dermatofibromas, observaram as seguintes características: rede pigmentada (71,8%), área branca cicatricial (57%), rede branca (17,7%), estruturas globulares e pontos marrom-claro a marrom-escuro (41,6%), estruturas vasculares (49%) e pigmentação homogênea (24,8%), e descreveram, a partir desses achados, 10 padrões dermatoscópicos, sendo 4 com rede pigmentada delicada periférica e 6 sem a presença dessa estrutura na periferia (Figuras 4.1.1.19 a 4.1.1.29). Sabemos que a presença de rede pigmentada é a principal característica dermatoscópica para diferenciarmos lesões melanocíticas de não melanocíticas. No entanto, há exceções, inclusive o dermatofibroma. Apesar da semelhança, a rede pigmentada no dermatofibroma resulta da hiperpigmentação e não da proliferação de melanócitos na camada basal.[5]

Hemangiomas e angiomas são proliferações benignas de vasos sanguíneos. Apresentam comportamento clínico distinto, mas características dermatoscópicas comuns. A lesão vascular mais comum na infância é o hemangioma infantil e, nos adultos, os hemangiomas rubis.

As características dermatoscópicas observadas nessas lesões são:

1. Ausência de critérios para lesões melanocíticas.

2. Lacunas ou lagos vermelhos: áreas arredondadas ou ovais de coloração vermelho acastanhado ou vermelho azulado, que variam em tamanho e cor dentro da lesão, apresentam-se agrupadas ou mais espalhadas sobre um fundo de cor homogênea vermelha, vermelho-azulada ou vermelho-branca. Quando trombosadas, essas estruturas adquirem coloração enegrecida.

3. Bordas bem delimitadas.

4. Despigmentação cicatricial ao redor dos espaços vasculares (Figuras 4.1.1.30 a 4.1.1.32).[7]

5. Destacamos também, neste capítulo, três lesões vasculares adicionais: o granuloma piogênico, o angioqueratoma e o sarcoma de Kaposi. Nos granulomas piogênicos, observamos, à dermatoscopia, a presença de área eritematosa homogênea central, colarete branco e linhas de trilho esbranquiçadas. O angioqueratoma apresenta, à dermatoscopia, lacunas bem demarcadas violáceas, azuladas ou enegrecidas, arredondadas ou ovoides, com presença de véu azul esbranquiçado. A característica dermatoscópica mais comum do sarcoma de Kaposi é o padrão homogêneo, com coloração que varia do avermelhado ao azulado e do rosado, esbranquiçado ao violáceo. O padrão em arco íris é considerado patognomônico, caracterizado por áreas multicoloridas na mesma lesão. Características adicionais, como colarete branco, áreas sem estruturas e estruturas vasculares podem ser observadas (Figuras 4.1.1.33 a 4.1.1.35).[7]

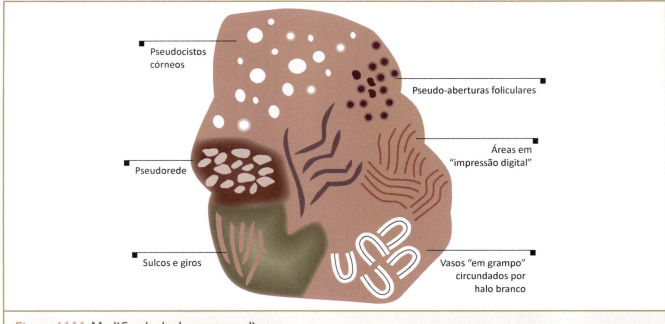

Figura 4.1.1.1 Modificada de dermoscopedia.org

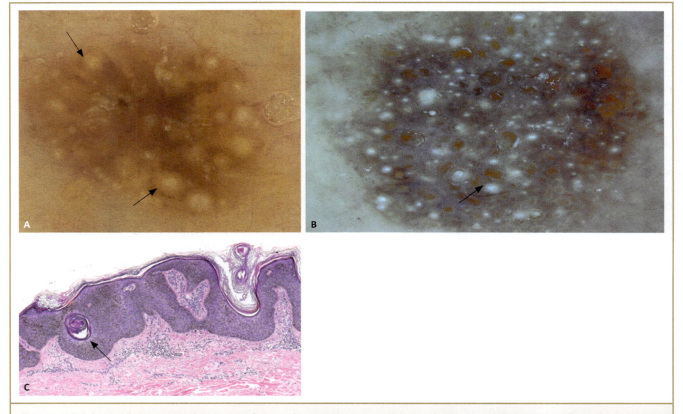

Figura 4.1.1.2 A e B. Imagens dermatoscópicas de pseudocistos córneos nas setas. C. Correspondência histológica da imagem dermatoscópica na seta.

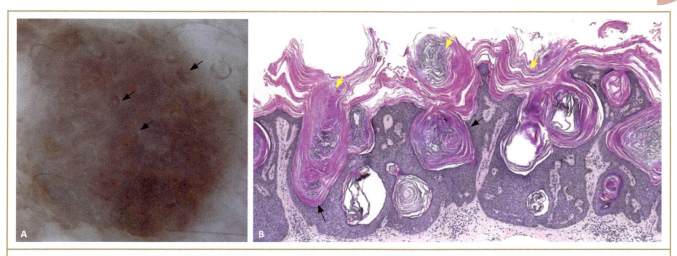

Figura 4.1.1.3 A e B. Pseudoaberturas foliculares (setas pretas) e correspondente histológico (setas amarelas).

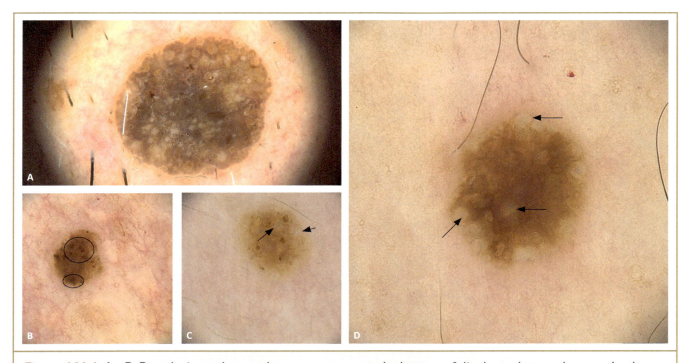

Figura 4.1.1.4 A a D. Pseudocistos destacados nas setas e pseudoaberturas foliculares destacadas nos círculos.

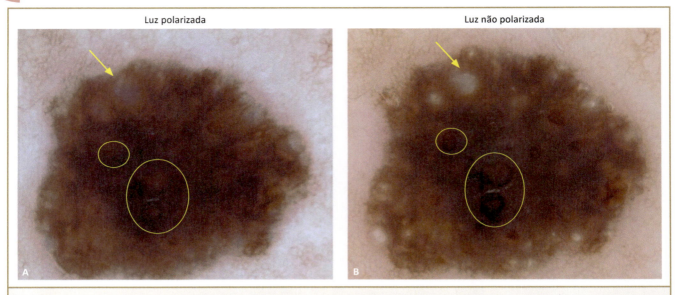

Figura 4.1.1.5 A e B. Pseudocistos (setas amarelas) e pseudoaberturas foliculares (círculos amarelos) são mais bem visualizados com a luz não polarizada.

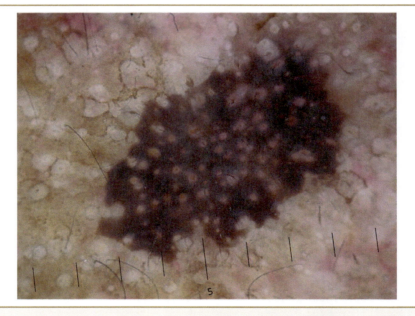

Figura 4.1.1.6 Pseudorrede não formada pelo topo das papilas dérmicas, mas sim por estruturas preenchidas por queratina ao redor das estruturas anexais.

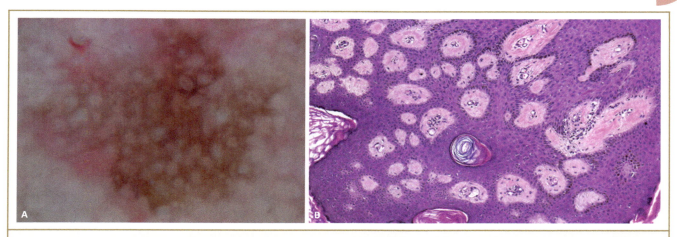

Figura 4.1.1.7 A. Os orifícios da rede são maiores, possuem maior diâmetro, levemente amarelado sobre uma pigmentação difusa. B. Células basaloides pigmentadas formam as pseudoaberturas foliculares.

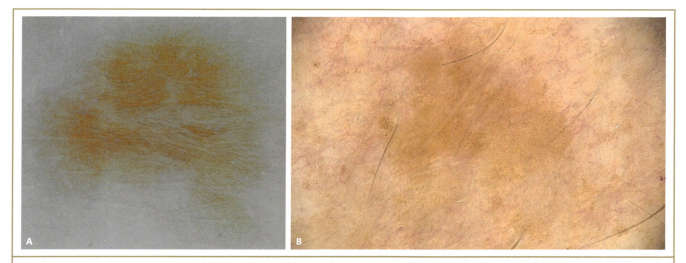

Figura 4.1.1.8 Padrão em impressão digital. Presença de múltiplas linhas finas e delicadas, de coloração marrom-claro, paralelas.

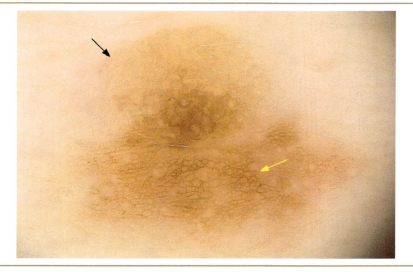

Figura 4.1.1.9 Tumor de colisão: Ceratose seborreica (seta preta) com padrão cerebriforme e nevo juncional com rede pigmentada em favo de mel (seta amarela).

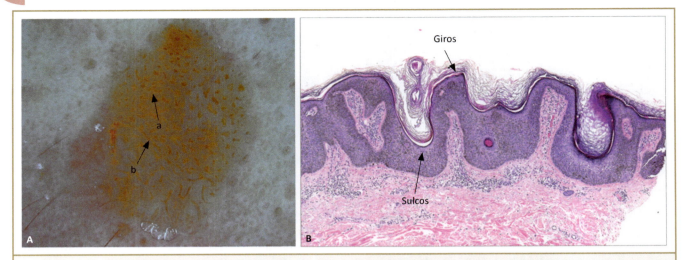

Figura 4.1.1.10 A. Padrão cerebriforme (sulcos e giros). Seta *a* representa o giro e seta *b* representa o sulco. B. Correspondente histológico dos giros e sulcos.

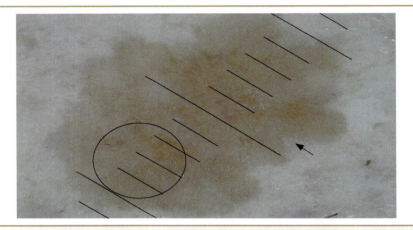

Figura 4.1.1.11 Borda em roído de traça (seta) e padrão em " impressão digital "(círculo).

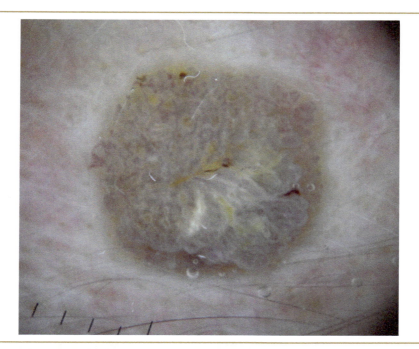

Figura 4.1.1.12 Bordas bem demarcadas.

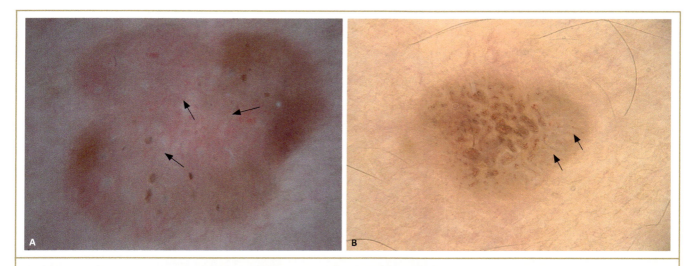

Figura 4.1.1.13 A e B. Vasos lineares em grampo com halo esbranquiçado (setas).

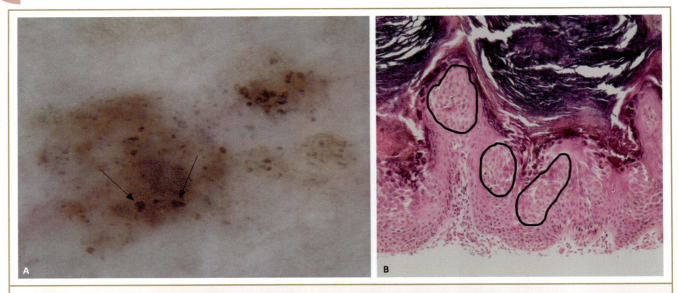

Figura 4.1.1.14 A e B. Pseudoglóbulos na ceratose seborreica clonal (setas), correspondem a ninhos de células basaloides pigmentadas (círculos).

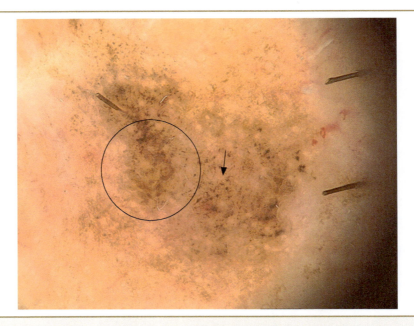

Figura 4.1.1.15 Padrão liquenoide. Presença de pontos acinzentados (seta) e remanescentes da ceratose seborreica com a presença de giros e sulcos (círculo).

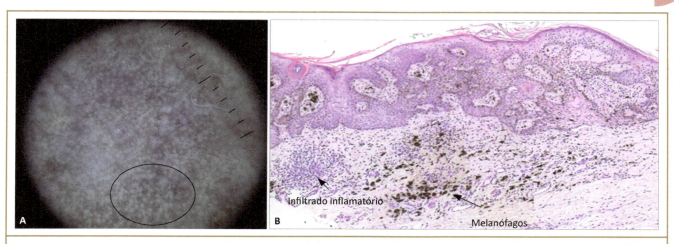

Figura 4.1.1.16 A. Presença de pontos acinzentados (círculo). B. Correspondente histológico do *peppering*, melanófagos na derme.

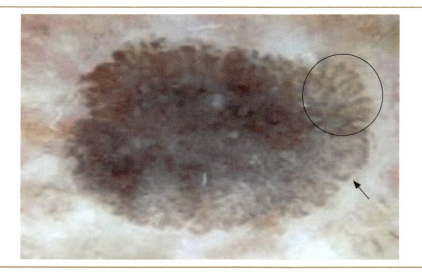

Figura 4.1.1.17 Dedos gordos ou dedos em salsicha (*fat fingers*) – círculo e seta.

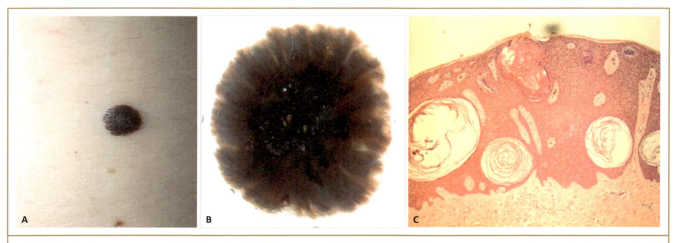

Figura 4.1.1.18 Melanoacantoma. A. Lesão clínica, B. Dermatoscopia e C. Histologia. Imagens cedidas por Dr. Marcus Maia.

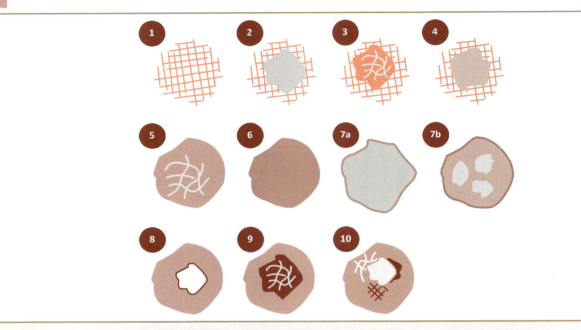

Figura 4.1.1.19 Rede pigmentar delicada periférica presente.
1. Rede pigmentar delicada em toda lesão.
2. Rede pigmentar delicada na periferia e centro com padrão cicatricial esbranquiçado.
3. Rede pigmentar delicada na periferia e centro com rede esbranquiçada.
4. Rede pigmentar delicada na periferia e pigmentação central homogênea. Rede pigmentar delicada periférica ausente.
5: Rede esbranquiçada em toda a lesão.
6: Pigmentação homogênea em toda lesão.
7a: Padrão cicatricial em toda lesão.
7b: Variante com múltiplas estruturas cicatriciais brancas regularmente distribuídos.
8: Pigmentação periférica homogênea e padrão cicatricial esbranquiçado no centro.
9: Pigmentação periférica homogênea e rede branca no centro.
10: Padrão atípico que consiste na presença de rede pigmentada atípica, padrão cicatricial atípico ou rede esbranquiçada, pigmentação homogênea atípica ou distribuição irregular destas estruturas.

Fonte: Modificado de artigo Zaballos *et al.*, 2008.

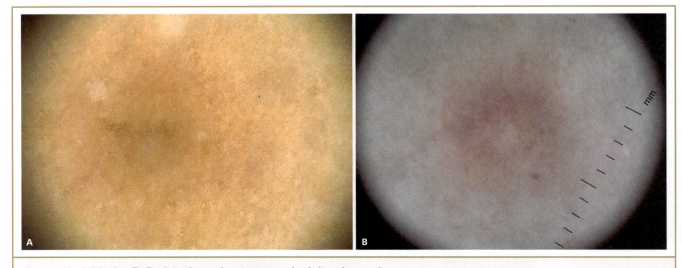

Figura 4.1.1.20 A e B. Padrão 1 – rede pigmentada delicada total.

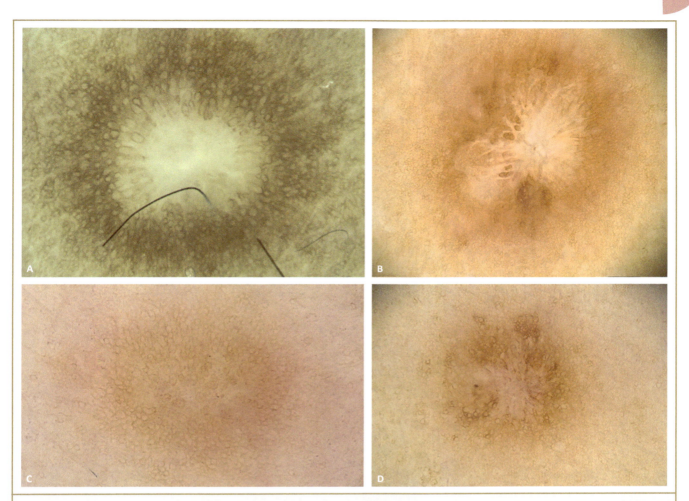

Figura 4.1.1.21 A, B , C e D. Padrão 2 - rede pigmentada delicada periférica com área central atrófica branca.

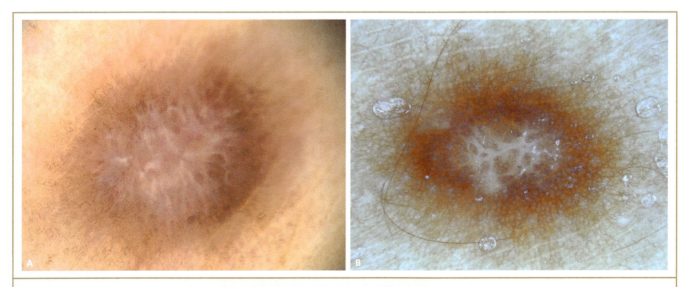

Figura 4.1.1.22 A e B. Padrão 3 – rede pigmentada delicada periférica e rede central branca.

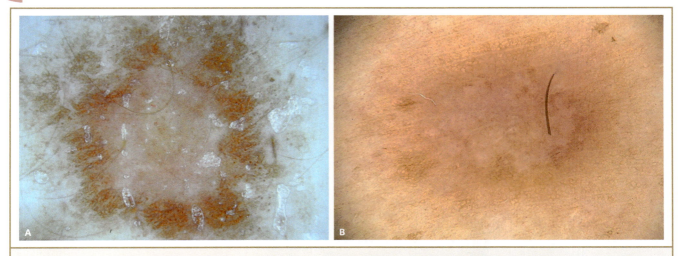

Figura 4.1.1.23 A e B. Padrão 4 – rede pigmentada delicada periférica e pigmentação central homogênea.

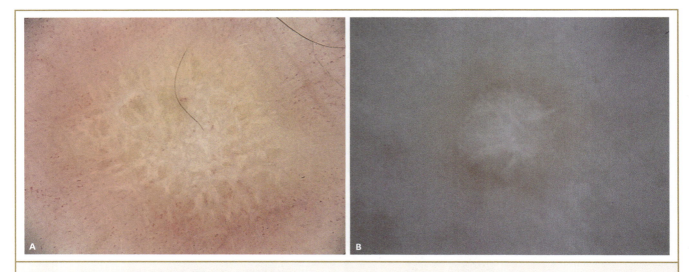

Figura 4.1.1.24 A e B. Padrão 5 – rede total branca.

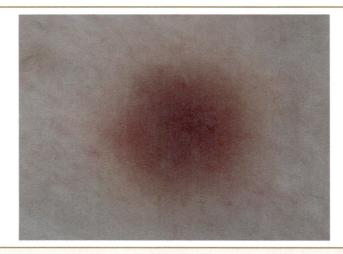

Figura 4.1.1.25 Padrão 6 – pigmentação total homogênea.

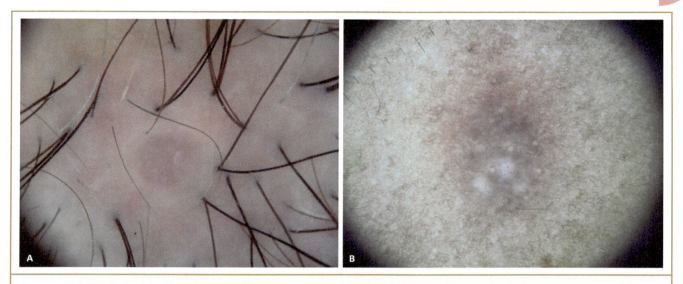

Figura 4.1.1.25 A. Padrão 7a – área total branca cicatricial. B. Padrão 7b – múltiplas áreas brancas cicatriciais.

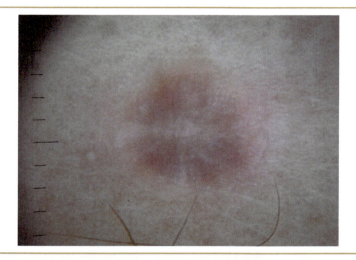

Figura 4.1.1.27 Padrão 8 – pigmentação periférica homogênea e área central branca cicatricial.

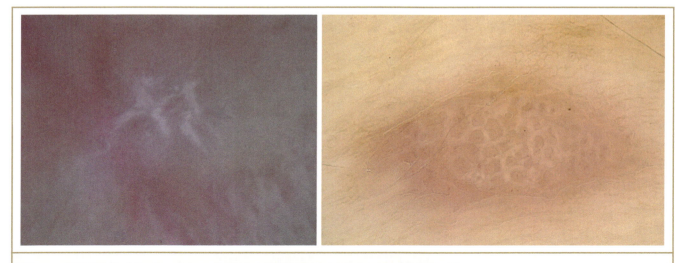

Figura 4.1.1.28 Padrão 9 – pigmentação periférica homogênea e rede central branca.

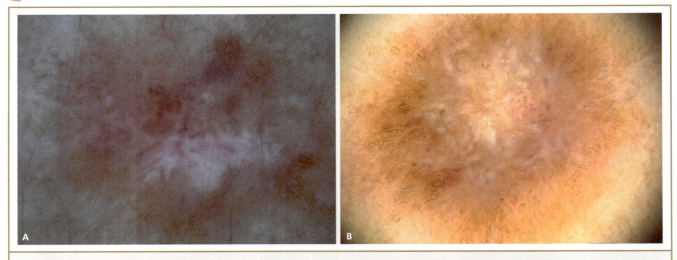

Figura 4.1.1.29 A e B. Padrão 10 - atípico caracterizado pela presença de rede pigmentar atípica, padrão cicatricial atípico, rede esbranquiçada, pigmentação homogênea atípica ou distribuição irregular destas estruturas.

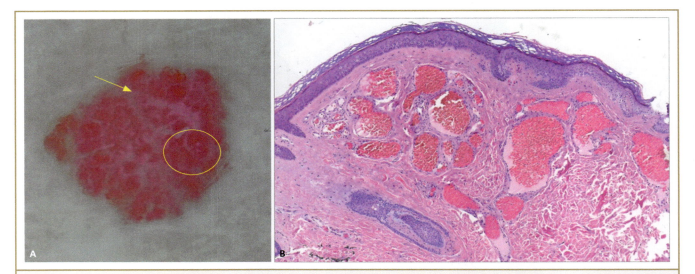

Figura 4.1.1.30 A. Despigmentação cicatricial (seta amarela) e lagos vermelho azulados (círculo amarelo). B. Na histologia, capilares dilatados entremeados por estroma dérmico e colaretes epidérmicos na periferia da lesão.

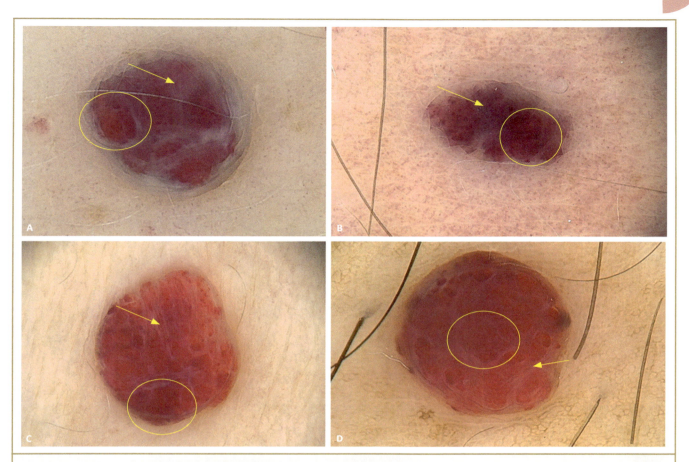

Figura 4.1.1.31 A a D. Hemangiomas rubis, despigmentação cicatricial (setas amarelas) e lagos vermelho azulados (círculos amarelos).

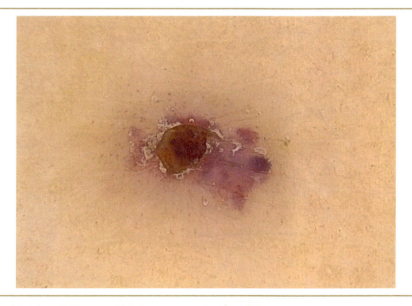

Figura 4.1.1.32 Hemangioma rubi traumatizado com crosta hemática.

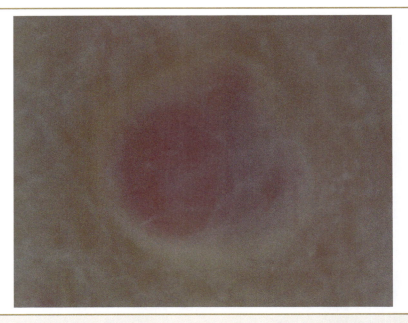

Figura 4.1.1.33 Sarcoma de Kaposi - lacunas centrais avermelhadas e homogêneas circundadas por colarete branco. Imagem cedida por Dr. Marcus Maia.

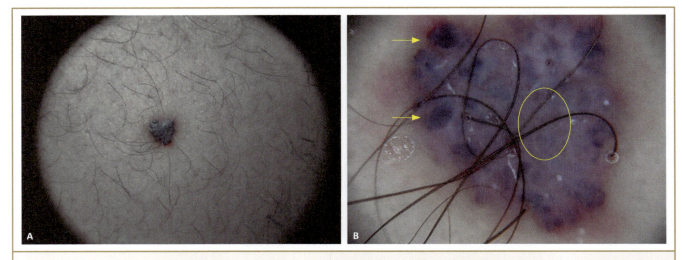

Figura 4.1.1.34 Angioqueratoma. A. Foto clínica; B. Dermatoscopia com lacunas escuras desde arroxeadas, azul-escuro até pretas arredondadas ou ovoides (setas amarelas) com véu azul esbranquiçado (círculo amarelo).

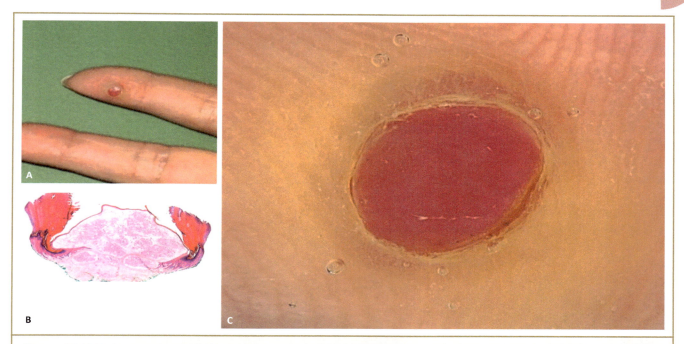

Figura 4.1.1.35 Granuloma piogênico. A. Foto clínica; B. Histopatologia; C. Dermatoscopia: área eritematosa homogênea com colarete branco.

Referencias

1. Bolognia JL, Schaffer JV, Cerroni L. Dermatology. 4. ed. Elsevier, 2018.

2. Braun RP, Rabinovitz HS, Krischer J, Kreusch J, Oliviero M, Naldi L, et al. Dermoscopy of pigmented seborrheic keratosis: a morphological study. Arch Dermatol. 2002;138(12):1556-60. doi: 10.1001/archderm.138.12.1556.

3. Chung E, Marghoob AA, Carrera C, Marchetti MA. Clinical and dermoscopic features of cutaneous melanoacanthoma. JAMA Dermatol. 2015;151(10):1129-30. doi: 10.1001/jamadermatol.2015.1453.

4. Squillace L, Cappello M, Longo C, Moscarella E, Alfano R, Argenziano G. Unusual dermoscopic patterns of seborrheic keratosis. Dermatology, 2016. doi: 10.1159/000442439.

5. Zaballos P, Fuig S, Llambrich A, Malvehy J. Dermoscopy of dermatofibromas: a prospective morphological study of 412 cases. Arch Dermatol, 2008. doi: 10.1001/archdermatol.2007.8.

6. Gülseren D, Hofmann-Wellenhof R. Evaluation of dermoscopic criteria for seborrheic keratosis on non-polarized versus polarized dermoscopy. Skin Res Technol. 2019;25(6):801-4. doi: 10.1111/srt.12721.

7. Piccolo V, Russo T, Moscarella E, Brancaccio G, Alfano R, Argenziano G. Dermatoscopy of Vascular Lesions. Dermatol Clin. 2018;36(4):389-95. doi: 10.1016/j.det.2018.05.006.

4.1.2 Microscopia confocal

Maria Viviane Lócio | Joyce Gouvêa Freire

4.1.2.1 Queratose seborreica (ceratose seborreica)

A maioria das queratoses seborreicas (QS) é de fácil diagnóstico clínico e dermatoscópico, mas algumas variantes podem mimetizar melanoma e carcinomas basocelular e espinocelular. Neste contexto, a microscopia confocal é um exame complementar de grande importância para diferenciar as formas não clássicas de QS de lesões malignas, de modo a reduzir, assim, o número de biópsias de lesões benignas.[1] As principais variantes e seus diagnósticos diferenciais malignos estão descritos na Tabela 4.1.2.1.

Tabela 4.1.2.1 Queratoses seborreicas: variantes e diagnósticos diferenciais

Variantes	Diagnósticos diferenciais
Plana da face	Lentigo maligno
Irritada	Melanoma, tumores não melanocíticos
Clonal	Melanoma
Queratose líquen plano-*like*	Lentigo maligno
Melanomacantoma	Melanoma

Fonte: Desenvolvida pela autoria.

As características das queratoses seborreicas à MC são (Figuras 4.1.2.1 a 4.1.2.3) (Tabela 4.1.2.2):

Epiderme:

- Padrão "favo de mel" típico nas camadas granulosa e espinhosa.
- Padrão *clobblestone* ("pedra de calçamento") típico na camada suprabasal (em lesões muito pigmentadas).
- Cistos córneos: estruturas arredondadas brilhantes e homogêneas.
- *Plugs* córneos: estruturas brilhantes alongadas e lamelares.
- *Cords*: estruturas tubulares alongadas e brilhantes.
- Projeções bulbosas na periferia da lesão.[1-3]

- Células dendríticas esparsas ou nucleadas superficialmente dispostas podem estar presentes. As células dendríticas correspondem aos melanócitos ou células de Langerhans e as redondas, aos melanócitos ou presença de paraqueratose.

Tabela 4.1.2.2 Principais características das queratoses seborreicas ao exame de MC e suas correlações histopatológicas.

MC	Descrição	Histopatologia
Plugs córneos	Estruturas brilhantes lamelares na superfície da epiderme	Invaginações da epiderme na camada córnea preenchidas por queratina
Cistos córneos	Estruturas brilhantes arredondadas e homogêneas intraepidérmicas	Estruturas intraepidérmicas preenchidas por queratina e sem conexão com o exterior. (rolha córnea)
Criptas	Depressões lineares ou irregulares preenchidas por queratina na superfície da epiderme	Invaginações da epiderme no estrato córneo preenchidas por queratina
Projeções bulbosas	Estruturas arredondadas a ovais separadas por queratina (áreas brilhantes na superfície epidérmica), ou contíguas ou adjacentes aos *cords* (JDE)	Acantose epidérmica entre as invaginações
Cords (Cordões)	Estruturas tubulares na região da junção dermoepidérmica compostas por células monomórficas e brilhantes	Cristas alongadas e com pigmentação da camada basal

Fonte: Desenvolvida pela autoria.

Junção dermoepidérmica (JDE):

- Projeções bulbosas.
- *Cords*.
- Papilas policíclicas e/ou polimorfas.

Derme papilar:

- Células redondas anucleadas refráteis (*plump cells*) que correspondem aos melanófagos e eventuais partículas brilhantes (células inflamatórias).
- Vasos circulares e/ou lineares (mais frequentes em QS irritadas).

4.1.2.2 Melanocantoma

É uma variante histológica de QS muito pigmentada, com acantose e presença de proliferação de grandes melanócitos dendríticos.[1]

A MC dos raros casos descritos mostrou a presença de numerosas células dendríticas nas camadas basal e suprabasal associada a características específicas das QSs.[3,4]

4.1.2.3 Ceratose líquen plano-*like* (LPLK)

A ceratose líquen plano-*like*, ou ceratose liquenoide, caracteriza-se clinicamente por mácula ou placa fina em áreas de fotodano, corresponde a lentigo solar ou ceratose seborreica com inflamação e fenômeno de regressão associados.[3] As principais características da MC são (Figura 4.1.2.4):

Epiderme:

- Padrão "favo de mel" típico nas camadas granulosa e espinhosa.

Junção dermoepidérmica (JDE):

- Focos com cordões brilhantes e alongados com projeções bulbosas.
- Focos com transição abrupta entre epiderme e derme, sem visualização da derme papilar (achatamento da JDE).[3]

Derme superficial:

- Numerosos pontos brilhantes e células redondas anucleadas (*plump cells*) que correspondem aos melanófagos.[3]
- Bandas altamente refratárias e fibras brilhantes enoveladas e aglomeradas que se correlacionam à fibrose e à elastose solar, respectivamente.[3]

4.1.2.3 Dermatofibroma (histiocitoma fibroso)

O dermatofibroma representa um tumor benigno mais frequente no sexo feminino, localizado principalmente nos membros superiores e inferiores, com aspectos clínicos e dermatoscópicos característicos. Clinicamente apresenta-se como um nódulo eritematoso, acastanhado ou violáceo com despigmentação central, associado à presença do sinal da cova: formação de uma cova central à compressão lateral do tumor.[5]

A dermatoscopia e a microscopia confocal são os métodos não invasivos mais usados para a confirmação diagnóstica do dermatofibroma, especialmente em casos de dúvida diagnóstica, como nas lesões mais pigmentadas e atípicas.[5,6] É importante ressaltar que a microscopia confocal apresenta limitação na avaliação de tumores dérmicos com alterações na derme reticular, como é o caso do dermatofibroma, por perda de resolução das imagens nas camadas mais profundas.[7]

As principais características da MC são (Figuras 4.1.2.5 e 4.1.2.6):

Epiderme:

- Padrão "favo de mel" típico.[5]
- Retificada pelo tumor dérmico ou hiperplasiada se houver presença de crosta de queratina central.[6]
- Presença rara de células dendríticas e pagetoides redondas, e de um achado conhecido como orientação/polarização dos núcleos dos queratinócitos no mesmo eixo, alteração tipicamente encontrada em carcinomas basocelulares.[5]

Junção dermoepidérmica (JDE):

- Anéis brilhantes, compostos por células monomórficas (queratinócitos pigmentados basais) ao redor das papilas dérmicas escuras, que podem ser encontrados tanto na periferia (mais comum) quanto no centro da lesão (o que corresponde aos glóbulos centrais encontrados na dermatoscopia). Quando localizados no centro, esses anéis costumam estar mais espaçados.[5,8] Em alguns casos, é possível observar os anéis duplos na periferia de dermatofibromas pigmentados.[5]

- Cordões escuros alongados que migram do centro para a periferia da lesão.[5]
- Vasos sanguíneos dilatados podem ser vistos no centro ou na periferia da lesão.[5]

Derme superficial

- Composta por bandas de colágeno alongadas, reticuladas, brilhantes e espessas (corresponde à área branca central cicatricial na dermatoscopia).[6,8]
- Vasos sanguíneos dilatados no centro e na periferia da lesão.[5]

A histopatologia de um dermatofibroma consiste em uma epiderme mais retificada ou hiperplasiada, na presença de queratinócitos basais pigmentados nas cristas dérmicas, além da presença de fibroblastos, histiócitos, colágeno espesso e vasos sanguíneos na JDE e derme papilar (Tabela 4.1.2.3).[5,6]

Tabela 4.1.2.3 Principais características do dermatofibroma ao exame de MC e suas correlações histopatológicas

MC	Descrição	Histopatologia
Anéis brilhantes	Células monomórficas brilhantes ao redor de papilas dérmicas escuras	Queratinócitos basais das cristas epidérmicas
Estruturas de colágeno central	Bandas alongadas brilhantes, reticuladas e espessadas na derme	Queratinócitos basais pigmentados das cristas epidérmicas separados por colágeno dérmico

Fonte: Desenvolvida pela autoria.

4.1.2.4 Hemangioma

O hemangioma é um tumor benigno vascular caracterizado pela proliferação anormal de vasos sanguíneos, sendo considerado a lesão vascular mais comum. O hemangioma rubi apresenta-se, de um modo geral, como uma pápula eritematosa, às vezes violácea, de diferentes tamanhos, que costuma ser de fácil diagnóstico ao exame físico e dermatoscópico. No caso do hemangioma trombosado, como uma pápula ou nódulo pigmentado, com componente enegrecido, de modo a fazer diagnóstico diferencial com melanoma.[9,10]

As estruturas visualizadas na MC são (Figura 4.1.2.7):

Epiderme:

- Geralmente retificada e com padrão favo de mel típico.

Junção dermoepidérmica:

- Raramente é visualizada pelo adelgaçamento da epiderme.

Derme:

- Espaços-lacunas, lóbulos, canalículos-escuros, de diferentes tamanhos, separados por septos fibrosos compostos por colágeno espesso.[9,10] Na histologia, essas alterações relacionam-se com capilares dilatados na derme entremeados por colágeno (Tabela 4.1.2.4).

Tabela 4.1.2.4 Principais características do hemangioma ao exame de MC e suas correlações histopatológicas

MC	Descrição	Histopatologia
Espaços vasculares (Clods)	Lacunas, lóbulos, canalículos-escuros, de diferentes tamanhos, separados por septos fibrosos compostos por colágeno espesso	Capilares dilatados na derme entremeados por colágeno
Células rolantes	Células brilhantes, redondas no interior das lacunas	Células sanguíneas intravasculares

Fonte: Desenvolvida pela autoria.

- Células brilhantes, redondas no interior das lacunas que correspondem a células sanguíneas, conhecidas como células rolantes, melhor visualizadas no exame *in vivo*.[9,10]

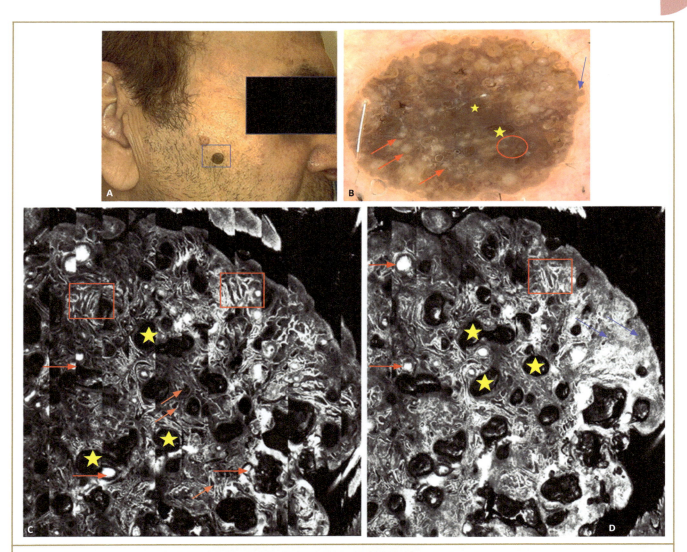

Figura 4.1.2.1 A. Imagem clínica de ceratose seborreica (quadrado azul) na região malar direita de um paciente do sexo masculino; B. Imagem dermatoscópica de uma ceratose seborreica mostrando pseudocistos córneos (setas vermelhas), pseudoaberturas foliculares (estrelas amarelas), vasos em grampo (círculo vermelho), impressão digital (seta azul); C. Microscopia confocal: Imagem em mosaico – JDE evidenciando a presença de plugs córneos (estrelas amarelas), pseudocistos córneos (setas vermelhas), papilas policíclicas (setas laranjas) e cordões tubulares, os cords (quadrados vermelhos); D. Microscopia confocal: Imagem em mosaico – transição da epiderme para a derme mostrando a presença de favo de mel típico (setas azuis), plugs córneos (estrelas amarelas), pseudocistos córneos (setas vermelhas) e cordões tubulares, os cords (quadrado vermelho).

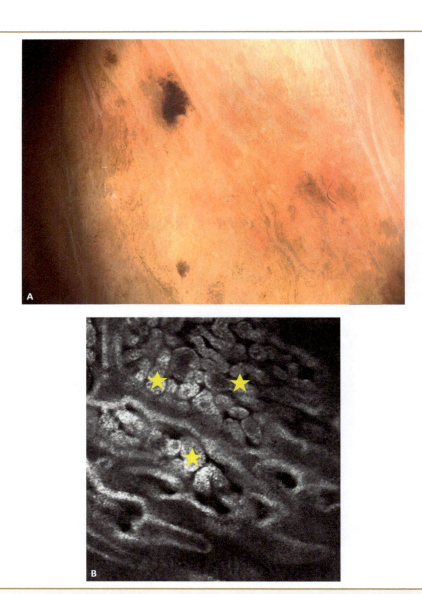

Figura 4.1.2.2 A. Imagem dermatoscópica de lesão pigmentada - ceratose seborreica - em região genital mostrando padrão homogêneo; B. Microscopia confocal: Imagem individual – JDE evidenciando a presença de cordões tubulares (cords) representados pela estrela amarela.

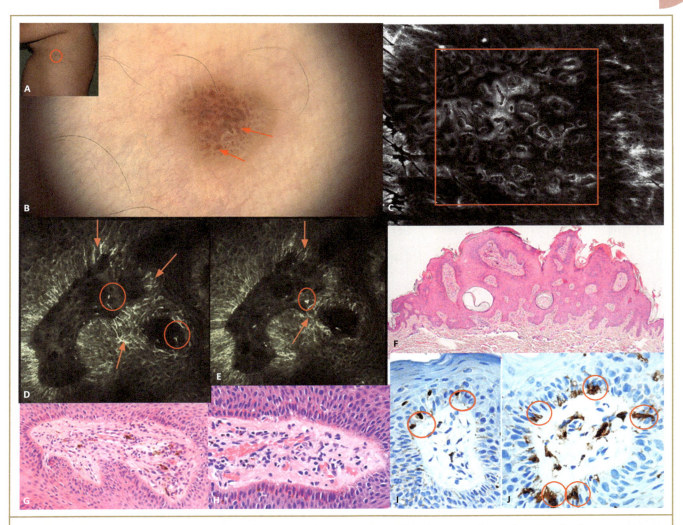

Figura 4.1.2.3 A. Imagem clínica de uma ceratose seborreica em região de tronco lateral esquerdo de um paciente do sexo masculino; B. Imagem dermatoscópica de uma lesão eritematoacastanhada, com padrão central em giros e sulcos, além da presença de vasos atípicos, incluindo vasos em grampo (setas vermelhas); C. Microscopia confocal: imagem em mosaico – JDE evidenciando, no centro, a presença de papilas policíclicas/ polimórficas bem demarcadas (quadrado vermelho); D. e E. Microscopia confocal: Imagem em mosaico – detalhe em grande aumento da imagem C mostrando uma papila bem demarcada circundada por células dendríticas (setas laranjas), com a presença de células inflamatórias (círculos vermelhos) e vasos sanguíneos no interior da papila; F. Histopatologia HeE (40x): Corte convencional - mostrando hiperplasia da epiderme, pseudocistos e plugs córneos, papilas dérmicas em meio à hiperplasia da epiderme; G. e H. Histopatologia HeE (200x e 400x respectivamente): Corte transversal - mostrando a correlação com a MC - uma papila dérmica com a presença de vascularização no interior e queratinócitos pigmentados circundando a papila; I. Imuno-histoquímica - SOX10 mostrando raros núcleos de melanócitos (círculos vermelhos); J. Imuno-histoquímica - CD1a evidenciando a presença de células de Langerhans (círculos vermelhos) circundando a papila, o que corresponde na MC à visualização das células dendríticas (D e E). Imagens de F a J disponibilizadas pelo Dr. Clóvis Antônio Lopes Pinto, patologista do AC Camargo Cancer Center.

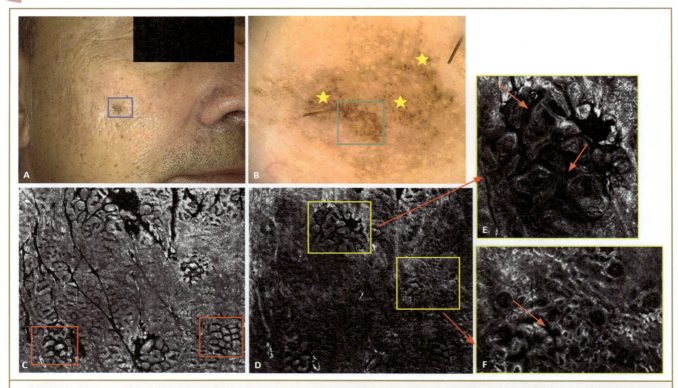

Figura 4.1.2.4 A. Imagem clínica de ceratose líquen plano-like (LPLK) (quadrado azul) na região malar direita de um paciente do sexo masculino; B. Imagem dermatoscópica de uma LPLK mostrando granulosidade difusa (estrelas amarelas) e padrão em giros e sulcos (quadrado verde); C. Microscopia confocal: Imagem em mosaico – epiderme evidenciando a presença de cordões tubulares (quadrados vermelhos); D. Microscopia confocal: Imagem em mosaico – JDE: presença de papilas policíclicas; E. e F. Microscopia confocal com detalhe em grande aumento da imagem D evidenciando as papilas policíclicas e a presença de criptas (setas laranjas).

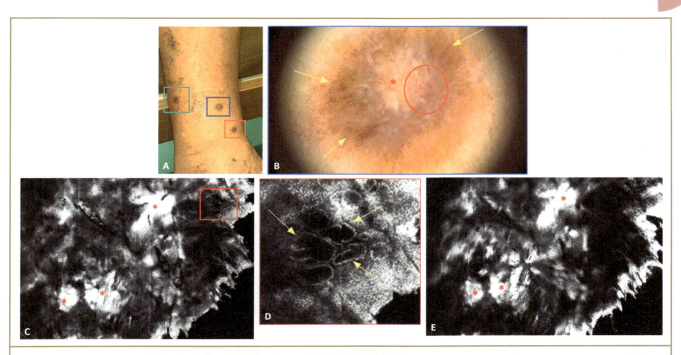

Figura 4.1.2.5 A. Imagem clínica de três dermatofibromas (quadrado verde, azul e laranja) na perna esquerda de um paciente do sexo masculino; B. Imagem dermatoscópica com luz polarizada de um dermatofibroma (quadrado azul): rede pigmentada periférica (setas amarelas), área branca cicatricial na região central (asterisco vermelho), vasos atípicos às 3 horas (círculo vermelho); C. Microscopia confocal: Imagem em mosaico – JDE evidenciando a presença de papilas bem demarcadas na periferia (quadrado vermelhos) e área brilhante homogênea densa e central que corresponde ao colágeno (asteriscos vermelhos); D. Microscopia confocal – detalhe em grande aumento da imagem C mostrando as papilas bem demarcadas na periferia (setas amarelas); E. Microscopia confocal: Imagem em mosaico - derme evidenciando a área brilhante homogênea densa e central que corresponde ao colágeno (asteriscos vermelhos).

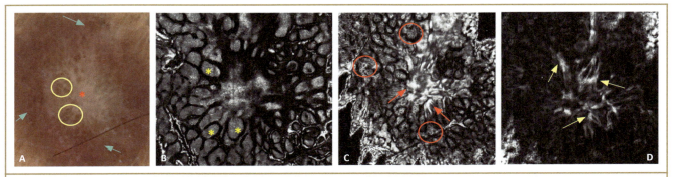

Figura 4.1.2.6 A. Imagem dermatoscópica de dermatofibroma na perna esquerda de um paciente do sexo masculino: rede pigmentada periférica (setas verdes), área branca cicatricial na região central (asterisco vermelho), glóbulos entremeados por estrutura branca cicatricial (círculos amarelos); B. Microscopia confocal: Imagem em mosaico – epiderme mostrando a presença dos cordões alongados do centro para a periferia da lesão (asteriscos amarelos); C. Microscopia confocal: Imagem em mosaico – JDE evidenciando a presença de papilas bem demarcadas na periferia (círculos vermelhos) e área brilhante homogênea densa e central que corresponde ao colágeno (setas vermelhas); D. Microscopia confocal: Imagem em mosaico - derme evidenciando área brilhante homogênea e central correspondente à maior densidade de colágeno (setas amarelas).

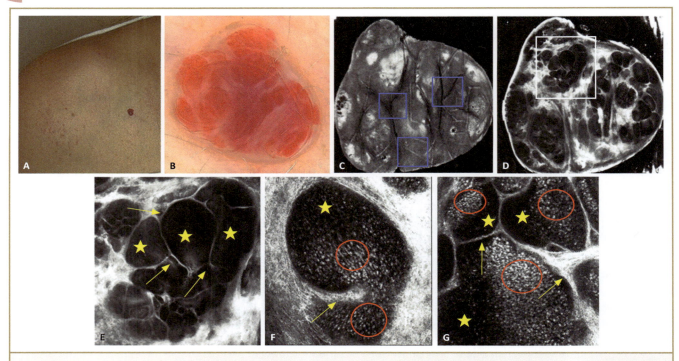

Figura 4.1.2.7 A. Imagem clínica de um hemangioma rubi em reg. infraclavicular direita em uma paciente do sexo feminino, 34 anos; B. Imagem dermatoscópica com luz polarizada evidenciando os lagos venosos separados por septos fibrosos; C. Microscopia confocal: Imagem em mosaico – epiderme retificada com favo de mel típico (quadrados azuis); D. Microscopia confocal: Imagem em mosaico - derme papilar com a presença de lacunas escuras entremeadas por septos fibrosos; E. Microscopia confocal mostrando área da derme em maior detalhe (quadrado branco da figura D.): Lacunas escuras (estrelas amarelas) entremeadas por septos ricos em colágeno (setas amarelas); F. e G. Foto de filme in vivo evidenciando a presença de rolamento das células sanguíneas (círculos vermelhos) no interior das lacunas (estrelas amarelas) entremeadas por septos (setas amarelas).

Referências

1. Moscarella E, Brancaccio G, Briatico G, Ronchi A, Piana S, Argenziano, G. Differential diagnosis and management on seborrheic Keratosis in Elderly Patients. Clinical, cosmetic and investigational dermatology. 2021;14:395-406. doi: 10.2147/CCID.S267246.

2. Ahlgrimm-Siess V, Cao T, Oliviero M, Laimer M, Hofmann-Wellenhof R, Rabinovitz HS, et al. Seborrheic keratosis: reflectance confocal microscopy features and correlation with dermoscopy. Journal of the American Academy of Dermatology. 2013;69(1):120-6. doi: 10.1016/j.jaad.2012.12.969.

3. Shahriari N, Grant-Kels JM, Rabinovitz H, Oliviero M, Scope A. Reflectance confocal microscopy: Diagnostic criteria of common benign and malignant neoplasms, dermoscopic and histopathologic correlates of key confocal criteria, and diagnostic algorithms. Journal of the American Academy of Dermatology. 2021;84(1):17-31. doi: 10.1016/j.jaad.2020.05.154.

4. Porto A, Blumetti TP, Macedo MP, Braga J. Melanoacanthoma: a potential pitfall of reflectance confocal microscopy. Anais brasileiros de dermatologia. 2019;94(6):747–50. doi: 10.1016/j.abd.2019.01.002.

5. Pogorzelska-Antkowiak A, Wcisło-Dziadecka D, Brzezińska-Wcisło L, Pawlicki K, Antkowiak R, Corneli P. Features of dermatofibroma in reflectance confocal microscopy. International Journal of Dermatology. 2020;59(8):951-4. doi: 10.1111/ijd.14972.

6. Pereira Guedes RV, Noronha de Menezes NM, Leite IB, Baptista MA. Benign fibrous histiocytoma: particular aspects on confocal laser scanning microscopy. European journal of dermatology : EJD. 2012;22(2):288-9. doi: 10.1684/ejd.2012.1672.

7. Hofmann-Wellenhof R, Wurm EM, Ahlgrimm-Siess V, Richtig E, Koller S, Smolle J, Reflectance confocal microscopy--state-of--art and research overview. Seminars in cutaneous medicine and surgery, 2009;28(3):172-9. doi: 10.1016/j.sder.2009.06.004.

8. Scope A, Ardigo M, Marghoob AA. Correlation of dermoscopic globule-like structures of dermatofibroma using reflectance confocal microscopy. Dermatology (Basel, Switzerland). 2008;216(1):81-2. doi: 10.1159/000109364.

9. Grazzini M, Stanganelli I, Rossari S, Gori A, Oranges T, Longo AS, et al. Dermoscopy, confocal laser microscopy, and hi-tech evaluation of vascular skin lesions: diagnostic and therapeutic perspectives. Dermatologic therapy. 2012;25(4):297-303. doi: 10.1111/j.1529-8019.2012.01547.x.

10. Moscarella E, Zalaudek I, Buccini P, Cota C, Catricalà C, Argenziano G. Dermoscopy and confocal microscopy of thrombosed hemangiomas. Archives of dermatology. 2012;148(3):410. doi: 10.1001/archdermatol.2011.1027.

4.1.3 Ultrassom de alta frequência nos hemangiomas

Mariana Carvalho Costa

De acordo com a classificação mais atualizada da Sociedade Internacional de Estudo de Anomalias Vasculares (ISSVA),[1] as anomalias vasculares foram identificadas da seguinte forma: a) tumores vasculares, caracterizados por proliferação celular e hiperplasia de células endoteliais anormais e outras células vasculares, e b) malformações vasculares, compreendidas como distúrbios congênitos do desenvolvimento, que consistem na formação de vasos capilares, linfáticos, venosos e arteriais.

Os tumores vasculares apresentam *turnover* endotelial (mitose) aumentado, o que não se encontra nas malformações vasculares. Eles são classificados como benignos, localmente agressivos (limítrofes) ou malignos,[2] sendo os benignos os mais frequentes. Entre esses tumores, estão incluídos o **hemangioma infantil**, o **hemangioma congênito**, lesões vasculares proliferativas como o **granuloma piogênico** (também referido como hemangioma capilar lobular ou granuloma telangiectásico) e outros tumores vasculares, como hemangioma em tufos, hemangioma de células fusiformes e hemangioma epitelioide.

4.1.3.1 Hemangioma infantil (HI)

O HI é o tumor vascular mais comum na infância. Em cerca de 30% dos casos de HI, a lesão está presente, muito discretamente, no nascimento ou no primeiro dia de vida. E, embora na maior parte das vezes recebam alta antes do aparecimento do HI, estima-se que sua prevalência varie de 2% a 10% em recém-nascidos.[3] As lesões costumam ser únicas na maior parte dos HIs e acometem mais frequentemente cabeça e pescoço. Como fatores de risco, destacam-se: raça caucasiana, sexo feminino, gemelaridade, prematuridade com baixo peso, gestações múltiplas, idade materna avançada, tabagismo, realização de terapias hormonais, injúrias e anomalias placentárias, como descolamento prematuro da placenta, placenta prévia, pré-eclâmpsia, inserção anormal do cordão umbilical e história familiar de HI em parente de primeiro grau.[4]

Os HIs podem ser superficiais, profundos ou mistos e evoluem em três fases: 1) proliferativa, 2) de involução parcial e 3) de involução total). É na fase proliferativa ou de crescimento rápido que a lesão atinge seu tamanho máximo, com aproximadamente três meses de evolução, e pode se estender por até 12 meses ou mais. A maioria dos HIs tende a regredir espontaneamente, sem nenhuma intervenção; contudo, aproximadamente 10% dos pacientes podem apresentar complicações e requerem tratamento, que preferencialmente ser iniciado durante a fase proliferativa, de modo a promover a involução precoce, o que evita sequelas permanentes. Atualmente, os betabloqueadores são o tratamento de primeira escolha para o HI.[5] A associação do HI com outras anomalias vasculares e não vasculares remete a síndromes bem descritas, como as síndromes PHACE e LUMBAR, que devem ser lembradas em casos de tumores numerosos (mais de cinco hemangiomas cutâneos) ou de tumores que acometem a linha média.

A ultrassonografia de alta frequência com Doppler (USAF) é uma ferramenta de grande importância na avaliação do HI ao fornecer, com clareza e objetividade, parâmetros como ecogenicidade, profundidade, dimensões, relação com tecidos adjacentes e densidade dos vasos. Adicionalmente, o USAF pode ser empregado para se diferenciar o HI de outras lesões vasculares,[6] para avaliar a resposta terapêutica ou mesmo para determinar o momento ideal de suspensão do tratamento.[7]

Os achados ultrassonográficos do HI dependerão do momento evolutivo do tumor. Na **fase proliferativa**, ao modo B, encontra-se uma estrutura sólida, predominantemente hipoecoicas, de contornos mal definidos, nodular ou efeito massa. Ao modo Doppler colorido, o tumor é hipervascular (alta a densidade dos vasos: > 5 vasos / cm², de alto fluxo, com pico de velocidade sistólica aumentado e baixa resistência) (Figuras 4.1.3.1 e 4.1.3.2). Na **fase involutiva parcial**, há gradativamente diminuição do tamanho tumoral, aumento da ecogenicidade (aspecto heterogêneo, de contornos mal definidos) e redução da densidade vascular (Figura 4.1.3.3). Na **fase involutiva total**, encontram-se estrutura de contornos mal definidos, hipovascular ou avascular e a hipoderme acometida anteriormente pelo tumor pode estar hiperecogênica[3,8] (Figura 4.1.3.4).

4.1.3.2 Hemangioma congênito (HC)

Os HCs são tumores vasculares benignos que já cresceram até seu tamanho máximo ao nascimento e não apresentam crescimento pós-natal acelerado, como os HIs. Eles podem ser subdivididos em três subgrupos: a) hemangioma congênito de involução rápida (RICH) com regressão nos primeiros 6 a 18 meses de vida, b) hemangioma congênito não involutivo (NICH), que não regride espontaneamente, e c) hemangioma congênito de involução parcial (PICH), que apresenta uma involução inicial e sua regressão é parcial. São tumores menos comuns que o HI e negativos para o transportador de glicose tipo 1 (GLUT-1).[9]

Os achados ultrassonográficos variam de acordo com o tipo de HC. A regressão, de forma geral, é caracterizada por redução de dimensões, aumento da ecogenicidade e redução da vascularização.

4.1.3.3 Granuloma piogênico ou hemangioma capilar lobular (GP)

Também denominado granuloma telangiectásico, é uma lesão vascular proliferativa benigna das células endoteliais, que surge em resposta a traumas, inflamação crônica, determinados medicamentos etc.

Os achados ultrassonográficos revelam, na pele, estrutura exofítica epidérmica/dérmica, bem delimitada, hipoecogênica, com aspecto de massa ao modo B. Ao modo Doppler colorido, hipervascularização intensa e difusa limitada à lesão.[10]

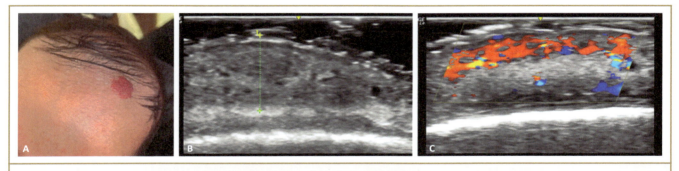

Figura 4.1.3.1   A. Imagens clínica e B. Imagens ultrassonográficas (22 MHz), de HI na fase proliferativa pré-tratamento. Observar estrutura sólida, predominantemente hipoecogênica, de contorno mal definidos (B, modo B), hipervascularizada (C, modo Doppler colorido).

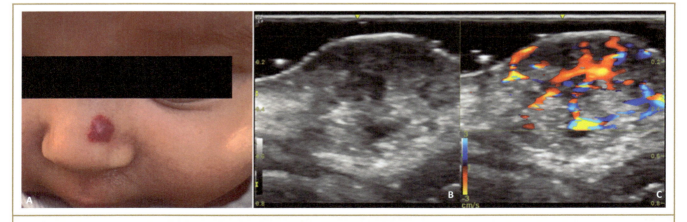

Figura 4.1.3.2   Imagens clínica (A) e ultrassonográficas (22 MHz), de HI na fase proliferativa pré-tratamento. Observar estrutura sólida, nodular, predominantemente hipoecogênica, parcialmente circunscrita (B, modo B), hipervascularizada (C, modo Doppler colorido).

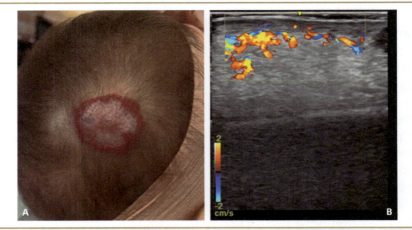

Figura 4.1.3.3 Imagem clínica (A) e ultrassonográfica (22 MHz), de HI na fase involutiva parcial. Observar estrutura de contornos mal definidos, ecogenicidade mista e áreas hipervasculirazadas e hipovascularizadas (B, modo Doppler colorido).

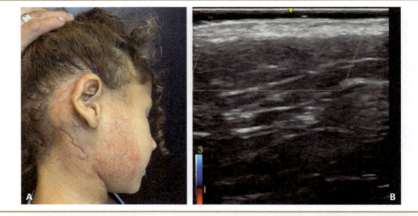

Figura 4.1.3.4 Imagem clínica (A) e ultrassonográfica (22 MHz), de HI na fase de involução total após tratamento com propranolol oral. Observar ausência de vascularização e hipoderme mais hiperecogênica (B, modo Doppler colorido).

Referências

1. Jung HL. Update on infantile hemangioma. Clin Exp Pediatr. 2021;64(11):559-72. doi: 10.3345/cep.2020.02061.

2. Wassef M, Borsik M, Cerceau P, Faucon B, Laurian C, Le Clerc N, et al. Classification des tumeurs et malformations vasculaires. Apport de la classification ISSVA 2014/2018 [Classification of vascular tumours and vascular malformations. Contribution of the ISSVA 2014/2018 classification]. Ann Pathol. 2021;41(1):58-70. doi: 10.1016/j.annpat.2020.11.004.

3. Rodríguez Bandera AI, Sebaratnam DF, Wargon O, Wong LF. Infantile hemangioma. Part 1: epidemiology, pathogenesis, clinical presentation and assessment. J Am Acad Dermatol. 2021;85(6):1379-92. doi: 10.1016/j.jaad.2021.08.019.

4. Drolet BA, Swanson EA, Frieden IJ. Hemangioma Investigator Group. Infantile hemangiomas: an emerging health issue linked to an increased rate of low birth weight infants. J Pediatr. 2008;153(5):712-5, 715.e1. doi: 10.1016/j.jpeds.2008.05.043.

5. Tiemann L, Hein S. Infantile hemangioma: a review of current pharmacotherapy treatment and practice pearls. J Pediatr Pharmaco Ther. 2020;25(7):586-99. doi: 10.5863/1551-6776-25.7.586.

6. Ding A, Gong X, Li J, Xiong P. Role of ultrasound in diagnosis and differential diagnosis of deep infantile hemangioma and venous malformation. J Vasc Surg Venous Lymphat Disord. 2019;7(5):715-23. doi: 10.1016/j.jvsv.2019.01.065.

7. Chang L, Gu Y, Yu Z, Ying H, Qiu Y, Ma G, et al. When to stop propranolol for infantile hemangioma. Sci Rep. 2017;7:43292. doi: 10.1038/srep43292.

8. McNab M, García C, Tabak D, Aranibar L, Castro A, Wortsman X. Subclinical ultrasound characteristics of infantile hemangiomas that may potentially affect involution. J Ultrasound Med. 2021;40(6):1125-30. doi: 10.1002/jum.15489.

9. Mulliken JB, Enjolras O. Congenital hemangiomas and infantile hemangioma: missing links. J Am Acad Dermatol. 2004 Jun;50(6):875-82. doi: 10.1016/j.jaad.2003.10.670.

10. Piłat P, Borzęcki A, Jazienicki M, Gerkowicz A, Krasowska D. High-frequency ultrasound in the diagnosis of selected non-melanoma skin nodular lesions. Postepy Dermatol Alergol. 2019;36(5):572-80. doi: 10.5114/ada.2019.89505.

4.2
Carcinoma Basocelular

Juliana Arêas de Souza Lima Beltrame Ferreira | Elimar Elias Gomes | Elisa de Oliveira Barcaui

O carcinoma basocelular (CBC) é o tumor maligno mais comum em todo o mundo. Embora seja um tumor de crescimento lento que raramente origina metástases, sua incidência tem crescido e sua morbidade pode ser significativa se não for diagnosticado e tratado.[1,2] Clinicamente, o CBC pode ser pigmentado ou não pigmentado, a depender principalmente do fototipo do paciente.[1]

4.2.1 Dermatoscopia

Juliana Arêas de Souza Lima Beltrame Ferreira

A suspeita clínica de CBC com base no exame dermatológico a olho nu pode ser fácil em casos avançados, mas, em algumas situações, representa um desafio mesmo para profissionais experientes.[3] Entre muitas aplicações, a dermatoscopia mostrou aumentar a sensibilidade e especificidade para o diagnóstico do CBC.[4-8] Desse modo, o conhecimento dos achados dermatoscópicos do CBC melhora a detecção precoce do tumor, que pode ser crucial para reduzir a morbidade associada ao próprio tumor ou ao seu tratamento, além de facilitar sua diferenciação de outros tumores cutâneos e doenças inflamatórias da pele.[9,10]

4.2.1.1 Características dermatoscópicas dos carcinomas basocelulares (CBC)

A descrição inicial da dermatoscopia do CBC em 2000 por Menzies e colaboradores baseava-se, principalmente, em critérios associados à presença de pigmento. Segundo seu método, o diagnóstico do CBC baseava-se em uma característica negativa e uma ou mais características positivas. A característica negativa é a ausência de rede pigmentar. Considera-se positiva a presença de uma ou mais das seguintes características dermatoscópicas: áreas em folha, áreas em raio de roda, grandes ninhos ovoides azul-acinzentados, múltiplos glóbulos azul-acinzentados, telangiectasias arboriformes e ulceração. Esse modelo diagnóstico dermatoscópico para o CBC pigmentado mostrou sensibilidade de 97% e especificidade de 93%[5] (Quadro 4.2.1.1 e Figura 4.2.1.1).

Quadro 4.2.1.1 Características dermatoscópicas clássicas do CBC pigmentado

Característica negativa (não deve estar presente)
◀ Rede pigmentar
Características positivas (pelo menos uma deve estar presente)
◀ Áreas em folha
◀ Áreas em raio de roda
◀ Grandes ninhos ovoides azul-acinzentados
◀ Múltiplos glóbulos azul-acinzentados
◀ Telangiectasias arboriformes
◀ Ulceração

Fonte: Adpatado de MENZIES et al., (2000).

Estudos subsequentes confirmaram a reprodutibilidade e confiabilidade deste modelo inicial.[6] Desde então, uma extensa bibliografia sobre o tema surgiu, dando origem a novos critérios e evidências que contribuíram para melhorar ainda mais o diagnóstico dermatoscópico do CBC.[10] De forma prática, as estruturas dermatoscópicas associadas com o diagnóstico de CBC podem ser classificadas em estruturas pigmentadas, estruturas vasculares e um terceiro grupo de estruturas não pigmentadas e não vasculares[8] (Quadro 4.2.1.2).

Quadro 4.2.1.2 Principais estruturas dermatoscópicas no carcinoma basocelular (CBC)

Estruturas pigmentadas	Estruturas vasculares	Outras estruturas
Ninhos ovoides azul-acinzentados	Telangiectasias arboriformes	Múltiplas erosões
Glóbulos azul-acinzentados	Telangiectasias finas e curtas	Ulceração
Pontos azul-acinzentados		Áreas brilhantes branco-avermelhadas
Áreas em folha		Estruturas branco-brilhantes
Áreas em raio de roda		
Estruturas concêntricas		

Fonte: Adaptado de Wozniak-Rito et al., 2018.

Estruturas pigmentadas

Os ninhos ovoides azul-acinzentados são as estruturas pigmentadas de maior tamanho, que se apresentam como estruturas confluentes de morfologia ovoide e alongada.[9] Histologicamente, correspondem a grandes ninhos tumorais bem delimitados, multifocais com alguns pequenos brotos na periferia. Esses ninhos tumorais, alguns dos quais originários da epiderme, contêm pigmentos agregados no interior e estão localizados na derme papilar ou reticular[10-12] (Figura 4.2.1.2).

Os glóbulos azul-acinzentados são semelhantes aos ninhos ovoides, porém menores, e aparecem como estruturas redondas ou ovais dispersas.[9] Seus correlatos histológicos são pequenos ninhos tumorais arredondados com pigmento no interior e/ou no estroma tumoral, localizados na derme papilar e/ou reticular[10-12] (Figura 4.2.1.3).

Os pontos azul-acinzentados são vistos como pontos distribuídos aleatoriamente em foco. Correspondem a pequenos agregados tumorais na junção dermoepidérmica ou na derme superficial, embora possam também refletir depósitos de pigmentos livres ou melanófagos na junção[9-11] (Figura 4.2.1.4)

As áreas em folha são extensões bulbosas conectadas a uma base comum na periferia do tumor. São altamente específicas para CBC.[8,9] São ninhos tumorais conectados multifocalmente, uns aos outros por meio de extensões lobulares e à epiderme, localizados na derme papilar e raramente na derme reticular[10,12] (Figura 4.2.1.5).

As áreas em raio de roda, que também são altamente específicas para CBC, consistem em projeções radiais conectadas a um eixo central mais fortemente pigmentado. São ninhos de células tumorais multifocais que apresentam múltiplas conexões à epiderme por extensões digitiformes, localizados superficialmente na epiderme e/ou na derme papilar ou ninhos de células tumorais com extensões radiais na maioria das vezes localizadas na derme papilar[12] (Figura 4.2.1.6). Quando as projeções radiais estão mal definidas, aparecem como estruturas globulares com centro mais escuro; nesses casos, são denominadas estruturas concêntricas. Essas estruturas correspondem a ninhos pigmentados na junção dermoepidérmica e derme papilar superficial[10,11] (Figura 4.2.1.7).

Estruturas vasculares

As telangiectasias arboriformes são a principal estrutura vascular no CBC e têm valor preditivo positivo de 94%.[13] São vasos vermelhos brilhantes, que se ramificam irregularmente em capilares finos. Geralmente são localizados na superfície do tumor.[9] Histologicamente, correspondem à neovascularização do tumor na forma de vasos dilatados na derme (Figura 4.2.1.8). As telangiectasias finas curtas são o segundo padrão vascular mais frequente no CBC. Esses vasos curtos (< 1 mm) têm pouquíssimos ramos e correspondem a vasos dérmicos telangiectásicos[8,9] (Figura 4.2.1.9).

Outras estruturas

A ulceração se apresenta como área sem estrutura vermelho-alaranjada e corresponde a uma perda total da epiderme e parte da derme superficial[8,10,12] (Figura 4.2.1.10).

As múltiplas erosões são pequenas áreas castanho-avermelhadas ou amarelo-alaranjadas, de menor tamanho que a ulceração, que histologicamente correspondem a uma necrose focal da epiderme[14] (Figura 4.2.1.11).

As áreas brilhantes branco-avermelhadas sem estruturas correspondem a uma fibrose difusa da derme e do estroma tumoral.[8,12] (Figura 4.2.1.12).

As estruturas branco-brilhantes, também denominadas crisálidas, são visíveis mediante luz polarizada. Apresentam-se como linhas brancas e curtas que se entrecruzam de forma ortogonal. Sua correlação histológica ainda não está clara, parecem corresponder à fibrose dérmica e do estroma.[11] (Figura 4.2.1.13).

Dermatoscopia e subtipo histopatológico do carcinoma basocelular

O subtipo histopatológico é um fator relevante, que influencia a escolha do tratamento para CBC.[9] Diferenciar o CBC superficial de outros subtipos não superficiais é de suma importância na prática clínica e para fins de manejo terapêutico do tumor.[15] A presença de áreas em folhas com telangiectasias e, simultaneamente, a ausência de ninhos ovoides azul-acinzentados, vasos arboriformes e ulcerações, têm forte valor preditivo no diagnóstico de CBC superficial.[9] Além disso, múltiplas erosões e áreas branco-avermelhadas sem estrutura, também denominadas áreas rosa-leitosas, aumentam a possibilidade de diagnóstico de CBC superficial.[16-18] Telangiectasias finas curtas são descritas como principal padrão vascular no CBC superficial.[17,19,20]

Telangiectasias arboriformes, grandes ninhos ovoides azul-acinzentados, múltiplos glóbulos e pontos azul-acinzentados e presença de ulceração foram descritos no subtipo nodular do CBC.[21]

No CBC infiltrativo, os vasos arboriformes são mais finos e espalhados.[22] Geralmente, um fundo branco avermelhado sem estrutura está presente. Pontos azul-acinzentados e ninhos ovoides azul-acinzentados também podem estar presentes.[18,21,22]

4.2.1.2 Conclusão

A dermatoscopia é considerada, atualmente, uma ferramenta essencial na avaliação de lesões suspeitas. Para CBC, a dermatoscopia não apenas aumenta a acurácia diagnóstica, mas também fornece informações para orientar o manejo do tumor. Conhecer os achados dermatoscópicos presentes nos CBCs ajuda a distinguir entre diferentes subtipos histológicos dos tumores e pode também detectar lesões muito incipientes. O diagnóstico precoce do CBC pode resultar em cirurgia mais simples, menor morbidade e menor custo associados ao tratamento.[9,10]

CENÁRIOS NA ONCOLOGIA CUTÂNEA 307

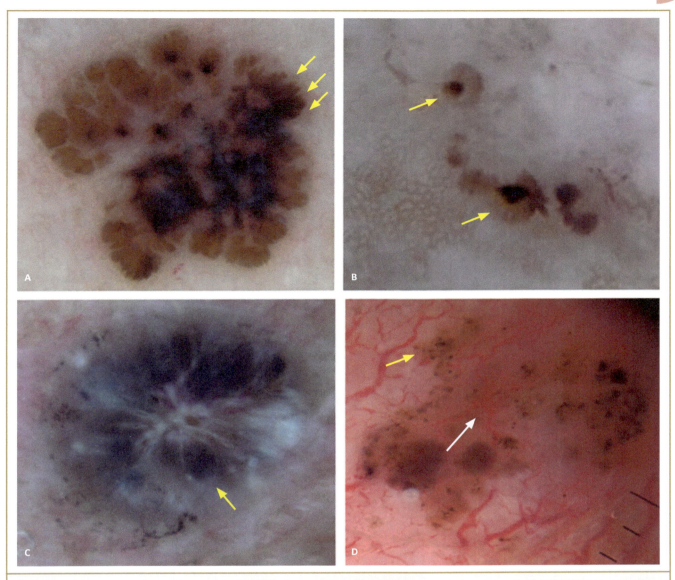

Figura 4.2.1.1 Fotos dermatoscópicas dos critérios clássicos dos CBCs (10x). A. As setas amarelas evidenciam áreas em folha. B. As setas amarelas sinalizam áreas em raio de roda. C. A seta amarela mostra o grande ninho ovoide azul-acinzetado. D. A seta amarela aponta para os múltiplos glóbulos azul-acinzentados e a seta branca mostra telangiectasia arboriforme.

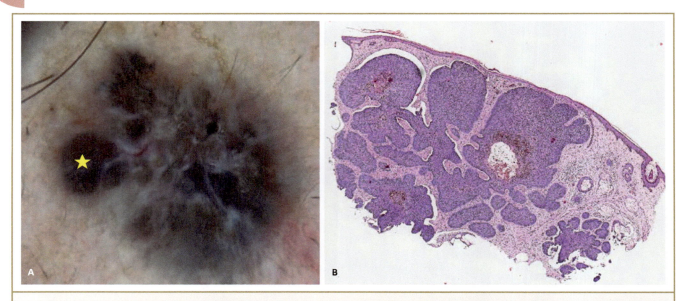

Figura 4.2.1.2 A. Dermatoscopia de CBC pigmentado, estrela amarela (★) indicando ninho ovoide. B. Corte histopatológico (H&E) perpendicular evidenciando grandes ninhos tumorais bem delimitados multifocais com pigmentos agregados no interior (aumento 2,3x).

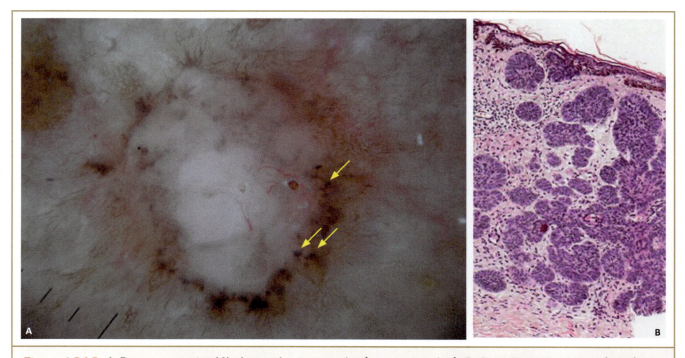

Figura 4.2.1.3 A. Dermatoscopia glóbulos azul-acinzentados (setas amarelas). B. Corte histopatológico (H&E) perpendicular evidenciando pequenos ninhos de células basaloides arredondados (aumento 11,6x).

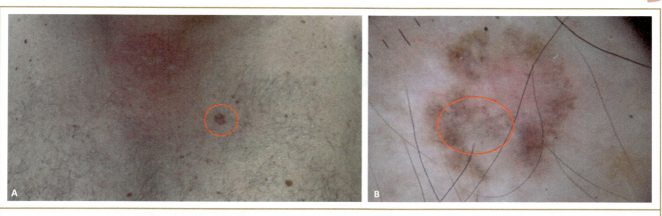

Figura 4.2.1.4 A. Imagem da lesão clínica: círculo vermelho evidenciando placa pigmentada no tronco de paciente fototipo 2. B. Dermatoscopia mostrando os pontos pontos azul-acinzentados.

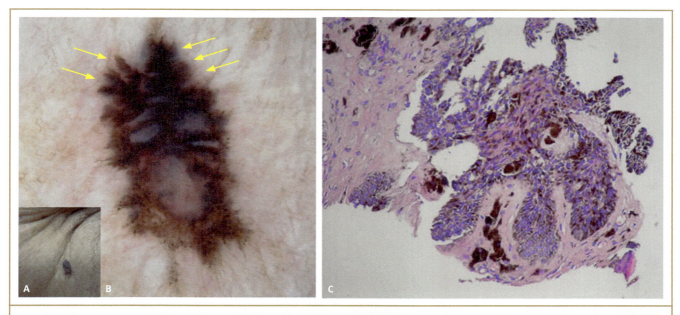

Figura 4.2.1.5 A. Foto clínica de uma placa enegrecida na região axilar direita. B. Dermatoscopia de CBC pigmentado mostrando áreas em folha (setas amarelas). C. Detalhe do corte histopatológico (H&E) transversal evidenciando ninhos de células basaloides multifocais conectados uns aos outros por meio de extensões lobulares com pigmentos agregados (aumento 11,6x).

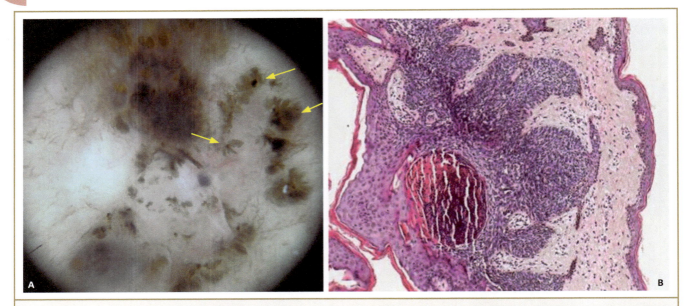

Figura 4.2.1.6 A. Dermatoscopia de CBC pigmentado mostrando áreas em raio de roda (setas amarelas). B. Detalhe do corte histopatológico (H&E) transversal evidenciando blocos de células basaloides multifocais conectados por centro eosinofílico (aumento 6,3x).

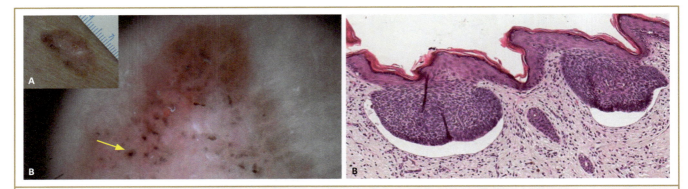

Figura 4.2.1.7 A. Foto clínica de placa eritematosa com superfície descamativa e borda acastanhada com pontos escurecidos no tórax anterior. B. Dermatoscopia de CBC pigmentado evidenciando estrutura concêntrica (seta amarela). C. Corte histopatológico (H&E) perpendicular evidenciando blocos de células basaloides pigmentados na junção dermoepidérmica e derme papilar superficial (aumento 7,4x).

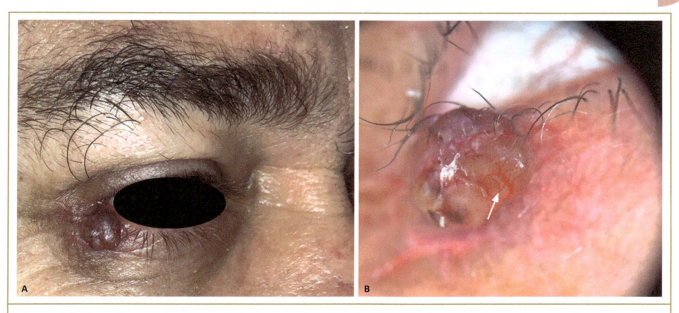

Figura 4.2.1.3 A. Foto clínica de uma pápula perlada na borda ciliar da pálpebra inferior direita. B. Dermatoscopia mostrando telangiectasia arboriforme (seta branca).

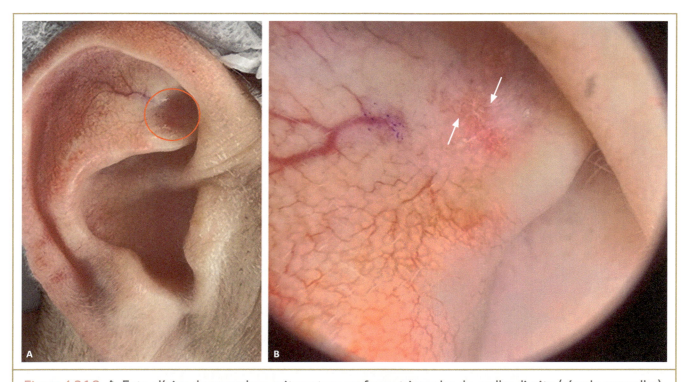

Figura 4.2.1.9 A. Foto clínica de uma placa eritematosa na fossa triangular de orelha direita (círculo vermelho). B. Dermatoscopia mostrando telangiectasias finas curtas (setas brancas).

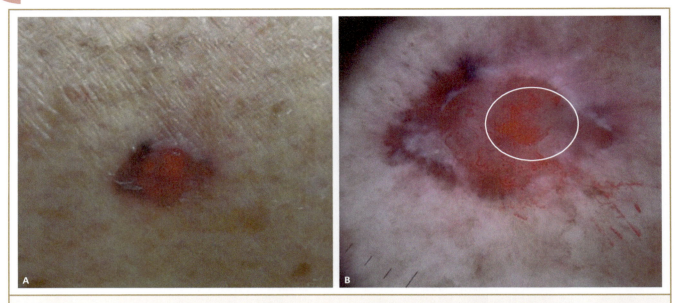

Figura 4.2.1.10 A. Foto clínica de uma placa eritemato acastanhada com centro ulcerado no braço direito de uma paciente fototipo 2. B. Dermatoscopia mostrando ulceração (círculo branco).

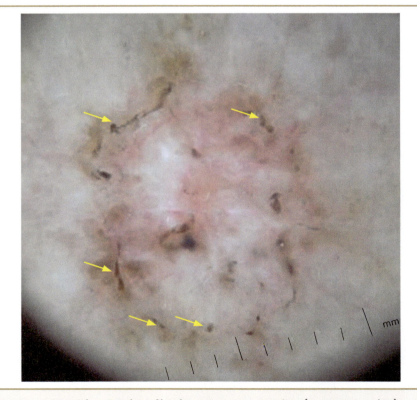

Figura 4.2.1.11 Dermatoscopia evidenciando múltiplas pequenas erosões (setas amarelas).

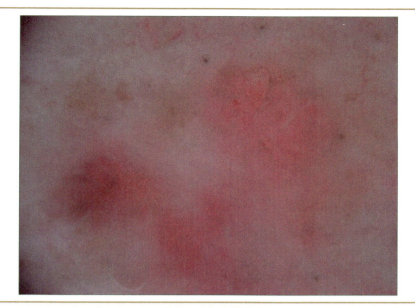

Figura 4.2.1.12 Dermatoscopia evidenciando área brilhante branco-avermelhada sem estruturas.

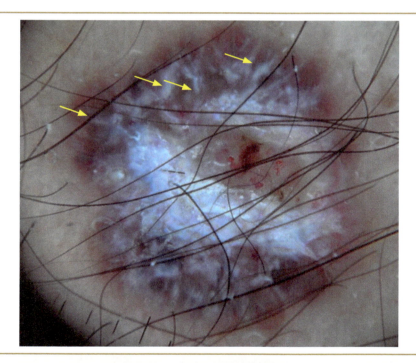

Figura 4.2.1.13 Dermatoscopia evidenciando estruturas branco-brilhantes, também denominadas crisálidas, que são visíveis mediante luz polarizada. Apresentam-se como linhas brancas e curtas que se entrecruzam de forma ortogonal (setas amarelas).

Referêncais

1. Lai V, Cranwell W, Sinclair R. Epidemiology of skin cancer in the mature patient. Clin Dermatol. 2018;36(2):167-76.
2. Cameron MC, Lee E, Hibler BP, Giordano CN, Barker CA, Mori S, et al. Basal cell carcinoma: contemporary approaches to diagnosis, treatment, and prevention [published correction appears in J Am Acad Dermatol. 2019;81(1):310]. J Am Acad Dermatol. 2019;80:321-39.
3. Puig S, Cecilia N, Malvehy J. Dermoscopic criteria and basal cell carcinoma. G Ital Dermatol Venereol. 2012;147(2):135-40.
4. Reiter O, Mimouni I, Gdalevich M, Marghoob AA, Levi A, Hodak E, et al. The diagnostic accuracy of dermoscopy for basal cell carcinoma: a systematic review and meta-analysis. J Am Acad Dermatol. 2019;80(5):1380-8).
5. Menzies SW, Westerhoff K, Rabinovitz H, et al. Surface microscopy of pigmented basal cell carcinoma. Arch Dermatol. 2000;136:1012-16.
6. Altamura D, Menzies SW, Argenziano G, et al. Dermatoscopy of basal cell carcinoma: morphologic variability of global and local features and accuracy of diagnosis. J Am Acad Dermatol. 2010;62:67-75.
7. Rosendahl C, Tschandl P, Cameron A, et al. Diagnostic accuracy of dermatoscopy for melanocytic and nonmelanocytic pigmented lesions. J Am Acad Dermatol. 2011;64:1068-73.
8. Wozniak-Rito A, Zalaudek I, Rudnicka L. Dermoscopy of basal cell carcinoma. Clin Exp Dermatol. 2018;43:241-7.
9. Lallas A, Apalla Z, Argenziano G, Longo C, Moscarella E, Specchio F. The dermatoscopic universe of basal cell carcinoma. Dermatol Pract Concept. 2014;4(3):11-24.
10. Álvarez-Salafranca M, Ara M, Zaballos P. Dermoscopy in basal cell carcinoma: an Updated Review. Actas Dermosifiliogr (Engl Ed). 2021;112(4):330-8.
11. Yélamos O, Braun RP, Liopyris K, Wolner ZJ, Kerl K, Gerami P, et al. Dermoscopy and dermatopcthology correlates of cutaneous neoplasms. J Am Acad Dermatol. 2019;80:341-63.
12. Tabanlıoğlu Onan D, Sahin S, Gököz O, et al. Correlation between the dermatoscopic and histopathological features of pigmented basal cell carcinoma. J Eur Acad Dermatol Venereol. 2010;24:1317-25.
13. Argenziano G, Zalaudek I, Corona R, Sera F, Cicale L, Petrillo G, et al. Vascular structures in skin tumors: a dermoscopy study. Arch Dermatol. 2004;140:1485-9.
14. Namiki T, Nojima K, Hanafusa T, Miura K, Yokozeki H. Superficial basal cell carcinoma: dermoscopic and histopathological features of multiple small erosions. Australas J Dermatol. 2018;59:69-71.
15. Ahnlide I, Zalaudek I, Nilsson F, et al. Preoperative prediction of histopathologic outcome in basal cell carcinoma - flat surface and multiple small erosions predict superficial basal cell carcinoma in lighter skin types. Br J Dermatol. 2016;175:751-61.
16. Pan Y, Chamberlain AJ, Bailey M, et al. Dermatoscopy aids in the diagnosis of the solitary red scaly patch or plaque-features distinguishing superficial basal cell carcinoma, intraepidermal carcinoma, and psoriasis. J Am Acad Dermatol. 2008;59:268-74.
17. Giacomel J, Zalaudek I. Dermoscopy of superficial basal cell carcinoma. Dermatol Surg. 2005;31:1710-13.
18. Lallas A, Tzellos T, Kyrgidis A, et al. Accuracy of dermoscopic criteria for discriminating superficial from other subtypes of basal cell carcinoma. J Am Acad Dermatol. 2014;70:303-11.
19. Micantonio T, Gulia A, Altobelli E, et al. Vascular patterns in basal cell carcinoma. J Eur Acad Dermatol Venereol. 2011;25:358-61.
20. Scalvenzi M, Lembo S, Francia MG, et al. Dermoscopic patterns of superficial basal cell carcinoma. Int J Dermatol. 2008;47:1015-18.
21. Lallas A, Argenziano G, Zendri E, et al. Update on nonmelanoma skin cancer and the value of dermoscopy in its diagnosis and treatment monitoring. Expert Rev Anticancer Ther. 2013;13:541-58.
22. Zalaudek I, Kreusch J, Giacomel J, et al. How to diagnose nonpigmented skin tumors: a review of vascular structures seen with dermoscopy: part II. Nonmelanocytic skin tumors. J Am Acad Dermatol. 2010;63:377-88.

4.2.2 Microscopia confocal

Juliana Arêas de Souza Lima Beltrame Ferreira

A principal indicação da microscopia confocal na avaliação dos carcinomas basocelulares (CBCs) é o diagnostico diferencial de lesões com aspecto clínico e dermatoscópico duvidoso. A Microscopia Confocal *in vivo* (MCR) tem sido utilizada como método de investigação auxiliar não invasivo e tem propiciado aumento na acurácia do diagnóstico dos CBCs.

Os achados descritos na literatura para diagnóstico do carcinoma basocelular pela microscopia confocal são:

Epiderme:

- Pleomorfismo de ceratinócitos e com desarranjo da arquitetura epidérmica em "favo de mel" (indicativo de dano actínico ou decorrente da presença do tumor) (Figura 4.2.2.1);
- Orientação dos núcleos dos ceratinócitos epidérmicos ao longo do mesmo eixo ("polarização") (Figura 4.2.2.1).

Junção dermoepidérmica:

- Ausência de papilas por retificação epidérmica;
- Quando presentes, papilas demarcadas alargadas com núcleos organizados em paliçada na periferia ("papila em paliçada") (Figura 4.2.2.1).

Derme:

- Ilhas de células tumorais monomórficas com núcleos alongados (Figuras 4.2.2.2 e 4.2.2.5);
- Vasculatura dérmica aumentada com vasos sanguíneos tortuosos e dilatados, o que pode mostrar a movimentação/rolamento de leucócitos e sua adesão ao endotélio (Figuras 4.2.2.3 e 4.2.2.4);
- Infiltrado inflamatório proeminente entre as células tumorais e bandas de colágeno espessas e brilhantes próximas às ilhas tumorais (fibrose reacional)[7] (Figuras 4.2.2.4 e 4.2.2.5).

Um estudo retrospectivo multicêntrico com 83 lesões demonstrou que a presença de pelo menos dois destes critérios resultou em uma sensibilidade de 100% para o diagnóstico de CBC. Conforme o número de critérios era maior, a especificidade aumentava, de modo que, quando pelo menos quatro critérios estavam presentes, a especificidade foi de 95,7%, o que apresentava a melhor concordância entre alta sensibilidade e alta especificidade. O critério isolado de maior sensibilidade e especificidade foi a presença de núcleos polarizados (91,6 e 97%, respectivamente). Estes resultados apresentaram pouca variação segundo a localização e subtipos de CBC.[10]

Alguns outros achados foram associados aos CBCs na MCR, são eles:

- Espaços escuros peritumorais ou fendas (Figura 4.2.2.5);
- Presença de sombras ou silhuetas escuras (Figura 4.2.2.5);
- Vasos sanguíneos lineares e horizontais (Figura 4.2.2.5);
- Presença de células dendríticas e melanófagos (nos CBCs pigmentados) (Figuras 4.2.2.4 e 4.2.2.5).[1,3,4,9]

O padrão-ouro para o diagnóstico dos carcinomas basocelulares ainda é a histopatologia. No entanto, a Microscopia Confocal *in vivo* tem propiciado aumento na acurácia do diagnóstico dos carcinomas basocelulares, particularmente quando usada como complemento da dermatoscopia na avaliação de lesões suspeitas, com o benefício de ser um exame não invasivo.[12]

As Figuras 4.2.2.6 e 4.2.2.7 e o Quadro 4.2.2.1 apresentam a correlação entre a dermatoscopia, a microscopia confocal e a histopatologia.

Quadro 4.2.2.1 Correlação das estruturas dermatoscópicas dos carcinomas basocelulares com as características da microscopia confocal *in vivo* e da histopatologia

Dermatoscopia	Microscopia Confocal *in vivo*	Histopatologia
Telangiectasias arboriformes	Vasos ramificados e horizontais na derme, com rolamento de leucócitos	Vasos ramificados e dilatados na derme
Grandes ninhos ovóides azul-acinzentados	Ilhas tumorais ovaladas	Blocos de células basalóides bem delimitados, ovalados contendo melanina
Múltiplos glóbulos azul-acinzentados	Ilhas tumorais arredondadas, múltiplas	Pequenos blocos de células basalóides contendo melanina, arredondados
Áreas em raio de roda	Ilhas tumorais brilhantes com projeções radiais conectadas por centro escuro	Blocos de células basalóides contendo melanina, circundados por fendas
Áreas em folha	Ilhas tumorais brilhantes em forma de folha com espaços escuros ao redor	Blocos de células basalóides contendo melanina, circundados por fendas

Fonte: Desenvolvido pela autoria.

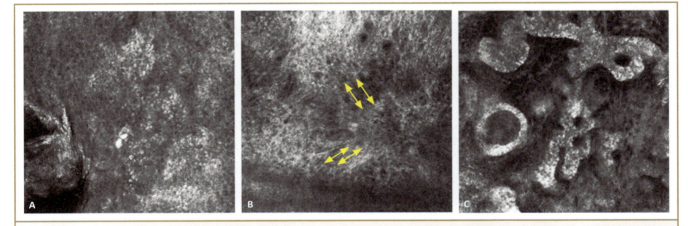

Figura 4.2.2.1 Características dos CBCs na microscopia confocal *in vivo*, alterações da epiderme e junção dermo-epidérmica. Microscopia confocal - imagens individuais. A. Pleomorfismo de ceratinócitos e com desarranjo da arquitetura epidérmica em "favo de mel". B. Polarização (setas amarelas). C. Papilas demarcadas alargadas com núcleos organizados em paliçada na periferia ("papila em paliçada").

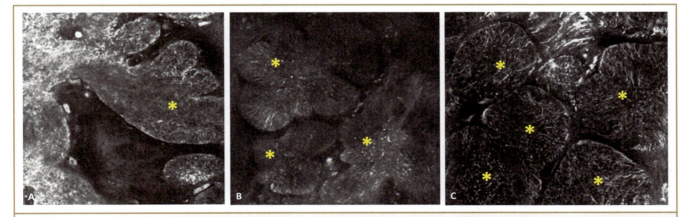

Figura 4.2.2.2 Características dos CBCs na microscopia confocal in vivo, alterações encontradas na derme. Microscopia confocal – imagens individuais. A, B e C. Ilhas tumorais (asterisco amarelo).

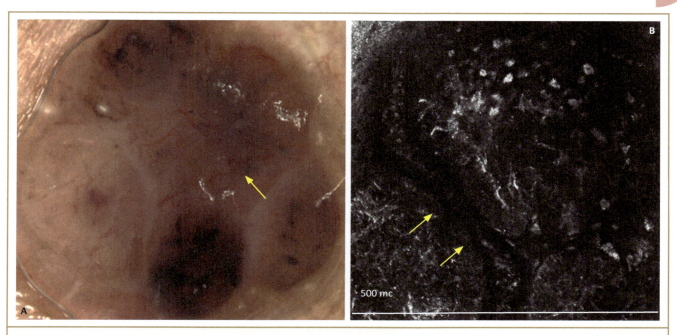

Figura 4.2.2.3 Correlação entre as telangiectasias arboriformes na dermatoscopia e microscopia confocal. A. Dermatoscopia evidenciando telangiectasias arboriformes (seta amarela). B. Microscopia confocal – imagem individual: vasos calibrosos entre as ilhas de células tumorais (setas amarelas).

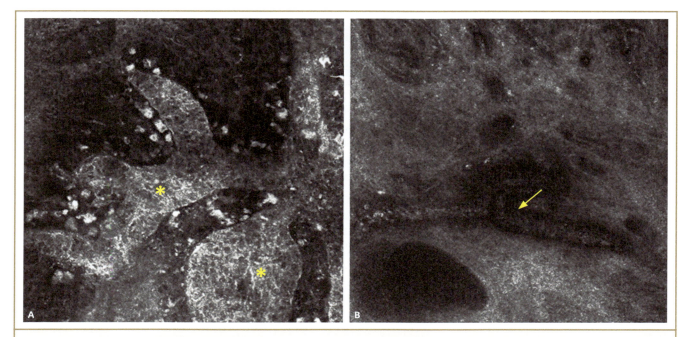

Figura 4.2.2.4 Características dos CBCs na microscopia confocal *in vivo*, alterações na derme. Microscopia confocal - imagens individuais. A. Infiltrado inflamatório proeminente entre as células tumorais (asterisco amarelo). B. Bandas de colágeno espessas e brilhantes próximas às ilhas tumorais (fibrose reacional) e um vaso calibroso (seta amarela).

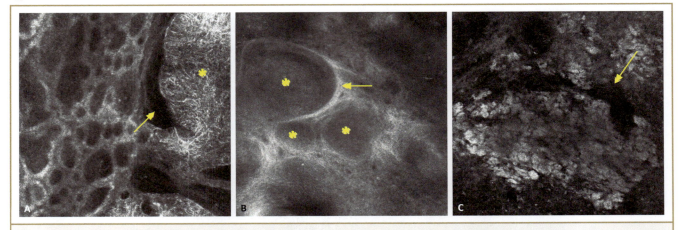

Figura 4.2.2.5 Características dos CBCs na microscopia confocal *in vivo*. A. Microscopia confocal - imagens individuais: ilha de células tumorais com paliçada periférica (asterisco amarelo) e fenda peritumoral (seta amarela). B. Microscopia confocal - imagem individual: presença de sombras ou silhuetas escuras (asterisco amarelo) e colágeno espessado e brilhante próximo às ilhas tumorais (seta amarela). C. Agregado de células globosas brilhantes (melanófagos) e vaso calibroso (seta amarela).

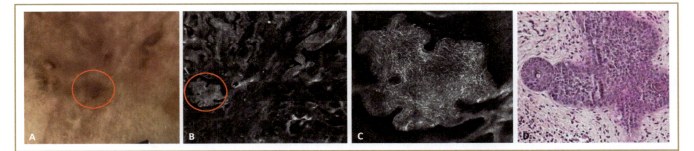

Figura 4.2.2.6 Área em folha: correlação entre dermatoscopia, microscopia confocal *in vivo* e histopatologia. A. Dermatoscopia da lesão mostrando área em folha (círculo vermelho). B. Microscopia confocal - imagem em mosaico evidenciando uma ilha de tumor em forma de folha (círculo vermelho). C. Detalhe do mosaico, área do circulo vermelho ampliada. D. Corte histopatológico (H&E) transversal evidenciando bloco de tumor que lembra formato de folha (aumento de 6,3x).

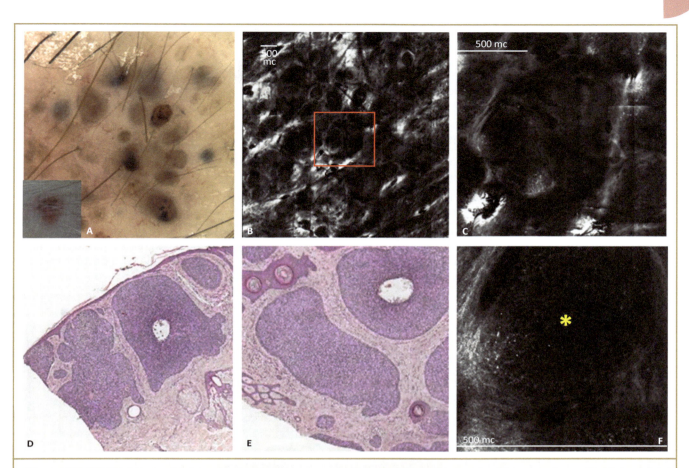

Figura 4.2.2.7 Ninhos ovoides azul-acinzentados: correlação entre dermatoscopia, microscopia confocal *in vivo* e histopatologia. A. Dermatoscopia da lesão evidenciando os grandes ninhos ovoides azul-acinzentados. No canto inferior esquerdo, foto clínica da lesão. B. Microscopia confocal - imagem em mosaico demonstrando ilha de células tumorais ovalada (quadrado vermelho). C. Microscopia confocal - imagem em mosaico, detalhe em maior aumento da estrutura destacada em B. D. Corte histopatológico (H&E) perpendicular evidenciando ninhos de células basaloides com pigmento (aumento 2,1x). E. Corte histopatológico (H&E) transversal que mostra blocos de tumor (aumento 2,2x). F. Microscopia confocal – imagem individual: ninho de célula tumoral (asterisco amarelo).

Referências

1. Agero AL, Busam KJ, Benvenuto-Andrade C, et al. Reflectance confocal microscopy of pigmented basal cell carcinoma. J Am Acad Dermatol 2006; 54:638-43.

2. Braga JC, Scope A, Klaz I, et al. The significance of reflectance confocal microscopy in the assessment of solitary pink skin lesions. J Am Acad Dermatol 2009; 61:230-41.

3. Casari A, Pellacani G, Seidenari S, et al. Pigmented nodular basal cell carcinomas in differential diagnosis with nodular melanomas: confocal microscopy as a reliable tool for in vivo histologic diagnosis. J Skin Cancer. 2011;2011:406859.

4. Charles CA, Marghoob AA, Busam KJ, Clark-Loeser L, Halpern AC. Melanoma or pigmented basal cell carcinoma: a clinical-pathologic correlation withdermoscopy, in vivo confocal scanning laser microscopy, and routine histology. Skin Res Technol. 2002;8:282-7.

5. Ferreira, Juliana Arêas de Souza Lima Beltrame. Determinação dos padrões da microscopia confocal in vivo dos carcinomas basocelulares pigmentados e comparação com a dermatoscopia e histopatologia em cortes perpendiculares e transversais. São Paulo, 2013. 54p. Dissertação (Mestrado)-Fundação Antônio Prudente.

6. Gerger A, Koller S, Kern T, et al. Diagnostic applicability of in vivo confocal scanning laser microscopy in melanocytic skin tumors. J Invest Dermatol. 2005;124:493-8.

7. Gonzalez S, Tannous Z. Real-time, in vivo confocal reflectance microscopy of basal cell carcinoma. J Am Acad Dermatol. 2002;47:869-74.

8. Guitera P, Pellacani G, Longo C, Seidenari S, Avramidis M, Menzies SW. In vivo reflectance confocal microscopy enhances secondary evaluation of melanocytic lesions. J Invest Dermatol. 2009;129:131-8.

9. Guitera P, Menzies SW, Longo C, Cesinaro AM, Scolyer RA, Pellacani G. In vivo confocalmicroscopy for diagnosis of melanoma and basal cell carcinoma using a two-step method: analysis of 710 consecutive clinically equivocal cases. J Invest Dermatol. 2012;132:2386-94.

10. Nori S, Rius-Diaz F, Cuevas J, et al. Sensitivity and specificity of reflectance-mode confocal microscopy for in vivo diagnosis of basal cell carcinoma: a multicenter study. J Am Acad Dermatol. 2004;51:923-30.

11. Pellacani G, Cesinaro AM, Longo C, Grana C, Seidenari S. Microscopic in vivo description of cellular architecture of dermoscopic pigment network in nevi and melanomas. Arch Dermatol. 2005;141:147-54.

12. Wurm EMT, Curchin CES, Lambie D, Longo C, Pellacani G, Soyer HP. Confocal features of equivocal facial lesions on severely sun-damaged skin: four case studies with dermoscopic, confocal and histopathologic correlation. J Am Acad Dermatol. 2012;66:463-73.

13. Lupu M, Popa IM, Voiculescu VM, Caruntu A, Caruntu C. A Systematic review and meta-cnalysis of the accuracy of in vivo-Reflectance confocal microscopy for the diagnosis of primary basal cell carcinoma review. J Clin Med. 2019;8(9):1462. doi: 10.3390/jcm8091462.

14. Castro RP, Stephens A, Fraga-Braghiroli NA, Oliviero MC, Rezze GG, Rabinovitz H, et al. Accuracy of in vivo confocal microscopy for diagnosis of basal cell carcinoma: a comparative study between handheld and wide-probe confocal imaging. J Eur Acad Dermatol Venereol. 2015;29(6):1164-9. doi: 10.1111/jdv.12780. Epub 2014 Oct 22. PMID: 25338750.

15. Rezze GG, Casagrande J. Atlas de Microscopia confocal na Dermatologia: Lemar 2016 (ISBN 978-85-86652-24-0).

4.2.3 Tomografia de coerência óptica no carcinoma basocelular

Elimar Elias Gomes

Estudos sobre o padrão das imagens do carcinoma basocelular na tomografia de coerência óptica demonstram, principalmente, a perda da arquitetura normal das diversas camadas da pele e a presença de estruturas ovoides hiporreflexas (escurecidas) circundadas por bordas de arreflexia. Estes achados foram bem correlacionados à histologia, uma vez que correspondem aos blocos tumorais de células basaloides característicos desta neoplasia. As bordas escuras correspondem à paliçada periférica e à fenda ao redor dos blocos tumorais. A presença de faixas hiperreflexas (brancas) que circundam ou entremeiam essas estruturas na imagem na tomografia correspondem ao estroma tumoral. A presença de pigmento melânico, nas áreas clinicamente pigmentadas do carcinoma basocelular, é visualizada nas imagens da tomografia de coerência como áreas de hiperreflexia de aspecto granular grosseiro.[1-5] Estes achados estão organizados de diferentes formas em cada subtipo do carcinoma basocelular, como pode ser observado nas Figuras de 4.2.3.1 a 4.2.3.5.

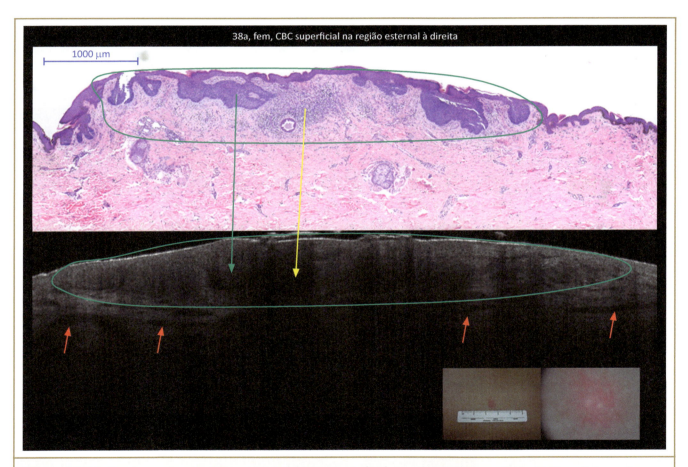

Figura 4.2.3.1 Carcinoma basocelular superficial: Histologia (HE), tomografia de coerência óptica, clínica e dermatoscopia – a imagem da tomografia mostra bloco hiporreflexo na derme papilar (seta verde) delimitado na porção inferior por borda de arreflexia que corresponde as células basaloides em paliçada. O infiltrado inflamatório dérmico peritumoral (seta amarela) também provoca hiporreflexia da derme, porém de forma difusa. A derme reticular, abaixo da região ocupada pelo tumor, apresenta características habituais com discreto aumento da vascularização (setas vermelhas) representada por faixas lineares arreflexas (escuras).

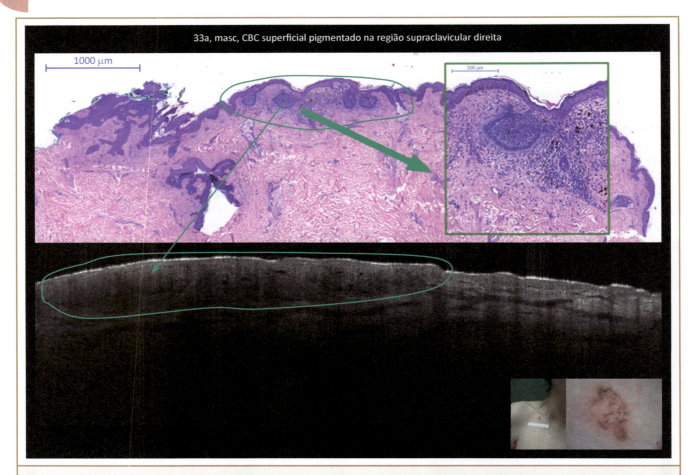

Figura 4.2.3.2 Carcinoma basocelular superficial pigmentado: Histologia (HE), tomografia de coerência óptica, clínica e dermatoscopia – a imagem da tomografia mostra bloco na derme papilar (seta verde) delimitado na porção inferior por borda de arreflexia que corresponde as células basaloides em paliçada. Diferente do observado na Figura 1, esse bloco é normorreflexo em relação à epiderme e apresenta um granulado hiperreflexo grosseiro que é determinado pela presença de melanina, que pode ser mais bem observado na imagem ampliada da histologia. A derme reticular, abaixo da região ocupada pelo tumor, apresenta características habituais com discreto aumento da vascularização representada por faixas lineares arreflexas (escuras).

CENÁRIOS NA ONCOLOGIA CUTÂNEA 323

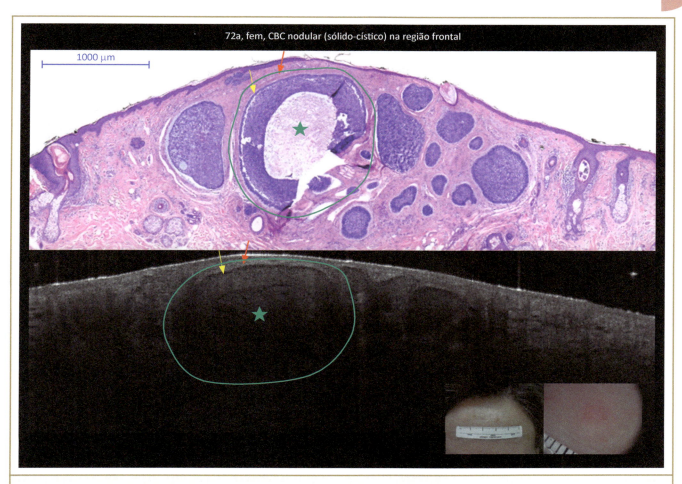

Figura 4.2.3.3 Carcinoma basocelular nodular: Histologia, tomografia de coerência óptica, clínica e dermatoscopia – a imagem da tomografia mostra blocos hiporreflexos (o maior deles destacado pela linha verde) delimitado por uma faixa de arreflexia (seta amarela) que corresponde às células basaloides em paliçada e um halo hiperreflexo (seta vermelha) que corresponde ao estroma tumoral. A área cística dentro do bloco tumoral (estrela verde) é ainda mais hiporreflexa que os blocos de células basaloides.

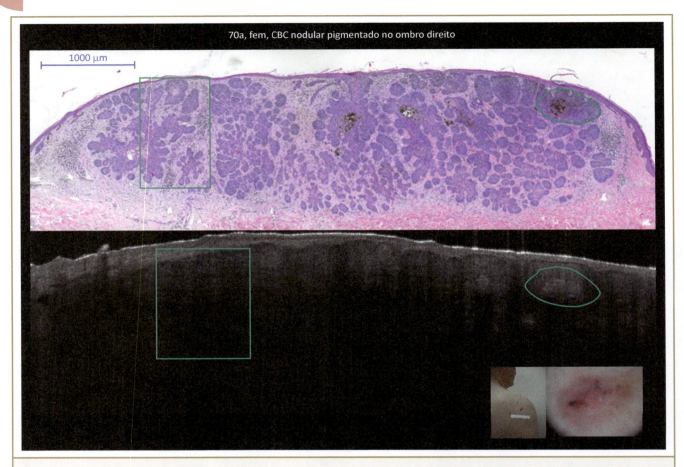

Figura 4.2.3.4 Carcinoma basocelular nodular e micronodular pigmentado: Histologia, tomografia de coerência óptica, clínica e dermatoscopia – a imagem da tomografia mostra blocos hiporreflexos delimitados por uma faixa de arreflexia ocupando toda a derme papilar. Nesse caso o arranjo micronodular da neoplasia determina faixas de hiperreflexia (estroma tumoral) entremeadas por faixa de hiporreflexia (blocos de células basaloides) destacados no retângulo verde. Além disso, é possível observar áreas de um granulado hiperreflexo grosseiro que é determinado pela presença de melanina destacados com a linha verde ovalada a direita da imagem.

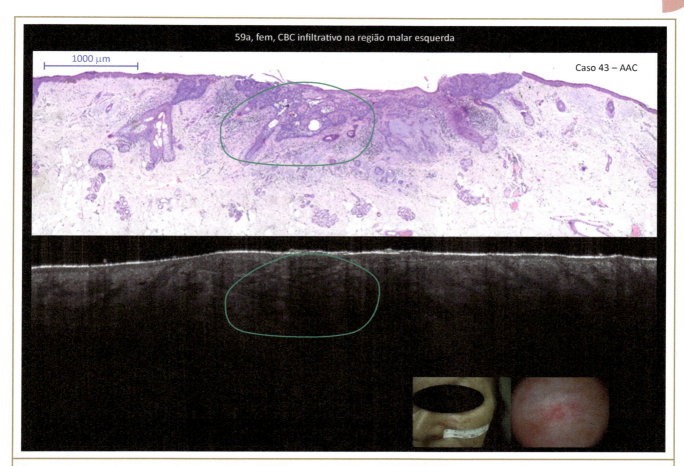

Figura 4.2.3.5 Carcinoma basocelular infiltrativo: Histologia, tomografia de coerência óptica, clínica e dermatoscopia – a imagem da tomografia mostra blocos e áreas de hiporreflexia (blocos de células basaloides) entremeadas por faixas de hiperreflexia (estroma tumoral) destacados pela linha ovalada verde.

Referências

1. Olmedo JM, Warschaw KE, Schmitt JM, Swanson DL. Optical coherence tomography for the characterization of basal cell carcinoma in vivo: a pilot study. Journal of the American Academy of Dermatology. 2006;55(3):408-12. doi: 10.1016/j.jaad.2006.03.013.

2. Gambichler T, Orlikov A, Vasa R, Moussa G, Hoffmann K, Stücker M, et al. In vivo optical coherence tomography of basal cell carcinoma. Journal of dermatological science. 2007;45(3):167-73. doi: 10.1016/j.jdermsci.2006.11.012.

3. Coleman AJ, Richardson TJ, Orchard G, Uddin A, Choi MJ, Lacy KE. Histological correlates of optical coherence tomography in non-melanoma skin cancer. Skin research and technology: official journal of International Society for Bioengineering and the Skin (ISBS) [and] International Society for Digital Imaging of Skin (ISDIS) [and] International Society for Skin Imaging (ISSI). 2013;19(1):10-19. doi: 10.1111/j.1600-0846.2012.00626.x.

4. Gomes EE, Blumetti TP, Macedo MP, Cohen MP, Bergami MD, Rezze GG. Optical coherence tomography in the diagnosis of basal cell carcinoma. Surgical & Cosmetic Dermatology. 2013;5(3):241-3. ISSN-e 1984-8773. [2023 Jul. 27]. Disponível em: http://www.surgicalcosmetic.org.br/details/283/en-US/optical-coherence-tomography-in-the-diagnosis-of-basal-cell-carcinoma.

5. Gomes EE. Determinação dos padrões da tomografia de coerência óptica no carcinoma basocelular e comparação com a dermatoscopia e a histopatologia em cortes convencionais. São Paulo, 2017. 111p. Tese (Doutorado). [2023 Jul. 27]. Disponível em: https://accamargo.phlnet.com.br/Doutorado/2017/ElimarEGomes/ElimarEGomes.pdf.

4.2.4 Ultrassom de alta frequência

Elisa de Oliveira Barcaui

Na avaliação do carcinoma basocelular (CBC), o ultrassom de alta frequência (USAF) tem sido utilizado no auxílio diagnóstico, na detecção de lesões subclínicas, no acompanhamento de cicatrizes cirúrgicas e na orientação da abordagem terapêutica.[1]

Ao exame ultrassonográfico, o CBC apresenta-se como uma imagem hipoecogênica quando comparado ao tecido adjacente, de conteúdo sólido, geralmente localizado na derme, com ecogenicidade homogênea ou heterogênea e margem bem ou mal delimitada (Figura 4.2.4.1). Pode exibir formato irregular, fusiforme ou oval e margem bem ou mal delimitada[2] (Figuras 4.2.4.2 e 4.2.4.3). Estas características observadas ao USAF relacionam-se com o subtipo histopatológico do CBC.[3]

Frequentemente, observa-se a presença de pontos hiperecoicos no interior da imagem tumoral (Figura 4.2.4.4). Estas estruturas usualmente não apresentam sombra acústica posterior e equivalem, histopatologicamente, à presença de cistos córneos, microcalcificações, aglomerados de células apoptóticas ou necrose no interior da massa tumoral.[4] Independentemente do mecanismo de produção, supõem-se que os pontos hiperecoicos sejam formados pela interação entre as ondas ultrassônicas e componentes celulares tumorais. Sua presença parece ser relevante para o diagnóstico ultrassonográfico de CBC, pois, na maioria dos casos, não se encontram presentes nas imagens de outros tumores cutâneos como carcinoma espinocelular e melanoma.[5] A densidade dos pontos hiperecogênicos apresenta correlação com subtipos histopatológicos de maior ou menor risco de recorrência local. A presença de pequeno número de pontos relaciona-se com CBCs de comportamento biológico pouco agressivo, enquanto múltiplos pontos sugerem tratar-se de tumores mais agressivos (micronodular e esclerodermiforme) (Figura 4.2.4.5).

O mapeamento com Doppler colorido permite caracterizar se os tumores cutâneos são hipovascularizados ou hipervascularizados. Geralmente, lesões benignas são hipovascularizadas e as malignas, hipervascularizadas. No CBC, o fluxo sanguíneo pode ser misto (intratumoral e peritumoral), periférico (peritumoral) ou, raramente, ausente (lesões incipientes). Estas características observadas ao USAF também se relacionam com o tipo histopatológico do CBC.[3] (Figura 4.2.4.6).

Existe uma correlação relevante da medida da espessura do CBC quando comparada à aferição pré-operatória com o USAF e a análise histopatológica.[6] Para que esta correspondência aconteça, é imprescindível obedecer à correta técnica para realização do exame ultrassonográfico cutâneo, preconizando-se a utilização de grossa camada de gel, entre a pele e o transdutor, e que o contato do transdutor com a lesão seja o mais suave possível, para evitar a compressão das estruturas anatômicas e do próprio tumor. Como o CBC acomete frequentemente a face, é necessária a utilização de um transdutor delicado que se adapte aos contornos cutâneos. Também é relevante que o transdutor esteja posicionado no eixo vertical, perpendicular à superfície tumoral, englobando toda a epiderme até o ponto mais profundo da imagem hipoecoica, na área de maior espessura tumoral. O conhecimento da medida da espessura tumoral tem significância na abordagem terapêutica. A eficácia dos tratamentos não cirúrgicos do CBC depende da espessura tumoral e, quando o tratamento cirúrgico está indicado, a identificação das margens do CBC é um fator crucial na escolha da abordagem, a fim de evitar lesões incompletamente excisadas, passíveis de recorrência. No planejamento cirúrgico, além da estimativa da espessura tumoral, a análise ultrassonográfica, fornece informações valiosas, como a presença de estruturas nobres peritumorais ou acometimento de planos profundos.[2,3]

Alguns fatores podem influenciar a avaliação e a acurácia da medida do CBC com o USAF. Degeneração basolífica do colágeno de grau acentuado, presença de glândulas sebáceas hipertróficas ou folículos pilosos peritumorais, processo inflamatório denso relacionado ao tumor ou a procedimentos prévios e fibrose podem alterar a observação do CBC por este método de diagnóstico por imagem.[6] (Figura 4.2.4.7). Porém, um examinador experiente pode, em muitos casos, reconhecer essas associações.

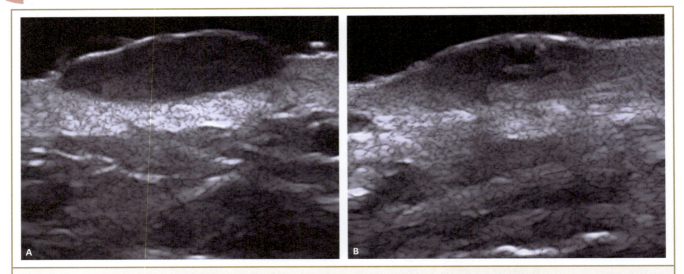

Figura 4.2.4.1 Carcinoma basocelular. Lesões hipoecogênicas localizadas na derme. A. Ecogenicidade homogênea. B. Ecogenicidade heterogênea. Ultrassonografia de alta frequência, 22 MHz.

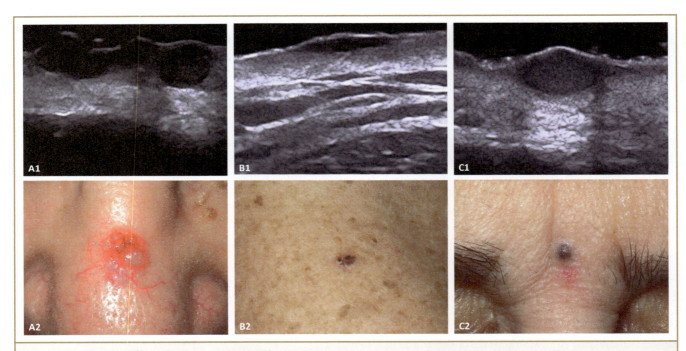

Figura 4.2.4.2 Carcinoma basocelular. A1. Formato irregular. A2. Dorso nasal. B1. Formato fusiforme. B2. Pescoço. C1. Formato oval. C2. Glabela. A1-C1. Ultrassonografia de alta frequência, 22 MHz.

CENÁRIOS NA ONCOLOGIA CUTÂNEA 329

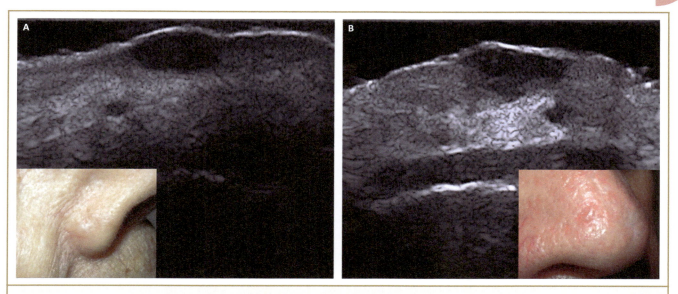

Figura 4.2.4.3 Carcinoma basocelular. Lesões hipoecoicas localizadas na derme. A. Margem bem delimitada. B. Margem mal delimitada. Ultrassonografia de alta frequência, 22 MHz.

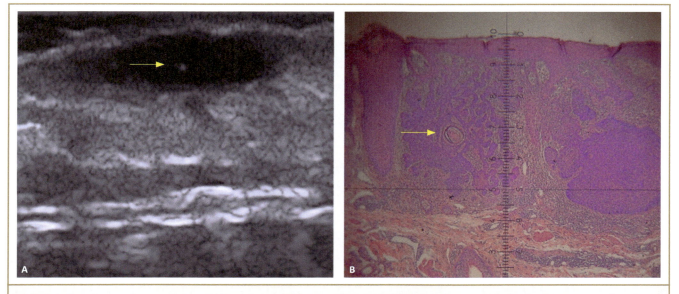

4.2.4.4 Carcinoma basocelular. A. Presença de ponto hiperecogênico no interior de lesão hipoecoica localizada na derme. Ultrassonografia de alta frequência, 22 MHz. B. Ceratinização intratumoral. Hematoxilina eosina, 10x.

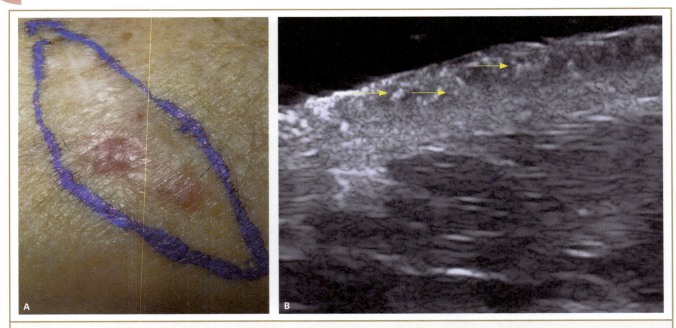

4.2.4.5 A. Cicatriz cirúrgica de CBC micronodular excisado 4 anos antes, com sinais de recidiva tumoral na região inferior. B. Área hipoecoica com diversos pontos hiperecogênicos (seta) no seu interior acometendo toda a extensão cicatricial. Ultrassonografia de alta frequência, 22 MHz.

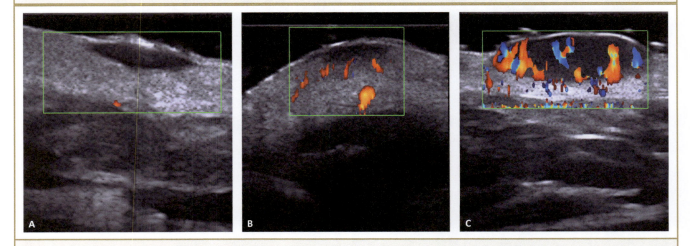

4.2.4.6 Mapeamento com Doppler colorido, 12,5 MHz. A. Ausência de sinal Doppler. B. Detecção de vascularização perilesional, padrão periférico. C. Vascularização peri e intralesional, caracterizando padrão misto.

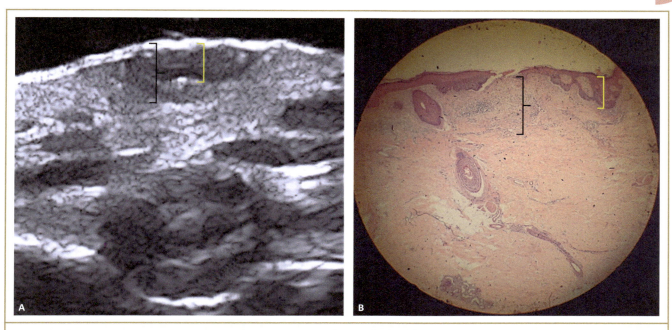

4.2.4.7 Área hipoecoica localizada na derme circundada por região discretamente menos hipoecogênica. Ultrassonografia de alta frequência, 22 MHz. B. Faixa de infiltrado inflamatório denso localizado na derme e projeção de células basaloides com periferia em paliçada. Hematoxilina-eosina, 10x.

Referências

1. Barcaui EO, Carvalho ACP, Piñeiro-Maceira J, Valiante PM, Barcaui CB. High-frequency ultrasound associated with dermoscopy in pre-operative evaluation of basal cell carcinoma. An Bras Dermatol. 2014;89(5):828-31.

2. Rohrbach DJ, Muffoletto D, Huihui J, et al. Preoperative mapping of nonmelanoma skin cancer using spatial frequency domain and ultrasound imaging. Acad Radiol. 2014;21(2):263-70.

3. Barcaui EO. Uso da ultrassonografia de alta frequência (22MHz) associada à dermatoscopia na avaliação pré-operatória do carcinoma basocelular. Dissertação (Mestrado em Medicina, área de concentração Radiologia). Universidade Federal do Rio de Janeiro, Rio de Janeiro, 2016.

4. Carreia de Sa, Silva R, Lopes JM. Basal cell carcinoma of the skin (part 2): diagnosis, prognosis and management. Future Oncol. 2015;11(22):3023-38.

5. Mogensen M, Nürnberg BM, Forman JL, Thomsen JB, Thrane L, Jemec GBE. In vivo thickness measurement of basal cell carcinoma and actinic keratosis with optical coherence tomography and 20 MHz ultrasound. Br J Dermatol. 2009;160:1026-33.

6. Barcaui EO, Carvalho ACP, Piñeiro-Maceira J, Valiante PM, Barcaui CB. High-frequency (22MHz) ultrasound for assessing the depth of basal cell carcinoma invasion. Skin Res Technol. 2021;00-1-6.

4.3
Queratose actínica e carcinoma espinocelular

A queratose actínica (QA) é uma displasia queratinocítica intraepitelial com potencial de transformação maligna para carcinoma espinocelular (CEC).[1]

Este espectro de tumores queratinocíticos pré-malignos e malignos compreende desde a QA, CEC in situ (a doença de Bowen em áreas não fotoexpostas), CEC invasivo e o queratoacantoma.[1]

As características dermatoscópicas desses tumores têm como base o arranjo e a distribuição dos vasos dentro da lesão, sendo o uso de dermatoscópio de luz polarizada sem contato o instrumento mais indicado para o exame. A dermatoscopia aumentou a confiança diagnóstica por mostrar a evolução espectral da QA para CEC.[2]

4.3.1 Dermatoscopia

Cristina Martinez Zugaib Abdalla

As QAs localizadas na face podem ser classificadas em:

- **Grau 1:** pseudorrede avermelhada com escamas finas que se correlaciona na histopatologia com atipia leve e limitada às camadas basal e suprabasal da epiderme (Figura 4.3.1).
- **Grau 2:** fundo eritematoso permeando as aberturas foliculares brancas e amarelas, correspondente à ortoqueratose e à paraqueratose no folículo, denominado "padrão em morango" (Figura 4.3.2).
- **Grau 3:** aberturas foliculares dilatadas preenchidas por queratina acompanhada de áreas sem estrutura branco-amareladas. Corresponde à atipia de toda a epiderme (Figura 4.3.3).

As QAs não pigmentadas apresentam escamas sobre base eritematosa e podem ser acompanhadas de vasos pontilhados.

As QAs pigmentadas da face devem ser diferenciadas do lentigo maligno e queratose seborreica. Apresentam-se com aberturas foliculares de diferentes tamanhos, preenchidas por estruturas brancas correspondentes à queratina com aspecto de alvo, entremeadas por estruturas romboidais marrom-acinzentadas e pontos confluentes dispostos em linhas (Figura 4.3.4).[3]

A observação do modelo de progressão de QA para CEC em lesões da face é possível na dermatoscopia, principalmente pelas estruturas vasculares.[2]

A neovascularização tumoral leva ao aparecimento de vasos pontilhados e/ou, glomerulares agrupados. Os folículos miniaturizam-se e surge uma massa central de queratina e de ulceração. Os vasos progressivamente se apresentam em grampo e lineares irregulares.[2]

No CEC in situ e doença de Bowen observamos "vasos glomerulares" e/ou vasos de aspecto globular associados a uma superfície escamosa (Figuras 4.3.6 e 4.3.14). Quando pigmentados, podem apresentar pequenos glóbulos marrons e pontos acinzentados dispostos em linhas (Figura 4.3.16).[4]

A marca registada do CEC é a queratinização, observada na dermatoscopia como áreas brancas sem estrutura.[2]

No CEC intraepidérmico podemos encontrar estruturas brancas brilhantes, denominadas rosetas (quatro pontos brancos brilhantes semelhantes a um trevo de quatro folhas), correspondentes à queratina ao redor dos folículos (Figuras 4.3.10 e 4.3.15). Essas estruturas podem estar presentes também na QA, CBC, nevo e melanoma.[4]

O padrão em explosão de estrelas (CEC diferenciado, invasivo ou não invasivo) se apresenta como linhas vermelhas, sem estruturas, dispostas em forma radiada em direção ao centro da lesão, que é branco-amarelado[4] (Figuras 4.3.5 e 4.3.7 a 4.3.10).

O CEC invasivo, quando diferenciado, apresenta área sem estrutura amarelada, o que corresponde à queratina na superfície, círculos brancos que correspondem histologicamente à acantose e à hipergranulose infundibular[5] (Figura 4.3.11).

O CEC indiferenciado tende a ser mais róseo em comparação com as lesões bem diferenciadas, que são mais esbranquiçadas. Os vasos apresentam morfologia irregular: enovelados, *looping*, serpentina, ramificados ou polimórficos (Figuras 4.3.12 e 4.3.13). Uma maior variação na vascularização está associada a uma menor diferenciação histopatológica.[2]

Os queratoacantomas apresentam geralmente a queratina no centro da lesão, círculos brancos e áreas brancas sem estruturas. Os vasos podem ser em grampo, *looping* ou glomerulares na periferia da lesão (Figura 4.3.17). A dermatoscopia não permite a diferenciação do CEC com segurança.[2]

4.3.2 Microscopia confocal
Cristina Martinez Zugaib Abdalla

A QA apresenta escama, os queratinócitos apresentam-se como células brilhantes, principalmente nas porções inferiores da epiderme, com variação de tamanho e forma. Estas alterações traduzem-se na atipia do padrão de "favo de mel" da epiderme (Figuras 4.3.18 e 4.3.19). As fibras colágenas da derme são onduladas e compactadas, correspondentes à elastose solar.[6]

O CEC *in situ* apresenta as alterações da QA como padrão de "favo de mel" atípico, no entanto, o grau de atipia e pleomorfismo envolve toda a epiderme. Outro achado comum é a presença de células-alvo na epiderme, que representam queratinócitos epidérmicos apoptóticos. Nas lesões pigmentadas, podem ser observadas as células de Langerhans, células fusiformes isoladas com ramos dendríticos delicados infiltrando a epiderme.[6]

Na derme superficial, observam-se estruturas vasculares com morfologia arredondada em forma de "casa de botão", que correspondem a vasos glomerulares ou pontilhados[6] (Figuras 4.3.20 a 4.3.22).

A identificação correta de CEC invasivo permanece um desafio à MCR, pois a hiperqueratose limita a avaliação de células subjacentes e as imagens *en face* não permitem a avaliação da invasão da derme em quadros mais precoces.[7]

A presença de ninhos tumorais na derme (hiporefráteis ou hiperrefráteis) representa o critério mais importante para CEC invasivo. Os vasos dilatados são observados com frequência.[6]

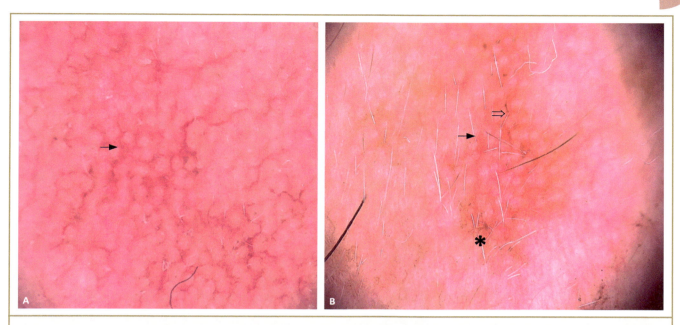

Figura 4.3.1 Dermatoscopia QA Grau I – A. Pseudorrede eritematosa (→) que circunda folículos pilosos; B. Pseudorrede eritematosa (→) que circunda folículos pilosos, associada à área de pseudorrede de cor acastanhada (⇒) com pontos marrom-acinzentados padrão anular-granular (✱) (Fotofinder®, 20 X).

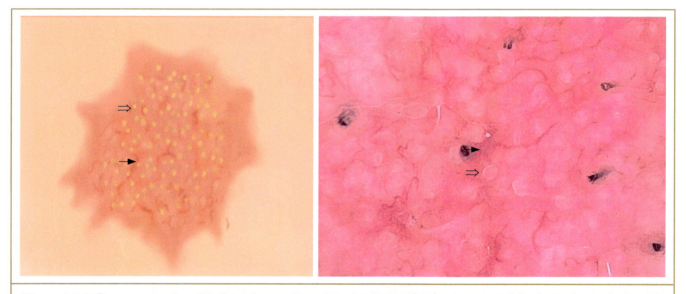

Figura 4.3.2 Dermatoscopia – QA Grau II: pseudorrede eritematosa (→), aberturas foliculares preenchidas por rolhas de queratina amareladas proeminentes (⇒) (Fotofinder®, 20 X).

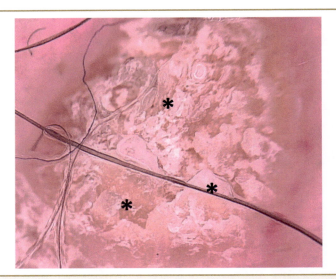

Figura 4.3.3 Dermatoscopia QA Grau III: hiperqueratose com escamas espessas (✱) (Fotofinder®, 20 X).

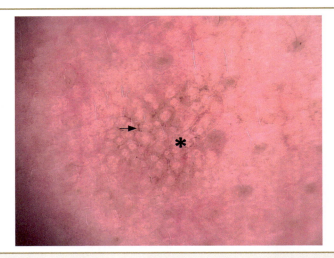

Figura 4.3.4 Dermatoscopia QA pigmentada – pseudorrede acastanhada (→) com abertura foliculares proeminentes preenchidas com queratina esbranquiçada (✱) (Fotofinder®, 20 X).

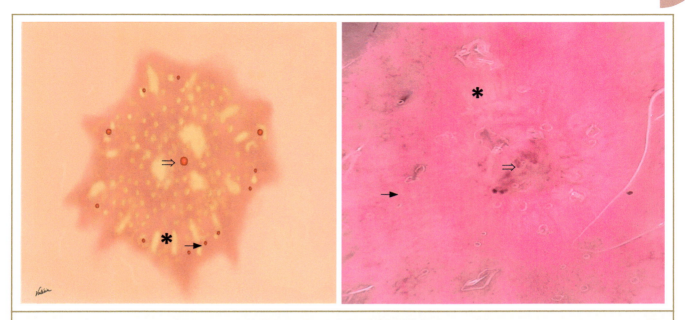

Figura 4.3.5 Dermatoscopia padrão em explosão de estrelas (✱)- carcinoma espinocelular *in situ* – estruturas esbranquiçadas de aspecto radial (✱) com presença de vasos polimórficos na região central (⇒) e vasos puntiformes na periferia (→) (Fotofinder®, 20×).

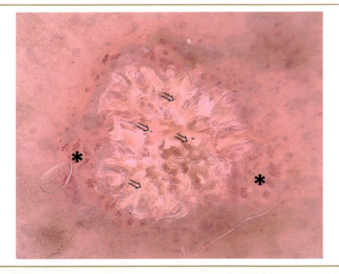

Figura 4.3.6 Dermatoscopia CEC *in situ* – estruturas vasculares glomerulares com distribuição periférica (✱), envolvendo uma área central preenchida por escamas amarelas-esbranquiçadas (⇒) (Fotofinder®, 20 X).

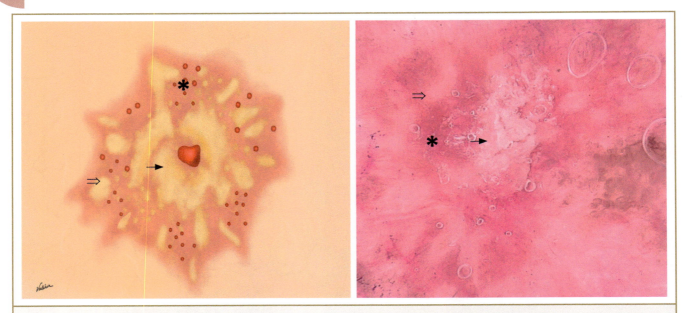

Figura 4.3.7 Dermatoscopia CEC superficialmente invasivo - escamas esbranquiçada (→), áreas sem estruturas esbranquiçadas (⇒) e róseo-avermelhadas permeadas por vasos finos irregulares (✱) (Fotofinder®, 20X).

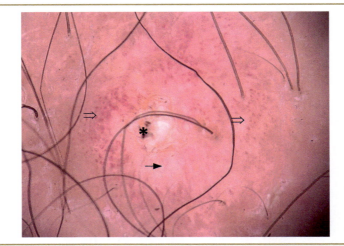

Figura 4.3.8 Dermatoscopia CEC superficialmente invasivo – escama branco-amarelada com área de hemorragia central (✱), áreas amorfas sem estruturas esbranquiçadas (→) e vasos finos puntiformes e irregulares na periferia (⇒) (Fotofinder®, 20 X).

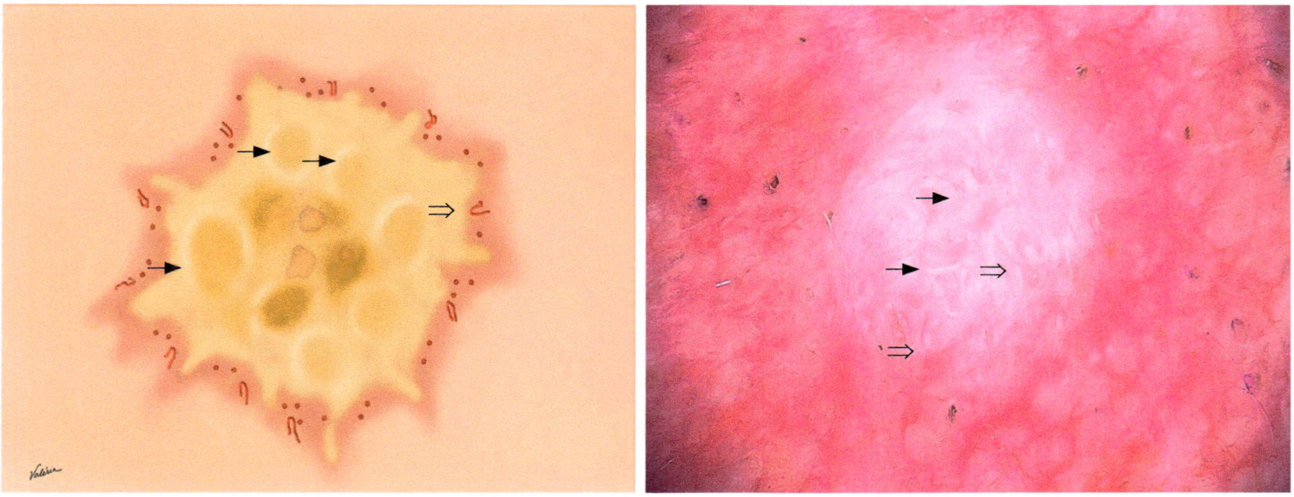

Figura 4.3.9 Dermatoscopia CEC superficialmente invasivo - fundo esbranquiçado com áreas redondas designadas como círculos brancos (→) permeadas por vasos finos e irregulares (⇒) (Fotofinder®, 20 X).

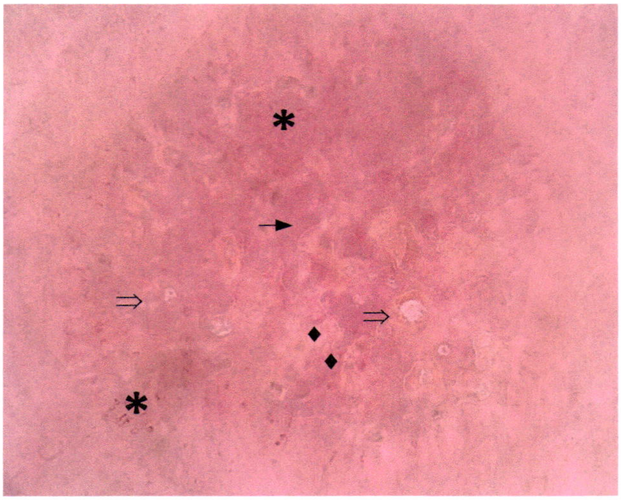

Figura 4.3.10 Dermatoscopia CEC superficialmente invasivo - área amorfa rósea (→)com folículos hiperqueratósicos esbranquiçados preenchidos por rolhas brancas de queratina (⇒), vasos puntiformes e glomerulares finos com distribuição periférica (✱) e estruturas e forma de rosetas (♦) (Fotofinder®, 20X).

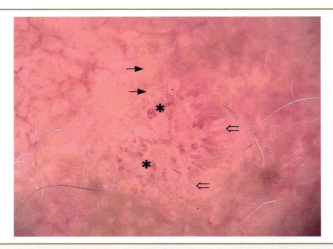

Figura 4.3.11 Dermatoscopia CEC invasivo – lesão com padrão em explosão de estrelas (⇒) com vasos em serpentina distribuídos (✱) de forma irregular na lesão envoltos por estruturas brancas e círculos brancos (→) (Fotofinder®, 20×).

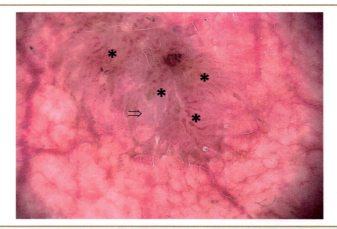

Figura 4.3.12 Dermatoscopia CEC invasivo - vasos polimorfos (✱) de distribuição irregular sobre fundo amorfo de cor rósea (⇒) (Fotofinder®, 20 X).

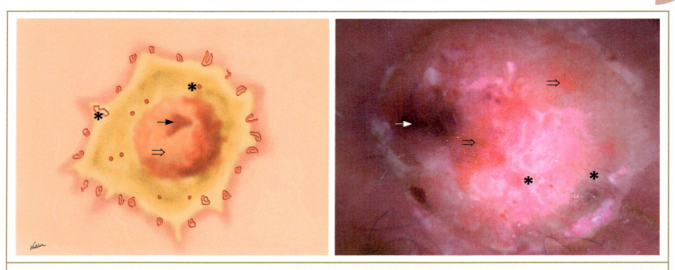

Figura 4.3.13 Dermatoscopia CEC invasivo – lesão nodular composta de estruturas brancas e vermelhas amorfas (⇒) permeadas por vasos puntiformes e irregulares (✱) e área de hemorragia de distribuição excêntrica (→) (Fotofinder®, 20X).

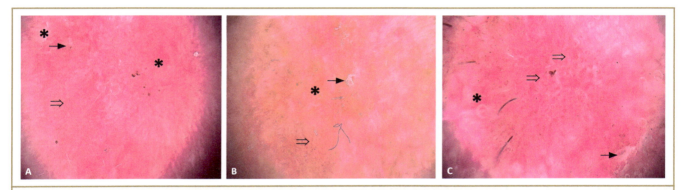

Figura 4.3.14 (A, B e C) Dermatoscopia CEC *in situ*/doença de Bowen – vasos glomerulares (⇒) sobre fundo róseo e esbranquiçado sem estrutura, (✱) e escamas (→) (Fotofinder®, 20X).

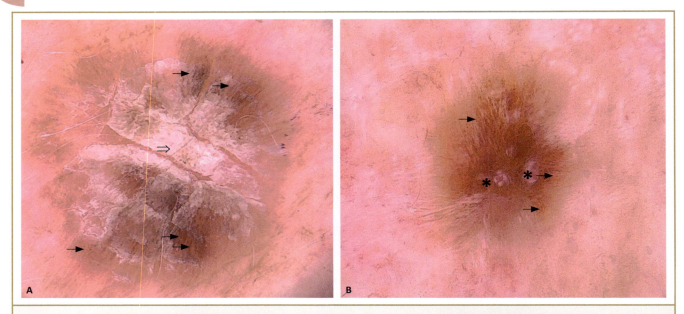

Figura 4.3.15 Dermatoscopia QA pigmentada (A e B) - escamas esbranquiçada central (⇒) com pontos acastanhados dispostos de forma radial (→). Na figura B, estruturas em roseta compostas por quatro pontos brancos observados apenas na luz polarizada (✳) (Fotofinder®, 20 X).

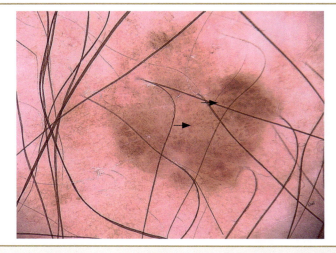

Figura 4.3.16 Dermatoscopia CEC in situ pigmentado pontos e glóbulos acastanhados alinhados (→) (Fotofinder®, 20 X).

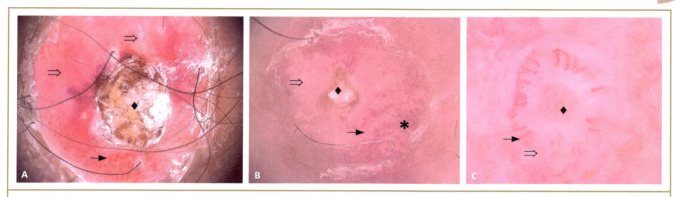

Figura 4.3.17 (A, B e C) Dermatoscopia de Queratoacantoma – lesão relativamente simétrica com área de queratina central (♦) envolta por vasos glomerulares e em grampo (→) sob área rósea e áreas esbranquiçadas sem estrutura (⇒) (Figura 17B), vasos puntiformes (✱)(Fotofinder®, 20X).

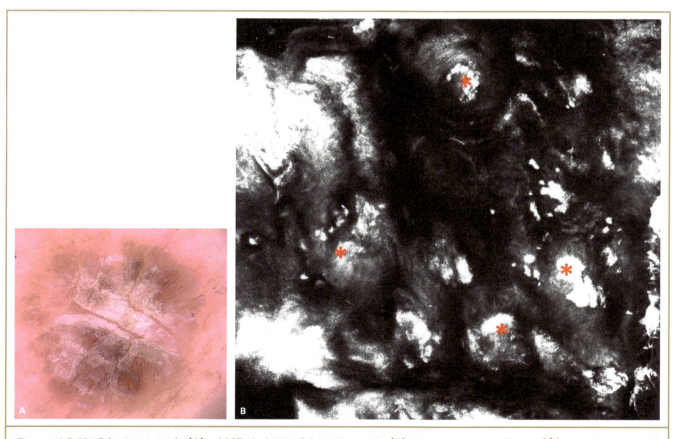

Figura 4.3.18 QA pigmentada (A) e MCR da lesão QA pigmentada (B) – escamas superficiais (✱), que se apresentam como material amorfo com refratibilidade variável no estrato córneo (Vivascope® – 1500).

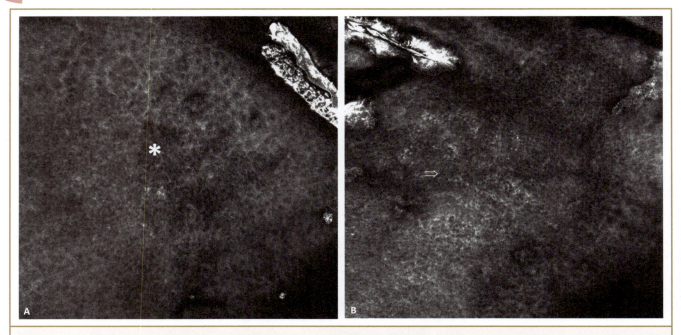

Figura 4.3.19 Microscopia confocal QA da figura A – células de formas e tamanhos variados delimitadas por halo esbranquiçado (✱) com centro enegrecido; e padrão em favo de mel irregular na camada espinhosa (⇒) (Vivascope ® – 3000).

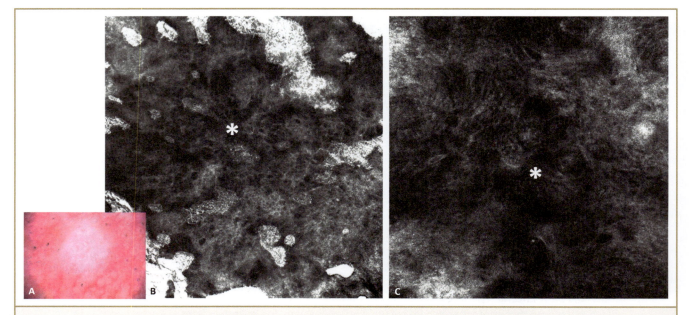

Figura 4.3.20 CEC superficialmente invasivo – Dermatoscopia (A), Microscopia confocal (B e C) - padrão em favo de mel atípico na camada granulosa e espinhosa com células queratinocíticas com padrão arquitetural irregular de forma e tamanhos variados, desarranjo arquitetural (✱) (Vivascope ® – 3000).

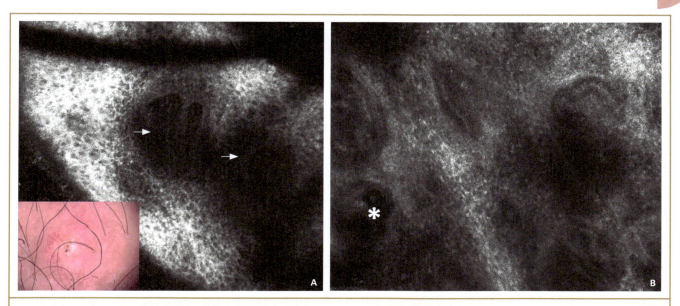

Figura 4.3.21 A. Dermatoscopia e Microscopia confocal de CEC superficialmente invasivo - papilas polimórficas com vasos glomerulares que correm horizontalmente e perpendicularmente na papila (→); B. Microscopia confocal de CEC superficialmente invasivo com e vasos em casa de botão (✱) (Vivascope® – 3000).

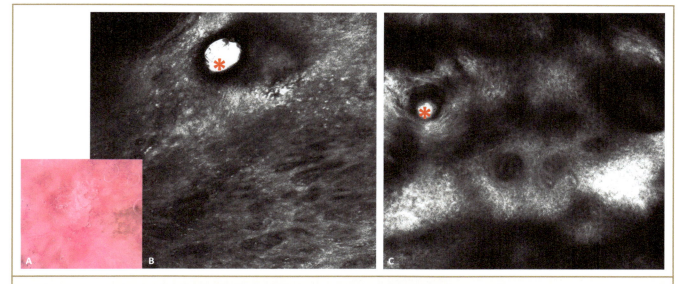

Figura 4.3.22 A. Dermatoscopia CEC superficialmente invasivo. B e C. Imagem de Microscopia confocal apresentando pérola de queratina no interior da papila (✱) (Vivascope® – 3000).

Referências

1. Reinehr CPH, Bakos RM. Actinic keratoses: review of clinical, dermoscopic and therapeutic aspects. An Bras Dermatol. 2019;94:637-57. doi: 10.1016/j.abd.2019.10.004.

2. Rosendahl C, Cameron A, Argenziano G, Zalaudek I, Tschandl P, Kittler H. Dermoscopy of squamous cell carcinoma and keratoacanthoma. Archives of dermatology. 2012;148(12):1386-92. doi: 10.1001/archdermatol.2012.2974.

3. Kato J, Horimoto K, Sato S, Minowa T, Uhara H. Dermoscopy of Melanoma and Non-melanoma Skin Cancers. Frontiers in medicine. 2019;6:180. doi: 10.3389/fmed.2019.00180.

4. Combalia A, Carrera C. Squamous cell carcinoma: an update on diagnosis and treatment. Dermatology practical & conceptual. 2020;10(3):e2020066. doi: 10.5826/dpc.1003a66.

5. Zalaudek I, Giacomel J, Schmid K, Bondino S, Rosendahl C, Cavicchini S, et al. Dermatoscopy of facial actinic keratosis, intraepidermal carcinoma, and invasive squamous cell carcinoma: a progression model. Journal of the American Academy of Dermatology. 2012;66(4);589-97. doi: 10.1016/j.jaad.2011.02.011.

6. Shahriari N, Grant-Kels JM, Rabinovitz H, Oliviero M, Scope A. Reflectance confocal microscopy: diagnostic criteria of common benign and malignant neoplasms, dermoscopic and histopathologic correlates of key confocal criteria, and diagnostic algorithms. Journal of the American Academy of Dermatology. 2021;84(1):17-31. doi: 10.1016/j.jaad.2020.05.154.

7. Rishpon A, Kim N, Scope A, Porges L, Oliviero MC, Braun RP, et al. Reflectance confocal microscopy criteria for squamous cell carcinomas and actinic keratoses. Archives of dermatology. 2009;145(7):766-72.

Avaliação das Lesões Rosadas

5.1
Lesões Rosadas e Seus Diagnósticos Diferenciais

Priscila Ishioka | Marcus Maia

5.1.1 Dermatoscopia

O diagnóstico diferencial das lesões rosadas incluem doenças inflamatórias, infecciosas e tumorais. As lesões rosadas, muitas vezes, apresentam aspectos clínico e dermatoscópico incaracterísticos, o que ocasiona terapêutica tardia. Neste capítulo, iremos abordar os aspectos dermatoscópicos e de microscopia confocal dos tumores cutâneos rosados.

A melanina presente nas lesões pigmentadas permite a análise e a identificação diretamente do bloco tumoral.

As lesões rosadas possuem pouco ou nenhum pigmento, portanto, a visualização dermatoscópica do tumor é mais difícil. Nessas lesões, a dermatoscopia permite avaliar os vasos da neoangiogênese tumoral (vasos que nutrem o tumor), o que consiste em uma análise indireta do processo proliferativo.

Para o diagnóstico dermatoscópico das lesões rosadas, deve-se analisar o padrão vascular. Deve-se observar a morfologia dos vasos, a sua disposição arquitetural e a presença de algum critério dermatoscópico adicional.

De maneira geral, as lesões simétricas, com distribuição regular e morfologia única vascular, indicam lesões benignas. As lesões com vasos polimorfos, vasos puntiformes e/ou lineares distribuídos irregularmente pela lesão e com fundo róseo leitoso são suspeitas.[1]

A Tabela 5.1.1.1 mostra os principais diagnósticos diferencias das lesões rosadas.

Cerca de 2% a 8% dos melanomas são amelanóticos e até 10% dos melanomas são incaracterísticos do ponto de vista dermatoscópico.[2] Melanomas amelanóticos ou hipomelanóticos são de grande dificuldade diagnóstica e, muitas vezes, excisados pelo seu crescimento progressivo.

Tabela 5.1.1.1 Diagnósticos diferencias das lesões rosadas

Lesões benignas	Lesões malignas
Nevo intradérmico	Melanoma amelanótico/hipomelanótico
Nevo de Clark	Carcinoma basocelular
Nevo de Spitz	Carcinoma de Merkel
Granuloma piogênico	Carcinoma espinocelular
Tumores de anexo	Sarcoma de Kaposi
Dermatofibroma	

Fonte: Desenvolvida pela autoria.

Nos melanomas amelanóticos, observam-se principalmente vasos puntiformes ou polimorfos (combinação de vasos puntiformes e lineares irregulares). A sua distribuição é assimétrica e irregular. Estrias brancas, fundo róseo leitoso e ulceração também podem ser visualizados[3] (Figuras 5.1.1.1 a 5.1.1.3).

Os principais diagnósticos diferenciais dos melanomas amelanóticos ulcerados incluem granuloma piogênico, carcinoma basocelular, sarcoma de Kaposi, poroma écrino, carcinoma espinocelular indiferenciado e carcinoma de Merkel (Figuras 5.1.1.4 a 5.1.1.7).

Nos melanomas hipomelanóticos, associado ao padrão vascular irregular, observam-se estruturas reticulares residuais, borrões marrom ou azulado e glóbulos ou pontos marrons, cinzas ou enegrecidos em até 30% da área tumoral. Pigmentação marrom-clara associada ao aspecto de fundo róseo também pode ser visualizada[1,2,3] (Figuras 5.1.1.8 a 5.1.1.11).

Lesões rosadas benignas, em geral, apresentam padrão vascular único e com distribuição uniforme.

Os nevos intradérmicos podem ser subdivididos em: nevos de Miescher, localizados na face, e nevos de Unna, localizados no tronco e extremidades.

No exame dermatoscópico, apresentam vasos em vírgula com valor preditivo positivo de 94%[4] (Figura 5.1.1.12).

Os nevos de Miescher são firmes e nodulares, algumas vezes podem apresentar vasos lineares, alongados, ramificados e serem confundidos com o carcinoma basocelular nodular. Neste último caso, os vasos ramificados são mais finos nas extremidades e nítidos (Figura 5.1.1.13).

Os nevos de Clark apresentam vasos puntiformes e em vírgula, distribuídos regularmente associados a um fundo róseo homogêneo.

Os nevos de Spitz apresentam vasos puntiformes distribuídos regularmente associados à hipopigmentação reticulada.

Tumores anexiais benignos podem simular lesões rosadas malignas, como o carcinoma basocelular e melanoma.

A hiperplasia sebácea pode assemelhar-se clinicamente ao carcinoma basocelular da face. Na dermatoscopia da hiperplasia sebácea, observam-se vasos borrados, telangiectásicos e radiais; já no carcinoma basocelular, os vasos são nítidos de aspecto arboriformes e cruzam a parte central do tumor (Figura 5.1.1.14).

O adenoma sebáceo apresenta estruturas opacas amareladas associadas aos vasos alongados radiais[5] (Figuras 5.1.1.15 e 5.1.1.16).

O tricoepitelioma assemelha-se muito ao carcinoma basocelular porque se apresenta como uma pápula com vasos arboriformes na dermatoscopia. Devido ao seu estroma, o tricoepitelioma é menos perláceo e possui fundo mais esbranquiçado (Figura 5.1.1.17).

O acantoma de células claras é uma lesão rosada rara que pode mimetizar o carcinoma basocelular. A dermatoscopia é bem característica, com vasos enovelados distribuídos em cordões.

A dermatoscopia das lesões rosadas baseia-se fundamentalmente na avaliação dos vasos. A sua morfologia e sua distribuição associada a dados clínicos permitem melhora da acurácia diagnóstica e conduta terapêutica.

5.1.2 Microscopia confocal

Em lesões rosadas cuja dermatoscopia é incaracterística, a microscopia confocal pode auxiliar no diagnóstico diferencial.

Este método tem grande aplicabilidade no diagnóstico dos melanomas amelanóticos ou hipomelanóticos. Essas lesões, apesar de apresentarem pouco ou nenhum pigmento na dermatoscopia, na microscopia confocal apresentam as mesmas características dos demais melanomas pigmentados: desarranjo arquitetural, células atípicas e pagetoides nas camadas mais superficiais da epiderme, junção dermoepidérmica com papilas não demarcadas, presença de células atípicas arredondadas na camada basal e ninhos cerebriformes[6,7] (Figuras 5.1.2.1 e 5.1.2.4).

A sensibilidade da microscopia confocal para o diagnóstico do melanoma amelanótico ou hipomelanótico varia entre 72% a 85%, e a especificidade entre 76% a 84%.[8,9]

As células pagetoides dos melanomas amelanóticos assemelham-se na microscopia confocal com as células tumorais da doença de Paget. Nestes casos, estas células são hiporrefráteis e são visualizadas como estruturas arredondadas ou ovaladas escuras como buracos na epiderme.

Na microscopia confocal da doença de Paget, observam-se numerosas células grandes (1,5 a 2 vezes o tamanho dos ceratinócitos), arredondadas, hiporrefráteis ou hiperrefráteis, únicas ou agrupadas na epiderme[10] (Figura 5.1.2.2).

Em contrapartida, essas células atípicas não são observadas nos carcinomas basocelulares não pigmentados (Figura 5.1.2.3).

Enquanto na dermatoscopia valorizamos a análise do padrão vascular, no exame de microscopia confocal o estudo da morfologia dos vasos isoladamente é pouco específico. Melanomas amelanóticos espessos podem apresentar na confocal vasos glomerulares (mais específicos para a doença de Bowen) e vasos telangiectásicos ramificados (mais específicos no carcinoma basocelular); e, além disso, existe a limitação da penetração em profundidade deste método.

A análise global e celular da microscopia confocal, associada aos dados clínicos e dermatoscópicos, aumenta a acurácia diagnóstica para as lesões rosadas. Todavia, frente à diversidade dos diagnósticos diferenciais e a complexidade terapêutica destas lesões, o exame anatomopatológico ainda é necessário na maioria dos casos.

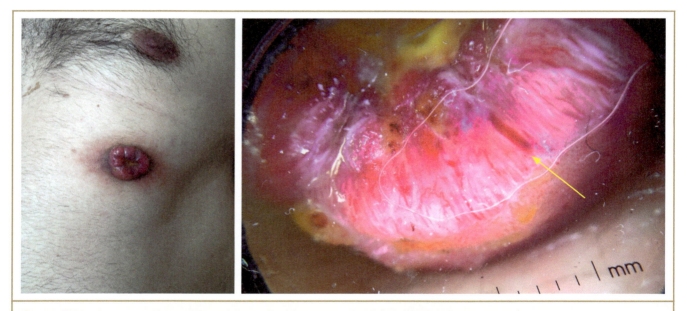

Figura 5.1.1.1 Imagem clínica e dermatoscópica de melanoma amelanótico espesso localizado no tronco anterior. A dermatoscopia mostra vasos polimorfos (seta amarela).

350 ATLAS DE ONCOLOGIA CUTÂNEA APLICADA – DERMATOSCOPIA, MICROSCOPIA CONFOCAL E OUTRAS TECNOLOGIAS

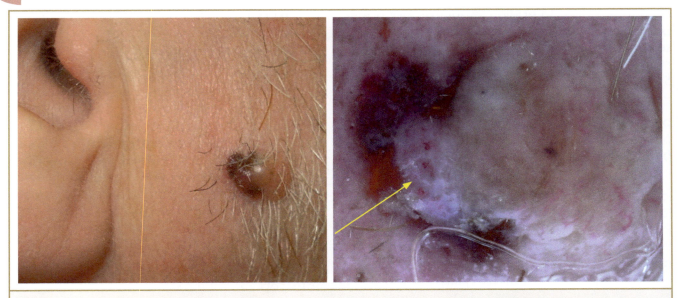

Figura 5.1.1.2 Imagem clínica e dermatoscópica de melanoma amelanótico espesso localizado na face. A dermatoscopia mostra policromasia, áreas ulceradas e vasos polimorfos (seta amarela).

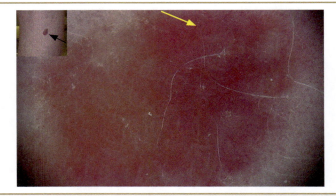

Figura 5.1.1.3 Imagem clínica e dermatoscópica de melanoma amelanótico localizado na perna de paciente albina de 15 anos. A dermatoscopia mostra vasos puntiformes e lineares distribuídos irregularmente (seta amarela).

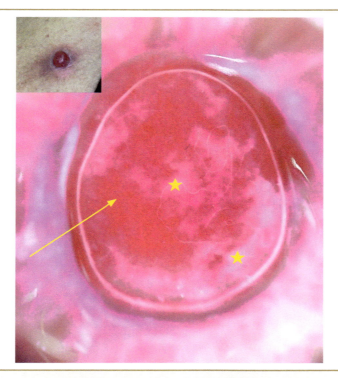

Figura 5.1.1.4 Imagem clínica e dermatoscópica de granuloma piogênico no tronco anterior de paciente feminino na sétima década de vida. A dermatoscopia mostra vasos finos ramificados (setas) e áreas esbranquiçadas (estrelas).

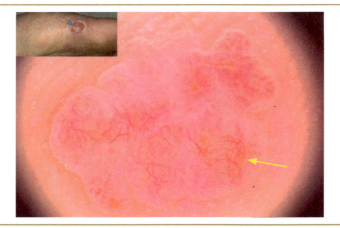

Figura 5.1.1.5 Imagem clínica e dermatoscópica de carcinoma basocelular localizado na zona de transição com a pele glabra do pé direito de paciente masculino de 68 anos. A dermatoscopia mostra vasos arboriformes (seta amarela).

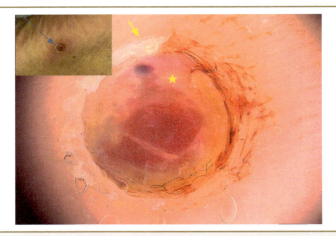

Figura 5.1.1.6 Imagem clínica e dermatoscópica de sarcoma de Kaposi localizado na zona de transição com a pele glabra do pé direito de paciente masculino de 74 anos. A dermatoscopia mostra fundo róseo-violáceo, estruturas esbranquiçadas (estrela amarela) e colarete (seta amarela).

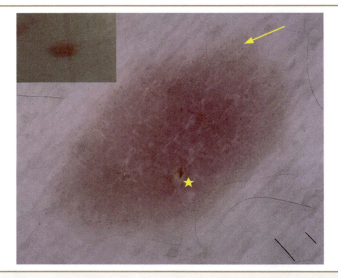

Figura 5.1.1.7 Imagem clínica e dermatoscópica de poroma écrino localizado na região glútea de paciente feminino de 40 anos. A dermatoscopia mostra vasos puntiformes periféricos (seta amarela), vasos lineares mais centralmente e estruturas amorfas esbranquiçadas (estrela amarela) sobre fundo róseo.

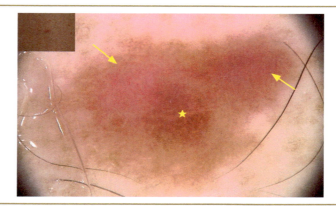

Figura 5.1.1.8 Imagem clínica e dermatoscópica de melanoma in situ localizado no tronco posterior de paciente masculino de 73 anos com múltiplos nevos. A imagem dermatoscópica mostra vasos puntiformes e lineares distribuídos irregularmente (setas amarelas) e fundo marrom claro com áreas de hipopigmentação reticulada (estrela amarela).

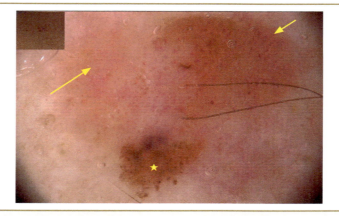

Figura 5.1.1.9 Imagem clínica e dermatoscópica de melanoma in situ localizado no tronco posterior de paciente masculino de 60 anos. A imagem dermatoscópica mostra vasos puntiformes e polimorfos distribuídos irregularmente (setas amarelas) e glóbulos acastanhados irregulares (estrela amarela).

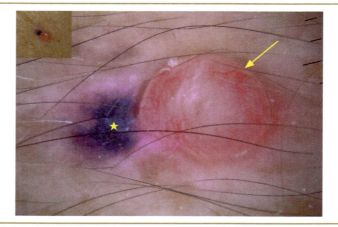

Figura 5.1.1.10 Imagem clínica e dermatoscópica de melanoma nodular Breslow 1mm localizado no tronco posterior de paciente masculino de 52 anos. A imagem dermatoscópica mostra pápula com vasos polimorfos (seta amarela) e véu azul-esbranquiçado (estrela amarela).

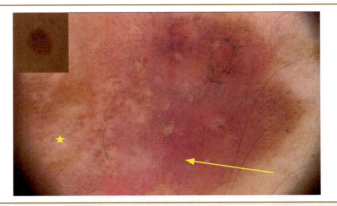

Figura 5.1.1.11 Imagem clínica e dermatoscópica de melanoma Breslow 1 mm localizado no braço. A imagem dermatoscópica mostra policromasia, áreas de rede negativa (estrela amarela), vasos polimorfos (seta amarela), pontos acinzentados e acastanhados.

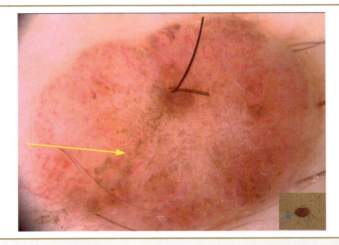

Figura 5.1.1.12 Imagem clínica e dermatoscópica de nevo melanocítico intradérmico no abdome. A dermatoscopia mostra vasos em vírgula (seta amarela) distribuídos regularmente.

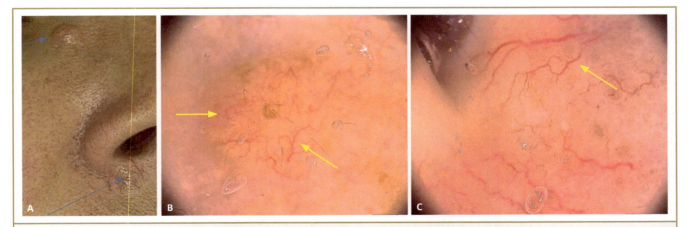

Figura 5.1.1.13 A. Imagem clínica de duas pápulas localizadas na região malar e asa nasal de paciente feminino de 37 anos. B. Imagem dermatoscópica de nevo intradérmico localizado na região malar que evidencia vasos arboriformes de mesmo calibre, não tão nítidos (setas amarelas). C. Imagem dermatoscópica de carcinoma basocelular localizado na asa nasal que evidencia vasos arboriformes nítidos e de calibre mais fino na parte distal (setas amarelas).

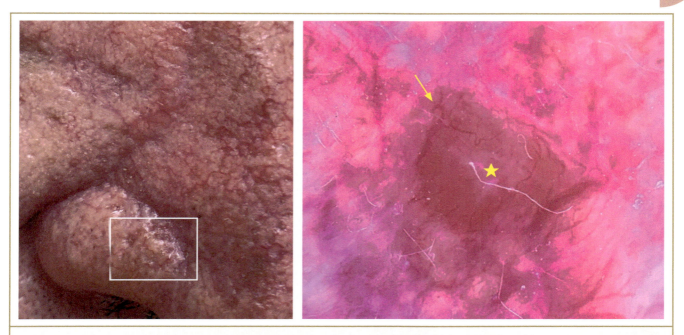

Figura 5.1.1.14 Imagem clínica e dermatoscópica de hiperplasia sebácea localizada na asa nasal. A dermatoscopia mostra vasos ramificados periféricos (seta amarela) que não cruzam o centro da lesão (estrela amarela).

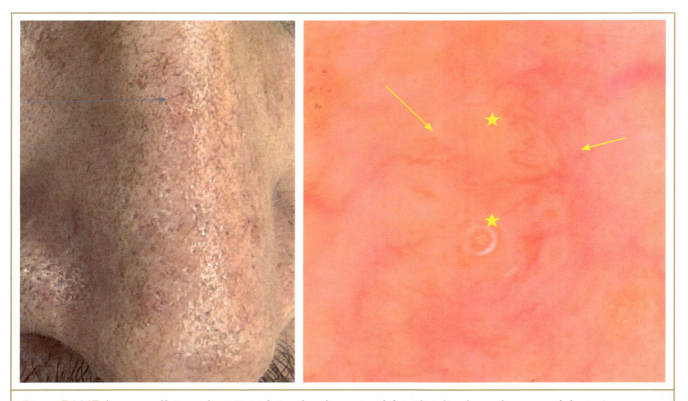

Figura 5.1.1.15 Imagem clínica e dermatoscópica de adenoma sebáceo localizado no dorso nasal de paciente masculino de 63 anos. A dermatoscopia mostra vasos ramificados não focados radiais (seta amarela) e área amorfa amarelada (estrela amarela).

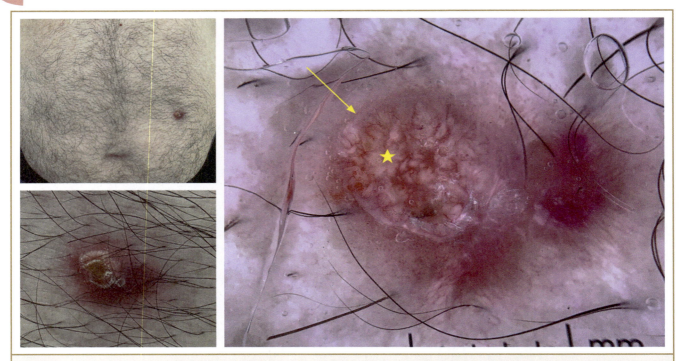

Figura 5.1.1.16 Imagem clínica e dermatoscópica de adenoma sebáceo localizado no abdome de paciente masculino de 65 anos. A dermatoscopia mostra vasos lineares ramificados radiais (seta amarela) e área amorfa amarelada e esbranquiçada central (estrela amarela).

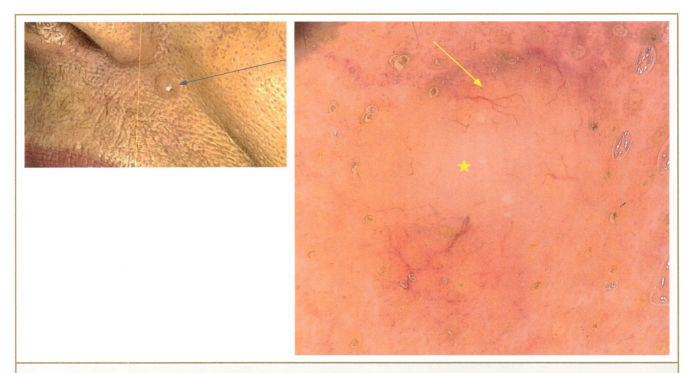

Figura 5.1.1.17 Imagem clínica e dermatoscópica de tricoepitelioma localizado no sulco nasogeniano de paciente feminino de 60 anos. A dermatoscopia mostra vasos lineares ramificados (seta amarela) e área esbranquiçada central (estrela amarela).

CENÁRIOS NA ONCOLOGIA CUTÂNEA 357

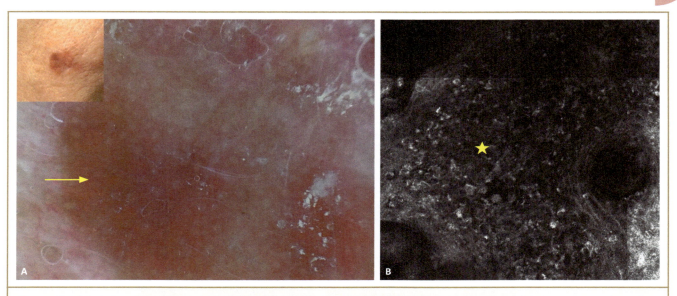

Figura 5.1.2.1 A. Imagem clínica e dermatoscópica de placa rosada localizada na região malar de paciente feminino de 71 anos. A dermatoscopia mostra pseudorrede irregular de cor róseo-castanho (seta amarela). B. Imagem de microscopia confocal que mostra epiderme desorganizada com presença de células atípicas (estrela amarela).

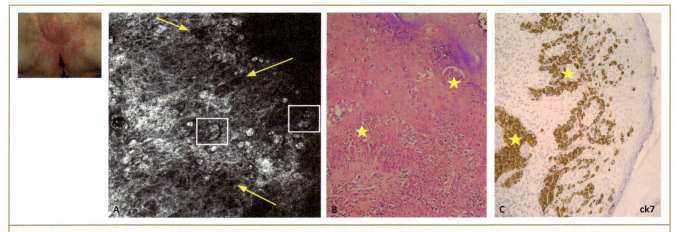

Figura 5.1.2.2 A. Imagem de microscopia confocal de doença de *Paget* extramamária no períneo de paciente masculino (foto clínica) que mostra o desarranjo arquitetural da epiderme, células tumorais hiperrefráteis grandes, arredondadas, isoladas e agrupadas (quadrado branco), células tumorais hiporrefráteis como buracos na epiderme (setas amarelas). B. Imagem do exame anatomopatológico (HE) que evidencia células de Paget isoladas ou agrupadas na epiderme (estrelas amarelas). C. Coloração por Imuno-histoquimica CK7. Imagens histológicas cortesia de Dra. Rute Lellis.

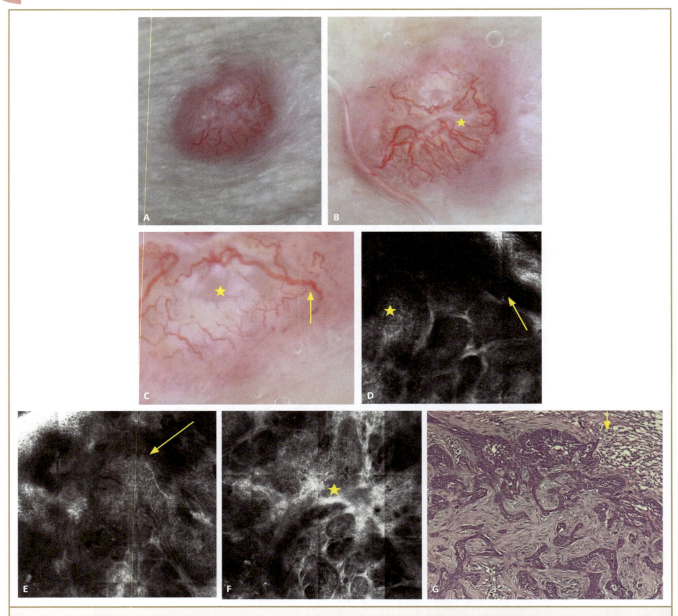

Figura 5.1.2.3 A e B. Imagem clínica e dermatoscópica de pápula rosada localizada na região lombar de paciente feminino de 65 anos. A dermatoscopia mostra vasos arboriformes e polimorfos (estrela amarela). C e D. Imagens de dermatoscopia e de microscopia confocal, respectivamente, que mostram a correlação de estruturas encontradas no carcinoma basocelular. As setas amarelas mostram os vasos arboriformes e as estrelas amarelas o bloco tumoral. E, F e G. Imagens de microscopia confocal (E e F) e do exame anatomopatológico HE (G) que mostram a correlação de estruturas encontradas no carcinoma basocelular. As setas amarelas mostram o bloco tumoral com células em paliçada e as estrelas amarelas, o estroma. Imagens histológicas cortesia de Dra. Rute Lellis.

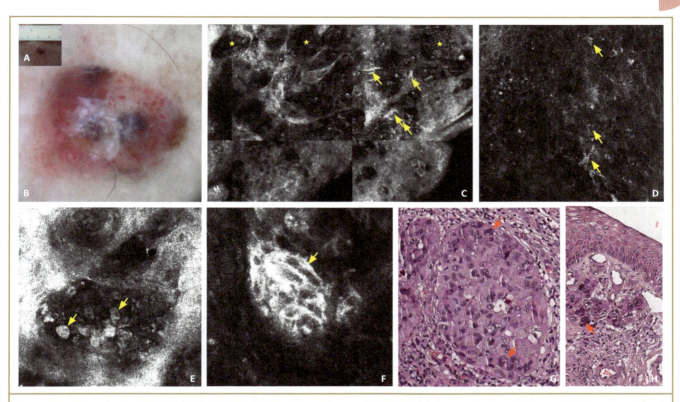

Figura 5.1.2.4 A. Imagem clínica de lesão elevada eritematosa medindo cerca de 1 cm. B. Imagem dermatoscópica mostrando véu azul-esbranquiçado, crisálidas e vasos polimorfos. C. Imagem MC mosaico (1,0 x 0,75 mm) – derme: ninhos densos e esparsos de melanócitos atípicos (asteriscos amarelos) e células dendríticas (setas amarelas). D. Imagem MC individual – epiderme: desarranjo do padrão favo de mel com esparsas células dendríticas intraepidérmicas (setas amarelas). E. Imagem individual – derme: ninho denso e esparso composto por melanócitos atípicos redondos e nucleados (setas amarelas). F. Imagem individual – derme: ninho de melanócitos atípicos dendríticos (seta amarela). G e H. Exame anatomopatológico (H&E): melanoma nodular Breslow 2,4 mm, mostrando ninhos de melanócitos atípicos (setas vermelhas).

Referências

1. Zalaudek I, Argenziano G, Kerl H, Soyer HP, Hofmann-Wellenhof R. Amelanotic/Hypomelanotic melanoma--is dermatoscopy useful for diagnosis? J Dtsch Dermatol Ges. 2003;1:369-73.

2. Giacomel J, Zalaudek I. Pink lesions. Dermatol Clin. 2013;31(4):649-78,ix. doi: 10.1016/j.det.2013.06.005. PMID: 24075552.

3. Johr RH. Pink lesions. Clin Dermatol. 2002;20(3):289-96. doi: 10.1016/s0738-081x(02)00237-7. PMID: 12074870.

4. Menzies SW, Kresch J, Byth K, et al. Dermoscopic evaluation of amelanotic and hypomelanotic melanoma. Arch Dermatol. 2008;144:1120-7.

5. Lallas A, Moscarella E, Argenziano G, Longo C, Apalla Z, Ferrara G, et al. Dermoscopy of uncommon skin tumours. Australas J Dermatol. 2014;55(1):53-62. doi: 10.1111/ajd.12074. Epub 2013 Jul 19. PMID: 23866027.

6. Gill M, González S. Enlightening the pink: use of confocal microscopy in pink lesions. Dermatol Clin. 2016;34(4):443-58. doi: 10.1016/j.det.2016.05.007. PMID: 27692450.

7. Braga JC, Scope A, Klaz I, Mecca P, González S, Rabinovitz H, et al. The significance of reflectance confocal microscopy in the assessment of solitary pink skin lesions. J Am Acad Dermatol. 2009;61(2):230-41. doi:10.1016/j.jaad.2009.02.036. Epub 2009 Apr 26. PMID: 19398144.

8. Guitera P, Menzies SW, Argenziano G, Longo C, Losi A, Drummond M, et al. Dermoscopy and in vivo confocal microscopy are complementary techniques for diagnosis of difficult amelanotic and light-coloured skin lesions. Br J Dermatol. 2016;175(6):1311-9. doi: 10.1111/bjd.14749. Epub 2016 Oct 12. PMID: 27177158.

9. Guitera P, Pellacani G, Longo C, Seidenari S, Avramidis M, Menzies SW. In vivo reflectance confocal microscopy enhances secondary evaluation of melanocytic lesions. J Invest Dermatol. 2008;129:131-8.

10. Pan ZY, Liang J, Zhang QA, Lin JR, Zheng ZZ. In vivo reflectance confocal microscopy of extramammary Paget disease: diagnostic evaluation and surgical management. J Am Acad Dermatol. 2012;66(2):e47-53. doi: 10.1016/j.jaad.2010.09.722. Epub 2011 May 26. PMID: 21620517.

Mapeamento Corporal Total e Dermatoscopia Digital

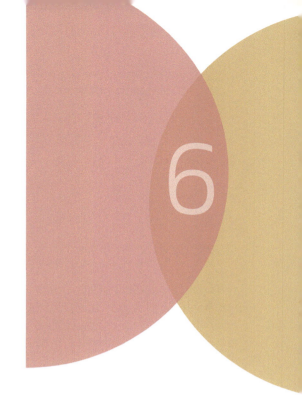

6.1
Indicações e Princípios Técnicos

Bianca Costa Soares de Sá | Tania Munhoz

O Mapeamento Corporal Total (MCT) é um método de seguimento das lesões melanocíticas realizado em duas etapas: documentação fotográfica de toda a superfície corpórea seguida por documentação digital da dermatoscopia das lesões melanocíticas selecionadas.[1,2] Está indicado para prevenção secundária em pacientes de risco para melanoma cutâneo, inclusive os pacientes com síndrome do nevo atípico (Quadro 6.1.1)[3] e pacientes com múltiplos nevos que apresentam outros fatores de risco para melanoma, como pele clara e fotossensibilidade, olhos e cabelos claros, história pessoal de queimadura solar e principalmente aqueles com antecedente pessoal e/ou familiar de melanoma (Quadro 6.1.2).[2]

Quadro 6.1.1 Caracterização do fenótipo de síndrome do nevo atípico (SNA), segundo Newton *et al.*, 1993

Critérios	Pontuação
2 ou + nevos clinicamente atípicos (ver Capítulo 2.2.1)	1
> 100 nevos em pacientes entre 20 e 50 anos	1
> 50 nevos em pacientes < 20 anos ou > 50 anos	1
1 ou + nevos em nádegas ou dorso dos pés	1
1 ou + nevos em couro cabeludo anterior	1
presença de pigmentação na íris	1
Score ≥ 3 = fenótipo SNA	

Fonte: Desenvolvido pela autoria.

Quadro 6.1.2 Indicações para seguimento por meio de Mapeamento Corporal Total (MCT).

Indicações MCT		
Pacientes com múltiplos nevos		
Síndrome do nevo atípico	e ou	pele clara, olhos e cabelos claros, história pessoal de queimadura solar
		antecedente pessoal e/ou familiar de melanoma

Fonte: Desenvolvido pela autoria.

O MCT, quando aplicado corretamente, permite a detecção de melanomas iniciais em pacientes de alto risco, o que contribui para melhor prognóstico desses pacientes, além de reduzir o número de exéreses desnecessárias, dado relevante nos pacientes com múltiplos nevos.[4]

Na primeira etapa do MCT, são realizadas fotografias seriadas de toda a superfície cutânea do paciente (fotografia de corpo total) (Figura 6.1.1), que serão utilizadas como base de comparação ao longo do tempo, de modo a permitir a identificação de lesões novas ou mudanças significativas nas lesões melanocíticas já existentes[6] (Figuras 6.1.2 e 6.1.3).

A segunda etapa do exame consiste na captura e armazenamento digital das imagens dermatoscópicas das lesões melanocíticas selecionadas para seguimento (dermatoscopia digital), e sua aplicação baseia-se no fato de que as lesões benignas são estáveis, enquanto o melanoma tende a crescer, geralmente de forma assimétrica, apresentando mudanças no seu aspecto dermatoscópico.[7]

A aquisição das imagens pode ser realizada com o uso de diferentes equipamentos, que devem conter uma câmera digital para as fotografias de corpo total, e um dispositivo que faça a captura da imagem dermatoscópica de cada lesão melanocítica a ser seguida. Esta etapa pode ser executada com a mesma câmera digital das fotos macroscópicas, acoplada a um dermatoscópico. As imagens são armazenadas de forma digital, o que proporciona a criação de um banco de dados que pode ser usado para comparar a evolução de cada lesão ao longo do tempo.[2]

6.1.2 Seguimentos de curto e longo prazo

Bianca Costa Soares de Sá

Os pacientes de alto risco devem ser seguidos a cada 6 a 12 meses (seguimento de longo prazo). Em algumas situações específicas, que serão descritas adiante, algumas lesões devem ser avaliadas com novas fotos em até 3 meses (seguimento de curto prazo). As mudanças no aspecto dermatoscópico que devem ser consideradas para indicar exérese da lesão, variam de acordo com o tipo de abordagem (Quadros 6.1.2.1 e 6.1.2.2).

Quadro 6.1.2.1 Abordagem por meio do seguimento de curto prazo

Reavaliação com novas fotos em até 3 meses	
Lesões isoladas ou grupo de lesões	
Quando aplicar	Indicação de exérese
1. Lesões atípicas MAS sem critérios dermatoscópicos para melanoma 2. Mudança macroscópica 3. Lesões novas em pacientes de alto risco 4. Lesões novas em pacientes > 50 anos	Qualquer mudança no aspecto dermatoscópico EXCETO presença de mílios ou alteração global da pigmentação

Fonte: Desenvolvido pela autoria.

O seguimento de curto prazo permite a detecção de melanomas iniciais que se apresentam incaracterísticos à dermatoscopia em sua primeira análise (*structureless* melanomas). Esses tumores irão apresentar mudanças no seu aspecto no seu seguimento digital em até 3 meses, o que não altera, desta forma, o prognóstico da doença[8] (Figura 6.1.2).

Quadro 6.1.2.2 Abordagem por meio do seguimento de longo prazo

Reavaliação em 6 a 12 meses
Lesões selecionadas para seguimento no Mapeamento Corporal Total
Indicação de exérese
1. Crescimento 2. Perda de estrutura 3. Alteração focal da pigmentação 4. Aparecimento de novas estruturas

Fonte: Desenvolvido pela autoria.

No seguimento em longo prazo, o crescimento assimétrico é de grande importância para indicação de exérese da lesão, mas o crescimento simétrico não deve deixar de ser valorizado, principalmente quando ocorre fora de situações em que se espera este tipo de alteração, como na adolescência e em condições de ganho de peso. No caso de aparecimento de novas estruturas dermatoscópicas, as principais a serem consideradas são aquelas conhecidamente relacionadas aos melanomas, como rede atípica, estrias e véu azul esbranquiçado. Com o uso do seguimento de longo prazo nos pacientes de alto risco, é possível a identificação de melanomas de crescimento lento, tipo mais comum nos pacientes com múltiplos nevos; além da detecção de possível transformação maligna dos nevos preexistentes[9] (Figuras 6.1.4 a 6.1.7).

É descrito que a combinação dessas duas abordagens (curto e longo prazo) representa a melhor forma de seguimento dos pacientes com múltiplos nevos e com risco para melanoma cutâneo.[10] Sabe-se que quanto maior o tempo de seguimento, maior a chance de diagnóstico precoce de possível melanoma. Uma vez que o risco se mantém por toda a vida, o seguimento não deve ser encerrado, e sim, mantido anualmente.[1]

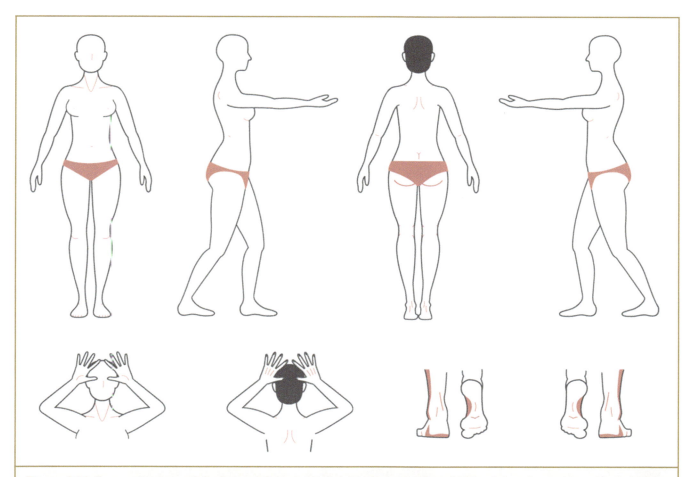

Figura 6.1.1 Ilustração de modelo de posições padronizadas para a realização das fotos de corpo total com documentação de toda a superfície da pele – primeira etapa do Mapeamento Corporal Total (MCT).

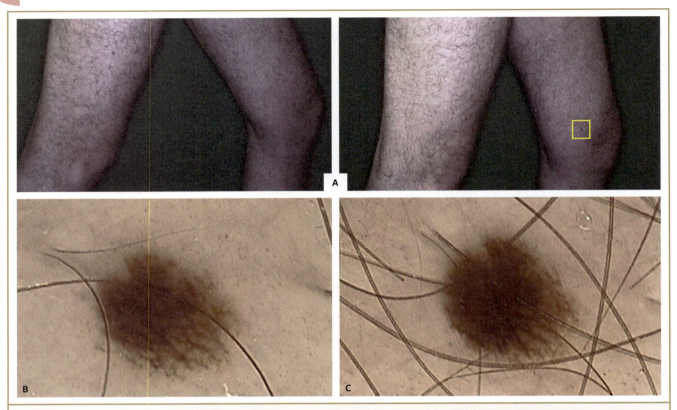

Figura 6.1.2 Paciente masculino, 32 anos, pele clara, olhos e cabelos claros, múltiplos nevos e antecedente pessoal de melanoma, em seguimento por meio de MCT. A. Aparecimento de lesão nova em face interna inferior de coxa esquerda. B e C. Dermatoscopia da lesão assinalada - padrão reticular homogêneo que, no seguimento em curto prazo (3 meses) apresentou mudança de aspecto - crescimento simétrico, aumento da pigmentação e da área de rede atípica. A lesão foi excisada com diagnóstico de melanoma fino (segundo melanoma do paciente).

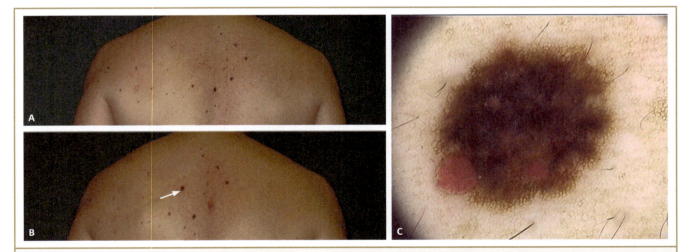

Figura 6.1.3 Paciente masculino, 46 anos, fototipo IV, olhos e cabelos escuros, múltiplos nevos e síndrome do nevo atípico. Primeiro retorno após primeiro exame de mapeamento corporal total e dermatoscopia digital após 18 meses (A. e B.). C. Foi observada lesão melanocítica nova no dorso com rede pigmentar atípica e borrão assimétrico. A lesão foi excisada e resultou em um melanoma extensivo superficial, Breslow 0,3 mm.

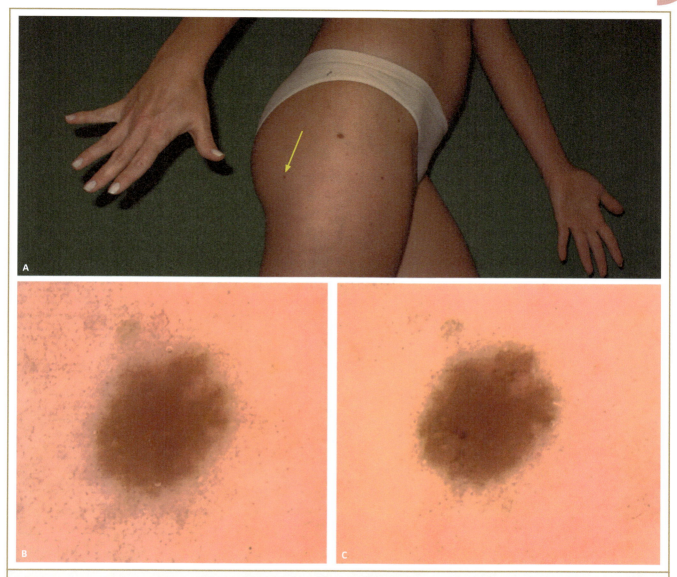

Figura 6.1.4 Paciente feminina, 32 anos, pela clara, olhos e cabelos claros, múltiplos nevos, exposição solar prévia intensa. A. A lesão assinalada no quadril direito apresentou mudança em seu aspecto dermatoscópico após 6 meses do primeiro exame (B. Primeira avaliação; C. Retorno) - alteração da pigmentação e aparecimento de novas estruturas (glóbulos irregulares e granulosidade). A lesão foi excisada com diagnóstico de melanoma *in situ* do subtipo extensivo superficial.

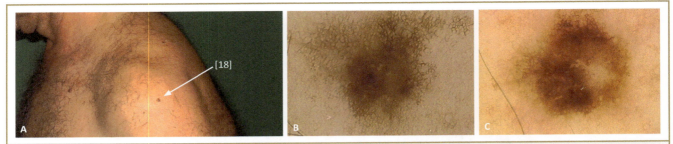

Figura 6.1.5 Paciente masculino, 56 anos, pela clara, olhos e cabelos claros, múltiplos nevos, exposição solar prévia intensa e antecedente pessoal de 2 melanomas espessos, em seguimento anual por meio de MCT e dermatoscopia digital. A. Lesão assinalada no ombro esquerdo apresentou mudança em seu aspecto dermatoscópico após 2 anos de seguimento (B. Primeira avaliação; C. Retorno) - crescimento assimétrico, alteração da pigmentação e aparecimento de novas estruturas (rede invertida e borrão excêntrico). A lesão foi excisada com diagnóstico de melanoma *in situ* do subtipo extensivo superficial.

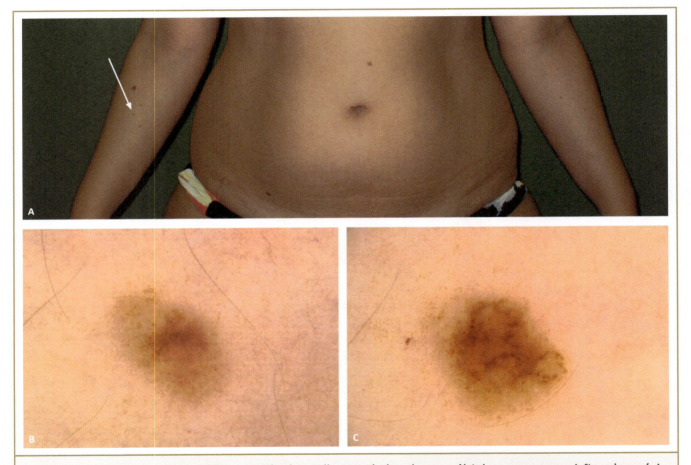

Figura 6.1.6 Paciente feminina, 35 anos, pela clara, olhos e cabelos claros, múltiplos nevos, exposição solar prévia intensa e antecedente pessoal de múltiplos carcinomas da pele, em seguimento anual por meio de MCT. A. Lesão assinalada no antebraço direito apresentou mudança em seu aspecto dermatoscópico após 4 anos de seguimento (B. Primeira avaliação; C. Retorno) - crescimento assimétrico, alteração da pigmentação e aparecimento de novas estruturas (rede atípica e pontos/glóbulos irregulares). A lesão foi excisada com diagnóstico de melanoma *in situ* associado a nevo.

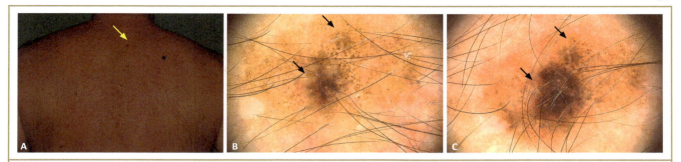

Figura 6.1.7 Paciente masculino, 50 anos, pela clara com dano solar intenso, múltiplos nevos, exposição solar prévia intensa e antecedente familiar de melanoma, primeiro seguimento em 6 meses após primeiro exame. A. Lesão assinalada no dorso alto apresentou mudança em seu aspecto dermatoscópico após 6 meses de seguimento (B. Primeira avaliação; C. Retorno) - crescimento assimétrico, alteração da pigmentação central e aparecimento de novas estruturas (pontos/glóbulos irregulares). A lesão foi excisada com diagnóstico de melanoma *in situ* associado a nevo.

Referências

1. Malvehy J, Puig S. Follow-up of melanocytic skin lesions with digital total-body photography and digital dermoscopy: a two-step method. Clinics in dermatology. 2002;20(3):297-304. doi: 10.1016/s0738-081x(02)00220-1.

2. Barcaui C, Bakos RM, Paschoal FM, Bittencourt FV, Sá B, Miot HA. Total body mapping in the follow-up of melanocytic lesions: recommendations of the Brazilian Society of Dermatology. Anais Brasileiros de Dermatologia. 2021;96(4):472-6. doi: 10.1016/j.abd.2020.10.005.

3. Silva JH, Sá BC, Avila AL, Landman G, Duprat Neto JP. Atypical mole syndrome and dysplastic nevi: identification of populations at risk for developing melanoma - review article. Clinics (Sao Paulo, Brazil). 2011;66(3):493-9. doi: 10.1590/s1807-59322011000300023.

4. Adler NR, Kelly JW, Guitera P, Menzies SW, Chamberlain AJ, Fishburn P, et al. Methods of melanoma detection and of skin monitoring for individuals at high risk of melanoma: new Australian clinical practice. The Medical journal of Australia. 2019;10(1):41-7. doi: 10.5694/mja2.12033.

5. Newton JA, Bataille V, Griffiths K, Squire JM, Sasieni P, Cuzick J, et al. How common is the atypical mole syndrome phenotype in apparently sporadic melanoma?. Journal of the American Academy of Dermatology. 1993;29(6):989-96. doi: 10.1016/0190-9622(93)70279.

6. Halpern AC. Total body skin imaging as an aid to melanoma detection. Seminars In Cutaneous Medicine and Surgery. 2003;22(1):2-8. doi: 10.1053/sder.2003.50000-3.

7. Salerni G, Terán T, Alonso C, Fernández-Bussy R. The role of dermoscopy and digital dermoscopy follow-up in the clinical diagnosis of melanoma: clinical and dermoscopic features of 99 consecutive primary melanomas. Dermatology Practical & Conceptual. 2014;4(4):39-46. doi: 10.5826/dpc.0404a07.

8. Menzies SW, Gutenev A, Avramidis M, Batrac A, McCarthy WH. Short-term digital surface microscopic monitoring of atypical or changing melanocytic lesions. Archives of Dermatology. 2001;137(12):1583-9. doi: 10.1001/archderm.137.12.1583.

9. Argenziano G, Kittler H, Ferrara G, Rubegni P, Malvehy J, Puig S, et al. Slow-growing melanoma: a dermoscopy follow-up study. The British Journal of Dermatology. 2010;162(2):267-73. doi: 10.1111/j.1365-2133.2009.09416.x.

10. Moscarella E, Tion I, Zalaudek I, Lallas A, Kyrgidis A, Longo C, et al. Both short-term and long-term dermoscopy monitoring is useful in detecting melanoma in patients with multiple atypical nevi. Journal of the European Academy of Dermatology and Venereology: JEADV. 2017;31(2):247-51. doi: 10.1111/jdv.13840.

6.1.3 Microscopia confocal como técnica complementar

Tania Munhoz

O melanoma cutâneo é uma neoplasia que apresenta comportamento agressivo quando em estágio de evolução avançado, de forma que o sucesso no tratamento depende do diagnóstico precoce. A sobrevida do melanoma está associada ao estádio da doença e depende basicamente da profundidade da lesão na pele. Assim, a estratégia disponível para reduzir a mortalidade está relacionada à excisão completa do tumor em sua fase inicial de desenvolvimento e é bem estabelecida a necessidade do diagnóstico precoce.[1] De acordo com o *American Joint Committee on Cancer-AJCC*, em sua oitava edição, para um melanoma diagnosticado no estádio I, a sobrevida média em 10 anos é de 98% e decresce para 69% quando diagnosticado no estádio III.[2]

Atualmente, diferentes tecnologias têm sido desenvolvidas para fornecer informação microscópica cutânea dinâmica adicional, de modo a possibilitar tanto o diagnóstico *in vivo* quanto a avaliação da evolução da doença em tempo real. A microscopia confocal *in vivo* (MC) é, provavelmente, a mais promissora dessas tecnologias.[3]

A utilização da microscopia confocal *in vivo* (MC) como técnica complementar à dermatoscopia digital tem se mostrado útil para aumentar a acurácia diagnóstica do melanoma. Semelhante à dermatoscopia, a MC revela detalhes morfológicos da arquitetura tecidual no plano paralelo à pele e, além disso, fornece imagens instantâneas com alta magnificação e resolução celular. Muitos estudos têm demonstrado que a MC pode melhorar a acurácia na diferenciação entre lesões melanocíticas benignas e malignas, como método complementar à dermatoscopia.[5]

Na rotina de um serviço especializado que possui essa tecnologia, as principais indicações ao exame de MC como método adicional são alterações relevantes na dermatoscopia de seguimento, seja de curto ou longo prazo (Quadro 6.1.3.1). Os principais encaminhamentos ao exame são nevos melanocíticos em crescimento, com relevância em indivíduos acima de 50 anos e quando assimétricos, e avaliação de lesões que apresentaram ganho de estruturas.

Existem três principais algoritmos diagnósticos desenvolvidos na MC para a avaliação complementar das lesões melanocíticas, o que resulta

Quadro 6.1.3.1 Alterações dermatoscópicas valorizadas durante seguimento na dermatoscopia digital

1.	Aumento do tamanho da lesão (classificar o aumento: simétrico ou assimétrico)
2.	Aparecimento de novas estruturas (rede atípica, pontos e/ou glóbulos irregulares, estrias/pseudópodes, véu azul-esbranquiçado, novas cores, peppering, crisálidas)
3.	Desaparecimento de estruturas
4.	Clareamento da lesão
5.	Escurecimento da lesão ou hiperpigmentação

Fonte: Desenvolvido pela autoria.

em alta acurácia diagnóstica para o melanoma cutâneo. Os achados mais relevantes são: atipia citológica na epiderme ou derme (células pagetoides arredondadas e células atípicas na derme) e atipia arquitetural (papilas não demarcadas e células atípicas na junção dermoepidérmica).[5,6]

Recentemente, tem sido demonstrado que a avaliação da microscopia confocal como método complementar à dermatoscopia reduz excisões desnecessárias, o que aumenta, portanto, a acurácia diagnóstica e reduz, consequentemente, o impacto econômico associado ao manejo do câncer de pele (Figuras 6.1.3.1 e 6.1.3.2). Um método efetivo para mensurar essa associação é o número necessário para tratar (NNT), calculado por meio do número de lesões pigmentadas excisadas para detecção de um melanoma.[7] Com essa medida epidemiológica, objetiva-se quantificar a eficácia no seguimento dos pacientes com múltiplos nevos, em um hospital de referência oncológica. Assim, espera-se reduzir o número de lesões benignas excisadas e minimizar a possibilidade de referir um melanoma para seguimento dermatoscópico digital[8] (Figuras 6.1.3.3 e 6.1.3.4).

Em recente estudo realizado por Lovatto *et al.*, (2015), a combinação da MC com o seguimento digital dermatoscópico evitou a excisão de 35 dos 51 nevos avaliados no estudo. Pellacani *et al.*, demonstrou que a aplicação sistematizada dos métodos evitou 50% de retirada de lesões benignas. A combinação da MC com a dermatoscopia resultou em uma sensibilidade no diagnóstico do melanoma em aproximadamente 98% e uma redução de 23% no número de lesões benignas excisadas.[5]

Outro estudo demonstrou que o uso sistemático da MC como método complementar à dermatoscopia reduziu em 50% o número de lesões benignas excisadas. O NNT para a dermatoscopia isolada foi de 14.6 e, após a associação da MC, o novo valor encontrado foi de 6.8.[10] Em estudo realizado no hospital AC Camargo Cancer Center,[11] o NNT da dermatoscopia digital de seguimento foi de 7,89 e caiu para 5,8 quando a MC foi associada como exame adicional. Essa redução demonstrou a importância da associação dos métodos diagnósticos na prática ambulatorial de um serviço especializado.

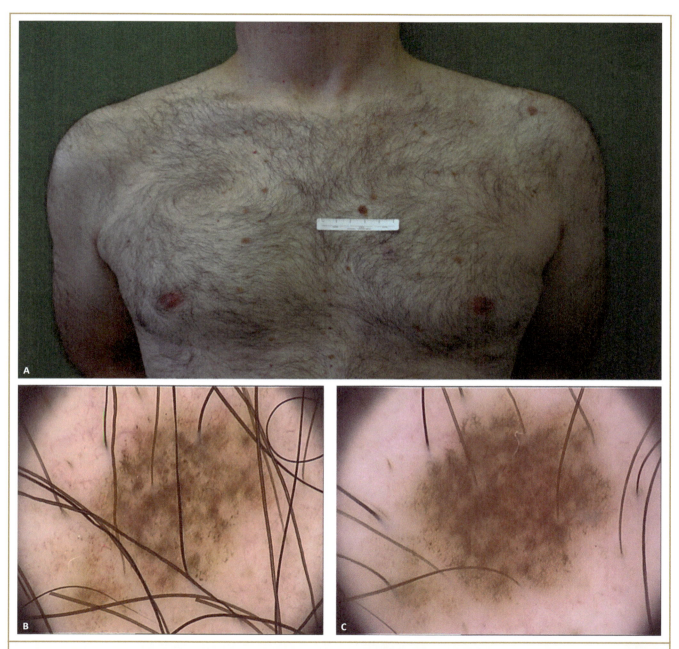

Figura 6.1.3.1 Síndrome do nevo atípico em paciente masculino sem história pessoal ou familiar de melanoma. A. Imagem clínica de paciente masculino com síndrome do nevo atípico, apresentando mácula acastanhada irregular no tórax anterior. B. Imagem dermatoscópica inicial demonstrando um padrão reticular-globular. C. Imagem dermatoscópica da mesma lesão após 6 meses, demonstrando crescimento assimétrico com hiperpigmentação.

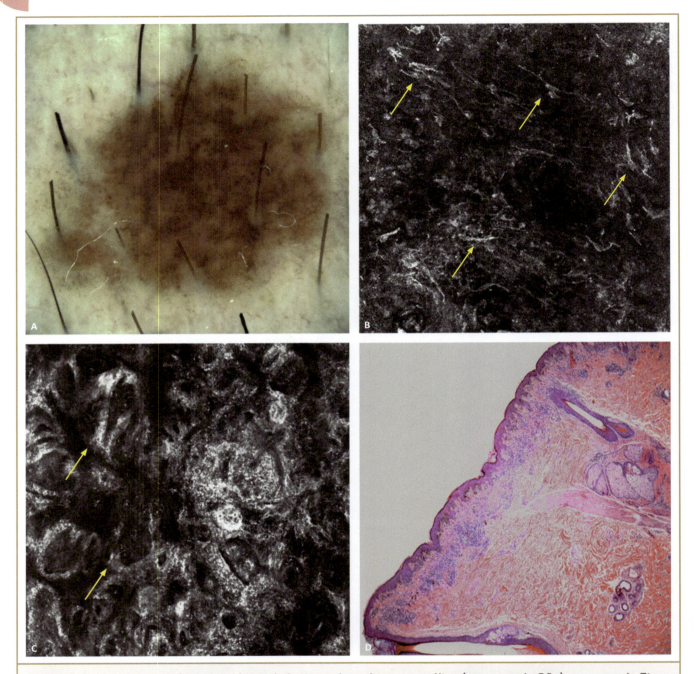

Figura 6.1.3.2 A. Imagem dermatoscópica da lesão melanocítica em análise (aumento de 20x) – mesma da Figura 6.1.3.1. B. Imagem individual de MC (0,5 X 0,5 mm) demonstrando células dendríticas pagetoides intraepidérmicas (setas amarelas). C. Imagem em mosaico de MC na camada suprabasal e JDE (1 X 1 mm): setas amarelas demonstrando padrão *meshwork* (em malha) atípico e papilas não demarcadas. D. Imagem de exame anatomopatológico demonstrando melanoma extensivo superficial com Breslow de 0,25 mm.

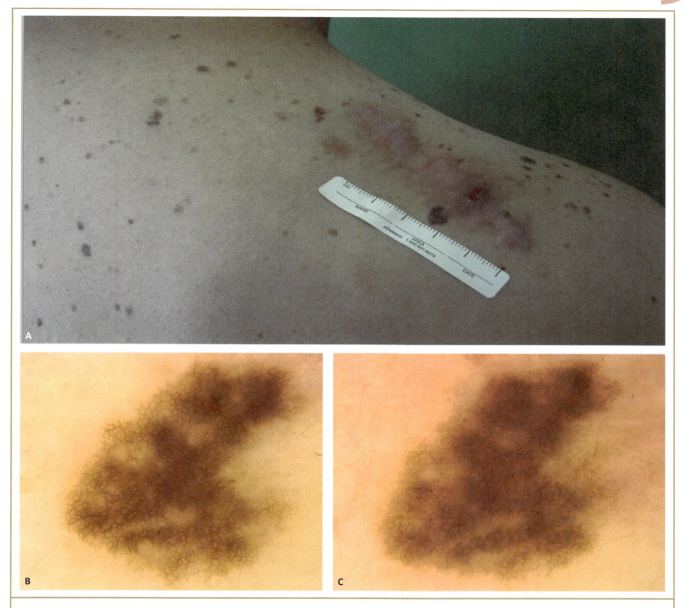

Figura 6.1.3.3. A. Imagem clínica de paciente masculino, 38 anos com síndrome do nevo atípico, com história pessoal e familiar de melanoma, apresentando mácula acastanhada irregular no ombro, próximo à cicatriz prévia de melanoma. B. Imagem dermatoscópica inicial demonstrando um padrão reticular com áreas de rede pigmentada atípica central e periférica. C. Imagem dermatoscópica da mesma lesão após 12 meses, demonstrando crescimento assimétrico com hiperpigmentação irregular.

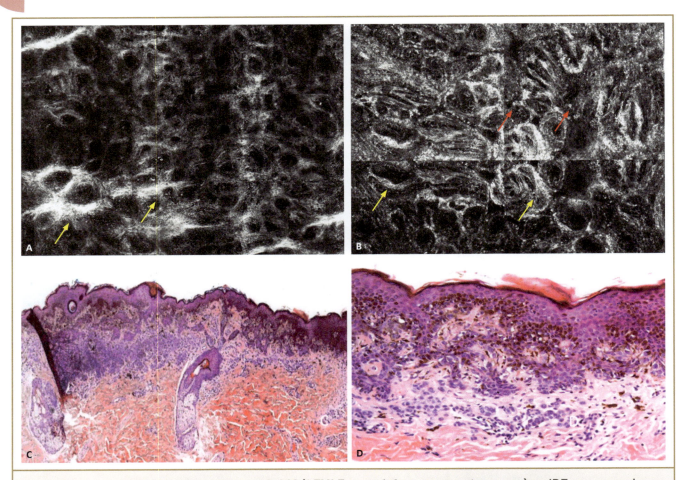

Figura 6.1.3.4 A e B. Imagens em mosaico de MC (1,5X1,5 mm e 1x1 mm, respectivamente) na JDE: presença de padrão *meshwork* atípico (padrão em "malha" atípico). Observam-se papilas não demarcadas, irregulares, separadas por espaços interpapilares alargados pela presença de células atípicas dendríticas (setas amarelas) e presença de células atípicas nucleadas redondas (setas vermelhas). C e D. Exame anatomopatológico em aumento de 40x e 200x respectivamente, demonstrando melanoma extensivo superficial *in situ* associado a nevo melanocítico intradérmico.

Referências

1. Argenziano G, Mordente I, Ferrera G, et al. Dermoscopic monitoring of melanocytic lesions: clinical outcome and patient compliance vary according to follow-up protocols. Br J Dermatol. 2008;159:331-6.

2. Amin MB, Edge SB, Greene FL, et al. AJCC cancer staging manual. Last updated 05 June 2018. 8. ed. New York: Springer; 2017. Melanoma of the skin; 245-54.

3. Rajadhyaksha M, Grossman M, Esterowitz D, Webb RH, Anderson RR. In vivo confocal scanning laser microscopy of human skin: melanin provides strong contrast. J Invest Dermatol. 1995;104:946-52.

4. Pellacani G, Guitera P, Longo C, et al. The impact of in vivo reflectance confocal microscopy for the diagnostic accuracy of mela- noma and equivocal melanocytic lesions. J Invest Dermatol. 2007;127:2759-65.

5. Pellacani G, Vinceti M, Bassoli S, et al. Reflectance confocal microscopy and features of melanocytic lesions: an internet-based study of the reproducibility of terminology. Arch Dermatol. 2009;145:1137-43.

6. Segura S, Puig S, Carrera C, Palou J, Malvehy J. Development of a two-step method for the diagnosis of melanoma by reflectance confocal microscopy. J Am Acad Dermatol. 2009;61:216-29.

7. Baade PD, Youl PH, Janda M, Whiteman DC, Del Mar CB, Aitken JF. Factors associated with the number of lesions excised for each skin cancer. Arch Dermatol. 2008;144:1468-76.

8. Alarcon I, Carrera C, Palou J, Alos L, Malvehy J, Puig S. Impact of in vivo reflectance confocal microscopy on the number needed to treat melanoma in doubtful lesions. Br J Dermatol. 2014;170:802-8.

9. Lovatto L, Carrera C, Salerni G, Alós L, Malvehy J, Puig S. In vivo reflectance confocal microscopy of equivocal melanocytic lesions detected by digital dermoscopy follow-up. Eur Acad Dermatol Venerol. 2015; 29:1918-25.

10. Pellacani G, Pepe P, Casari A, Longo C. Refelectance confocal microscopy as a second-level examination in skin oncology improves diagnostic accuracy and saves unnecessary excisions: a longitudinal prospective study. Br J Dermatol. 2014;171:1044-51.

11. MUNHOZ T. Aplicação da microscopia confocal in vivo como método diagnóstico complementar ao exame de dermatoscopia digital: um estudo longitudinal retrospectivo. São Paulo, 2019. [Tese Doutorado - Fundação Antônio Prudente].

Tumores de Partes Moles Benignos e Malignos

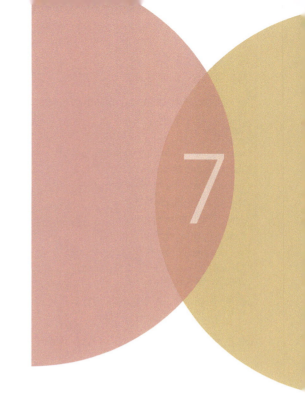

Luciana Carmen Zattar

Tumores de partes moles são originários do tecido mesenquimal, extraesquelético e não epitelial, representado por músculos, gordura, componentes de vasos sanguíneos e linfáticos, tecido fibroso, nervos periféricos e outros elementos. São comuns na prática diária, fazem diagnóstico diferencial com lesões de pele e também podem ser avaliados com a ultrassonografia de alta resolução e frequência.[3,10,12]

Os tumores benignos de partes moles são cerca de 100 vezes mais frequentes que malignos, estão presentes em cerca de 0,3% da população mundial, e, entre esses tumores, 30% são lipomas, 30% tumores fibro-histiocitários, 10% lesões vasculares e 5% tumores de bainha neural. Já os sarcomas, neoplasias malignas de partes moles, representam cerca de 15% dos cânceres em crianças e 1% em adultos, e a maioria ocorre em extremidades (75%).[14]

O agrupamento ou classificação destas neoplasias representam um desafio na prática diária, uma vez que existem mais de 50 subtipos histológicos com características clínicas e biológicas variáveis, além de aspectos moleculares distintos. De maneira geral, podem ser divididos em lesões benignas ou malignas, determinadas ou indeterminadas pela imagem, mas a classificação mais aceita, e utilizada pela Organização Mundial da Saúde (OMS), tem como base o tecido ao qual o tumor mais se assemelha, ou diferenciação fenotípica. A última versão ou 5ª edição, publicada em 2020, reflete o consenso entre um conselho editorial de especialistas internacionais, e divide os tumores de partes moles em 12 subtipos.[3,6,10,12]

7.1 Lipomatosos ou adiposos

São os mais comuns tumores de partes moles, e os principais representantes são:

Benignos	Intermediários	Malignos
Lipoma e lipomatoses (**Figura 7.1**) Lipomatoses de nervos Lipoblastoma e lipoblastomatose Angiolipoma (**Figura 7.2**) Miolipomas de partes moles Lipoma condroide Lipoma pleomórfico/Células fusiformes Tumor lipomatoso pelomórfico atípico/ Células fusiformes atípico Hibernoma	Tumor lipomatoso atípico	Lipossarcoma bem-diferenciado (**Figura 7.3**): esclerosante, inflamatório, lipoma-*like* Lipossarcoma desdiferenciado Lipossarcoma mixoide Lipossarcoma pleomórfico Lipossarcoma mixoide pleomórfico

7.2 Fibroblásticos/miofibroblásticos

Formam um grupo distinto de lesões com comportamento clínico e características diversas, representados por:

Benignos	Intermediários	Malignos
Fasciíte nodular (**Figura 7.4**) Fasciíte proliferativa e Miosite proliferativa Miosite ossificante e pseudotumor fibro-osseo dos dedos Fasciíte isquêmica Elastofibroma (**Figura 7.5**) Hamartoma fibroso da infância *Fibromatosis coli* Fibromatose hialina juvenil Fibromatose por corpo de inclusão Fibroma das bainhas tendíneas Fibroblastoma desmoplástico Miofibroblastoma Miofibroblastoma tipo mamário Fibroma aponeurótico calcificante Tumor fibroblástico EWSR1-SMAD3 positivo Angiomiofibroblastoma Angiofibroma celular Angiofibroma NOS Fibroma de tipo nucal Fibroma acral Fibroma de Gardner	**Localmente agressivos** Fibromatoses tipo palmar / plantar (**Figura 7.6**) Fibromatose do tipo desmoide (**Figura 7.7**) Lipofibromatose Fibroblastoma de células gigantes Dermatofibrossarcoma protuberans (**Figura 7.8**) Raramente metastáticos Dermatofibrossarcoma protuberans fibrosarcomatoso Tumor fibroso solitário (**Figura 7.9**) Tumor miofibroblástico inflamatório Sarcoma miofibroblástico de baixo grau Tumor fibroblástico superficial CD34-positivo Sarcoma mixoinflamatório fibroblástico Fibrossarcoma infantil	Tumor fibroso solitário maligno Fibrossarcoma NOS Mixofibrossarcoma (**Figura 7.10**) Sarcoma fibromixoide de baixo grau Fibrossarcoma epitelioide esclerosante

7.3 Fibro-histiocíticos

Tumores de origem controversa, com componentes fibroblásticos malignos, e histiocíticos geralmente não envolvidos por malignidade:

Benignos	Intermediários	Malignos
Tumor tenossinovial de células gigantes (Figura 7.11)	Tumor fibro-histiocítico plexiforme	Tumor maligno tenossinovial de células gigantes
Histiocitoma fibroso benigno profundo	Tumor de células gigantes dos tecidos moles NOS	

7.4 Músculo liso

Representantes dos tumores de origem no músculo liso:

Benignos	Intermediários	Malignos
Leiomioma	Tumor de músculo liso associado ao EBV	Leiomiossarcoma (Figura 7.12)
	Tumor de músculo liso de potencial maligno incerto	Leiomiossarcoma inflamatório

7.5 Pericíticos/perivasculares

São lesões com padrão distinto de crescimento perivascular; incluem:

Benignos	Intermediários	Malignos
Tumor glômico NOS (Figura 7.13)		Tumor glômico maligno
Miopericitoma, inclusive miofibroma		
Angioleiomioma (Figura 7.14)		

7.6 Músculo estriado

Ocorrem mais comumente no coração, cabeça e pescoço e trato genitourinário. As lesões benignas, ou rabdomiomas, podem ocorrer na pele. Representantes:

Benignos	Intermediários	Malignos
Rabdomioma		Rabdomiossarcoma embrionário
		Rabdomiossarcoma alveolar
		Rabdomiossarcoma pleomórfico
		Rabdomiossarcoma de células fusiformes/esclerosante (MYOD1-mutante)
		Ectomesenquimoma

7.7 Vascular

Podem ser classificados de diversas maneiras; na classificação histológica, incluem:

Benignos	Intermediários	Malignos
Hemagioma sinovial	Hemangioendotelioma kaposiforme	Hemangioendotelioma epitelioide (YAP1-TFE3) (Figura 7.16)
Hemangioma intramuscular	Hemangioendotelioma retiforme	Angiossarcoma (Figura 7.17)
Malformação arteriovenosa/hemangioma	Angioendotelioma papilar intralinfático	
Hemangioma venoso	Hemangioendotelioma composto	
Hemangioma anastomótico	Sarcoma de Kaposi (Figura 7.15)	
Hemangioma epitelioide	Hemangioendotelioma pseudomiogênico	
Linfangioma e lingangiomatose		
Hemangioma tufado adquirido		

7.8 Condro-ósseos

Benignos	Intermediários	Malignos
Condroma (**Figura 7.18**)		Osteossarcoma extraesquelético Condrossarcomas

7.9 Estromais gastrointestinais (GIST)

Não entram no diagnóstico diferencial de lesões dermatológicas.

Benignos	Intermediários	Malignos
MicroGIST		Tumores gastrointestinais estromais

7.10 Tumor de bainha neural

São tumores infrequentes, geralmente benignos e possuem características específicas ao ultrassom, mas que podem ser, às vezes, difíceis de diferenciar; incluem:

Benignos	Intermediários	Malignos
Schwannoma (**Figura 7.19**) Neurofibroma (**Figura 7.20**) Perineurioma Tumor de células granulares Mixoma de bainha neural Neuroma solitário circunscrito Meningioma Tumor híbrido de bainha neural		Tumor maligno de bainha de nervos periféricos Tumor melanocítico maligno de bainha neural Tumor de células granulares maligno Perineuroma maligno

7.11 Diferenciação incerta

Grupo de diferenciação incerta, sendo o sarcoma pleomórfico indiferenciado o mais comum em adultos. Incluem:

Benignos	Intermediários	Malignos
Mixoma (mixoma celular) Angiomixoma profundo (agressivo) Tumor angiectásico pleomórfico hialinizante Tumor fosfatúrico mesenquimal Tumor epitelioide perivascular, benigno Angiomiolipoma	**Localmente agressivos** Tumor fibrolipomatoso hemossidérico Angiomiolipoma epitelioide **Raramente metastáticos** Fibroxantoma atípico Histiocitoma fibroso angiomatoide Tumor fibromixoide ossificante Mioepitelioma	Tumor fosfatúrico mesenquimal, maligno Neoplasia de células fusiformes com rearranjo - NTRK Sarcoma sinovial (**Figura 7.21**) Sarcoma epitelioide (variantes proximal e clássica) Sarcoma alveolar de partes moles Sarcoma de células claras (**Figura 7.22**) Condrossarcoma mixóide extraesquelético Tumor desmoplásico de células pequenas e redondas Tumor rabdoide Tumor perivascular epitelioide, maligno (PEComa) Sarcoma intimal Tumor fibromixoide ossificante, maligno Carcinoma mioepitelial Sarcoma indiferenciado Sarcoma de células fusiformes, indiferenciado Sarcoma pleomórfico, indiferenciado Sarcoma de células redondas, indiferenciado

7.12 Sarcomas indiferenciados de células pequenas e redondas (Figura 7.23)

Inclui o sarcoma de Ewing e outras três entidades com diferenças clínicas, patológicas e moleculares: sarcoma de células redondas com fusão EWSR1-non-ETS, sarcoma com rearranjo-CIC e sarcoma com alterações genéticas BCOR.

Os achados de imagem das lesões malignas podem ser superponíveis e, muitas vezes, inespecíficos ou simuladores de lesões benignas. Mas com correto conhecimento da técnica e das características dos tumores de partes moles, é possível realizar um diagnóstico específico por imagem com relação ao tipo de tumor em mais de dois terços dos casos, segundo a literatura. Assim, a acurácia do ultrassom de alta frequência na correta caracterização de tumores varia de 77% a 97%, com mais elevada precisão ainda para distinção de lesões benignas de malignas de partes moles, com valor preditivo negativo de 99,5%.[1,2,4,5,7,9,11,14]

A patologia representa o padrão-ouro em termos de diagnóstico dos tumores de partes moles, e a correlação radiologia-patologia é imprescindível para se evitar erros ou armadilhas diagnósticas, sendo importante já no planejamento de biópsias. O ultrassom permite, ainda, além da avaliação da lesão primária, a investigação de invasões e extensão para estruturas adjacentes (diferentes camadas, estruturas neurovasculares, cartilagens e outros), metástases satélites e linfonodais, o que permite o estadiamento local e sistêmico. A correta interpretação do exame fornece informações importantíssimas para o médico solicitante, de modo a permitir o melhor e correto manejo dos pacientes.[3,13,14]

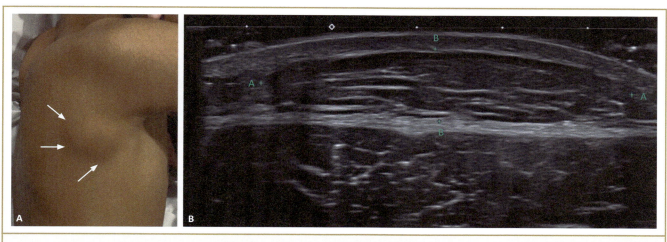

Figura 7.1 Imagem clínica (A) e de ultrassom (B: Modo 24 MHz) de paciente de 14 anos, com queixa de crescimento progressivo de massa indolor em região dorsal/linha axilar posterior (A), sugestiva de lipoma, e caracterizada ao ultrassom como massa fusiforme bem delimitada, com maior eixo paralelo à pele (B: Marcadores), septos finos em seu interior, sem componentes nodulares ou heterogêneos.

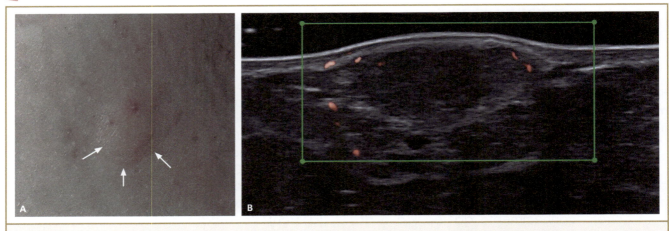

Figura 7.2 Imagem clínica (A) e de ultrassom (B: Doppler SMI 24 MHz) de paciente feminina de 35 anos, com queixa de abaulamento em região interna e proximal da coxa direita (A), sugestiva de angiolipoma, e caracterizada ao ultrassom como massa fusiforme parcialmente circunscrita, com maior eixo paralelo à pele e finas estruturas vasculares em seu interior (B).

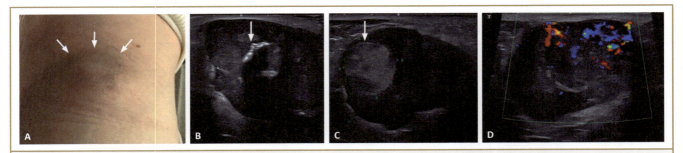

Figura 7.3 Imagem clínica (A) e de ultrassom Modo B (B e C) e Doppler Colorido 14 MHz (D) de paciente de 81 anos, com queixa de crescimento progressivo de massa indolor em região do flanco direito (A), diagnosticada como lipossarcoma bem diferenciado, e caracterizada ao ultrassom como massa heterogênea, com calcificação (B: seta) e componente nodular adiposo (C: seta e marcadores) de permeio, com moderada vascularização ao Doppler (D). *Imagem adaptada de Zattar LC 2021.

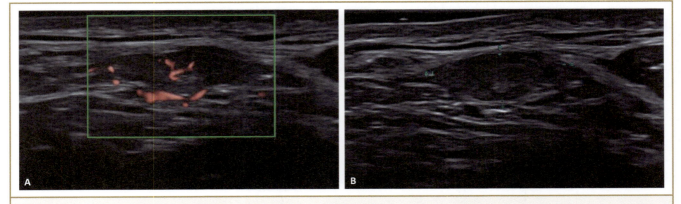

Figura 7.4 Imagens de ultrassom (A: Doppler SMI e B: Modo B 24 MHz) de paciente de 30 anos com queixa de crescimento progressivo de massa dolorosa em região cervical, diagnosticada como fasciíte nodular, caracterizada ao ultrassom como nódulo hipoecogênico e fusiforme, com vascularização interna ao Doppler. *Imagem adaptada de Zattar LC 2021.

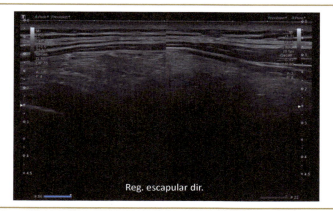

Figura 7.5 Imagem de ultrassom (Modo B 14 MHz) de paciente masculino com queixa de abaulamento em região escapular direita, diagnosticada como elastofibroma, caracterizada ao ultrassom como massa hiperecogênica, fibroadiposa e circunscrita, entre a parede torácica posterior e a borda inferomedial da escápula.

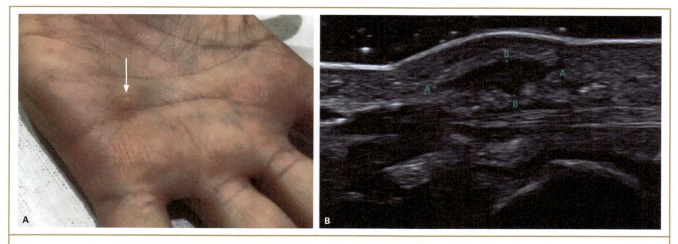

Figura 7.6 Imagem clínica (A) e de ultrassom (B: Modo B 24 MHz) de paciente de 56 anos, com queixa de abaulamento na região palmar do IV metacarpo esquerdo (seta), diagnosticado como fibromatose palmar, caracterizada ao ultrassom como formação nodular hipoecogênica e fusiforme (marcadores), com vascularização interna ao Doppler. *Imagem adaptada de Zattar LC 2021.

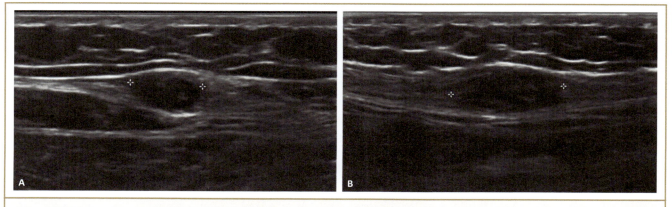

Figura 7.7 Imagens de ultrassom Modo B 14 MHz (A: plano axial e B: sagital) demonstrando tumor / fibromatose tipo desmoide em parede abdominal / aponeurose do reto abdominal caracterizado por formação nodular algo circunscrita, hipoecoica e heterogênea (marcadores). *Imagem adaptada de Zattar LC 2021.

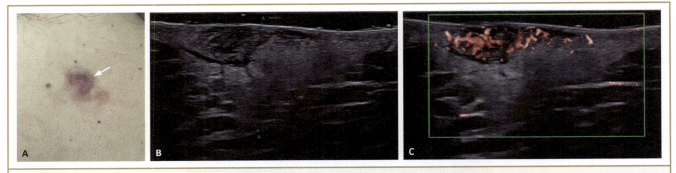

Figura 7.8 Imagem clínica (A) e de ultrassom 24 MHz (B: Modo B e C: Doppler SMI) de paciente de 27 anos, com lesão cutânea em região dorsal (seta), diagnosticada dermatofibrossarcoma protuberans, caracterizada ao ultrassom como lesão irregular hipoecogênica com estriações profundas, densificação do subcutâneo circunjacente e com intensa vascularização interna ao Doppler.

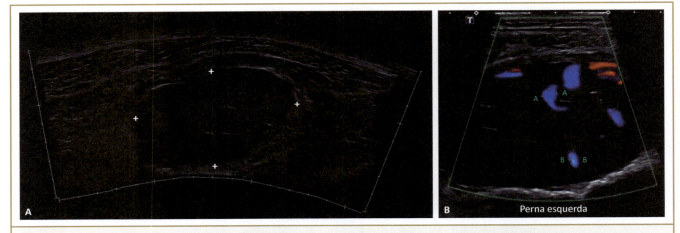

Figura 7.9 Imagens de ultrassom (A: Modo B Panorâmica e B: Doppler Colorido 14 MHz) de paciente de 65 anos, com queixa de abaulamento na face posterior da perna esquerda, diagnosticada como tumor fibroso solitário, e caracterizada como massa circunscrita e hipoecogênica (A), com vascularização interna ao Doppler (B), determinando deslocamento de estruturas adjacentes. Imagem adaptada de Zattar LC 2021.

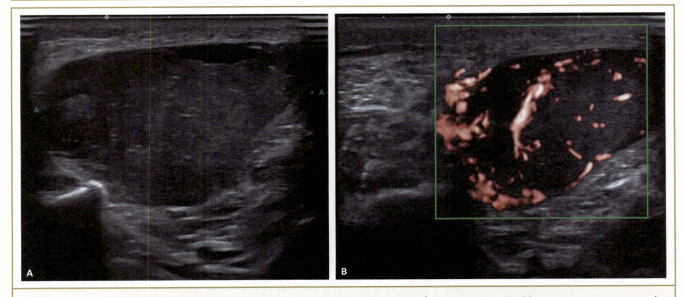

Figura 7.10 Imagens de ultrassom (A: Modo B e B: Doppler SMI 14 MHz) de paciente de 68 anos, com aumento de volume na perna, diagnosticada como mixofibrossarcoma, e caracterizada como massa sólida, heterogênea e hipoecogênica, com vascularização interna ao Doppler. Imagem adaptada de Zattar LC 2021.

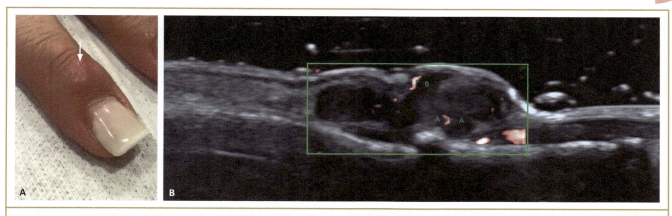

Figura 7.11 Imagem clínica (A) e de ultrassom (B: Doppler SMI 24 MHz) de paciente de 43, anos com aumento de volume adjacente à articulação interfalangiana distal do 3º dedo (seta), diagnosticada como tumor tenossinovial de células gigantes, e caracterizado como nódulo sólido, lobulado, algo heterogêneo e com vascularização interna ao Doppler. Imagem adaptada de Zattar LC 2021.

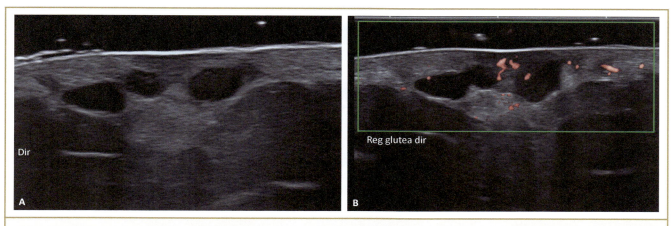

Figura 7.12 Imagens de ultrassom (Modo B e Doppler SMI 24 MHz) demonstrando lesão hipoecóica lobulada na derme com vascularização escassa ao Doppler, caracterizando recidiva de leiomiossarcoma dérmico. Imagem adaptada de Zattar LC 2021.

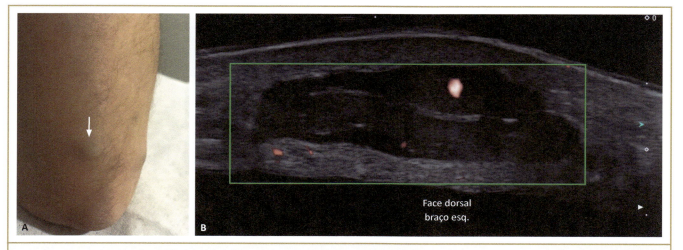

Figura 7.13 Imagem clínica (A) e de ultrassom (B: Doppler SMI 33 MHz) em paciente com múltiplos nódulos dolorosos palpáveis em membros superiores (seta), caracterizados por nódulos subcutâneos, hipoecóicos, ovais, circunscritos e com maior eixo paralelo à pele, com vascularização escassa ao Doppler.

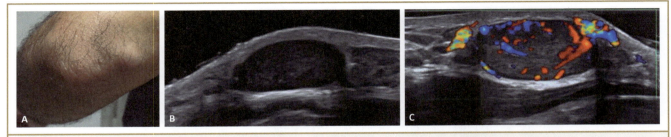

Figura 7.14 Imagem clínica (A) e de ultrassom (B: Modo B e C: Doppler Corlorido 24 MHz) de paciente masculino de 39 anos, com queixa de nódulo dolorodo posterior no cotovelo, diagnosticado como angiomioma, e caracterizado como lesão nodular hipoecogênica, ovalada, sólida e circunscrita, na transição da derme com o subcutâneo, com vascularização interna e periférica ao Doppler. Imagem adaptada de Zattar LC 2021.

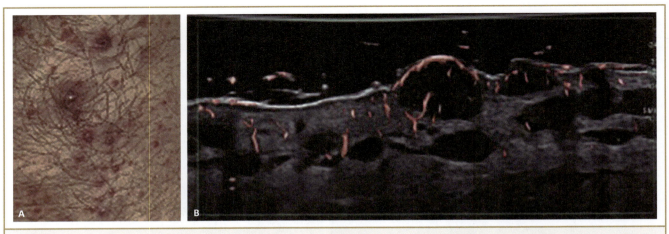

Figura 7.15 Imagem clínica (A) e de ultrassom (B: Doppler SMI 24 MHz) de lesões de sarcoma de Kaposi, caracterizadas como nódulos sólidos hipoecogênicos na derme e subcutâneo, com densificação/hiperecogenicidade difusa do subcutâneo circunjacente e intensa vascularização ao Doppler.

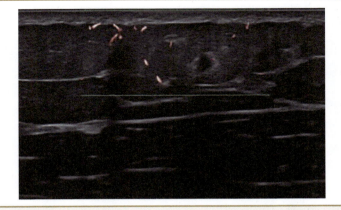

Figura 7.16 Imagem de ultrassom (Doppler SMI 24 MHz) de hemangioendotelioma epitelioide, caracterizado como área hiperecogênica mal definida associada a discreto aumento da vascularização ao Doppler e pequenos nódulos hipoecogênicos de permeio. Imagem adaptada de Zattar LC 2021.

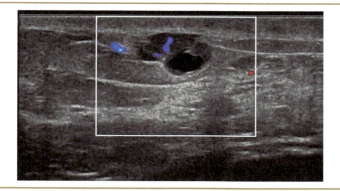

Figura 7.17 Imagem de ultrassom (Doppler colorido 12 MHz) de angiossarcoma em mama, caracterizado como nódulo heterogêneo com área anecóide de permeio e vascularização interna ao Doppler.

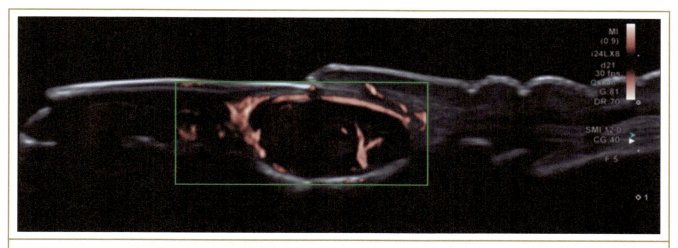

Figura 7.18 Imagem de ultrassom (Doppler SMI 24 MHz) de condroma do aparelho ungueal, caracterizado como nódulo sólido, hipoecogênico, heterogêneo, com vascularização interna ao Doppler e determinando remodelamento ósseo. Imagem adaptada de Zattar LC 2021.

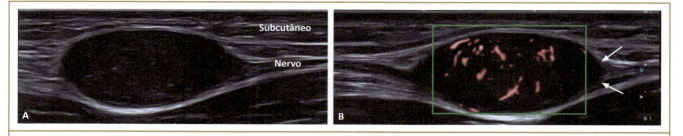

Figura 7.19 Imagens de ultrassom (A: Modo B e B: Doppler SMI 24 MHz) demonstrando schwanoma caracterizado por formação nodular sólida hipoecogênica excêntrica ao nervo, com contornos bem definidos (setas) e hipervascularização ao Doppler. Imagem adaptada de Zattar LC 2021.

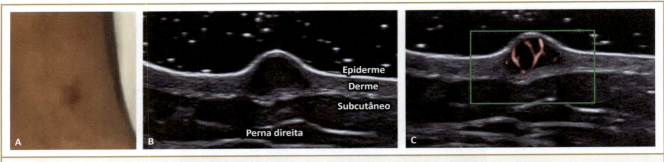

Figura 7.20 Imagem clínica (A) e de ultrassom (24MHz B: Modo B e C: Doppler SMI) demonstrando neurofibroma cutâneo localizado, caracterizado por nódulo sólido hipoecoico intradérmico com vascularização interna. Imagem adaptada de Zattar LC 2021.

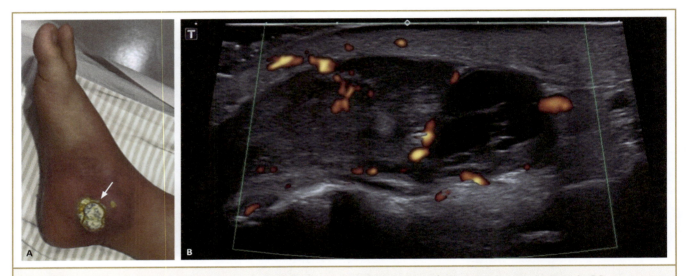

Figura 7.21 Imagens clínica (A) e de ultrassom (B: Power Doppler 24 MHz) de paciente masculino de 33 anos, com massa pé / tornozelo direito, diagnosticada como sarcoma sinovial, caracterizada como massa mal delimitada, heterogênea, com áreas císticas com septações de permeio e vascularização interna ao Doppler. Imagem adaptada de Zattar LC 2021.

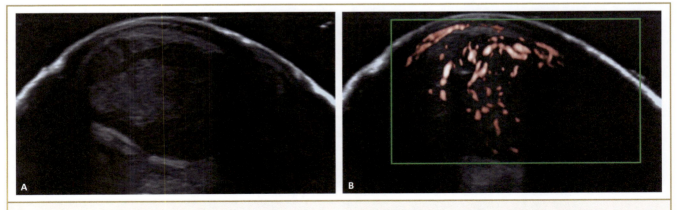

Figura 7.22 Imagens de ultrassom (A: Modo B e B: Doppler SMI 24 MHz) de paciente masculino de 59 anos, com massa em calcanhar, diagnosticada como sarcoma de células claras, caracterizada como lesão nodular algo circunscrita, heterogênea, com intensa vascularização interna ao Doppler. Imagem adaptada de Zattar LC 2021.

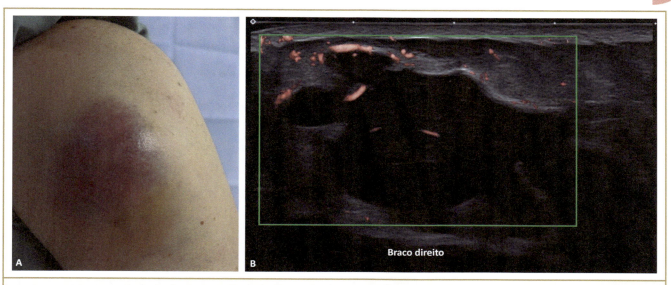

Figura 7.23 Imagem clínica (A) e de ultrassom (Doppler SMI 24 MHz) de paciente feminina de 39 anos, com massa em braço direito, diagnosticada como sarcoma indiferenciado de células pequenas e redondas, caracterizado como massa irregular, lobulada, hipoecogênica e algo heterogênea, com vascularização interna e periférica ao Doppler.

Referências

1. Chiou HJ. Ultrasonography of Soft Tissue "oops lesions". Journal of Medical Ultrasound. 2008;16(3):231-2. doi: 10.1016/S0929-6441(08)60052-1.

2. Chiou HJ, Chou YH, Chiou SY, Wang HK. High-resolution ultrasonography in superficial soft tissue tumors. Journal of Medical Ultrasound. 2007;15(3):152-74. doi: 10.1016/S0929-6441(08)60033-8.

3. Choi JH, Ro J. The 2020 WHO Classification of Tumors of Soft Tissue: Selected Changes and New Entities. Advances in Anatomic Pathology, 2021. Publish Ah(1). doi: 10.1097/PAP.0000000000000284.

4. Gielen J, Ceulemans R, van Holsbeeck M. Ultrasound of soft tissue tumors. In: P. P. M. De Schepper AM, Vanhoenacker F, Gielen J. (Org.). Imaging of soft tissue tumors. 3. ed. p. 3-18. Berlin, Heidelberg: Springer Berlin Heidelberg. doi: 10.1007/3-540-30792-3_1.

5. Griffith JF, Yip SWY, Hung EHY, Fong RCW, Leung J, Ng AWH, et al. Accuracy of ultrasound in the characterisation of deep soft tissue masses: a prospective study. European Radiology. 2020;30-32. doi: 10.1007/s00330-020-07002-5.

6. Kallen M, Hornick J. The 2020 WHO Classification: What's New in Soft Tissue Tumor Pathology? American Journal of Surgical Pathology. 2021:1-23. doi: 10.1097/PAS.0000000000001552.

7. Kransdorf MJ, Murphey MD. Radiologic Evaluation of Soft-Tissue Masses. American Journal of Roentgenology. 2000;175(3):575-87. doi: 10.2214/ajr.175.3.1750575.

8. Kransdorf MJ, Murphey MD. Imaging of soft-tissue musculoskeletal masses: fundamental concepts. Radiographics. 2016;36(6):1931-48. doi: 10.1148/rg.2016160084.

9. Kuhn KJ, Cloutier JM, Boutin RD, Steffner R, Riley G. Soft tissue pathology for the radiologist: a tumor board primer with 2020 WHO classification update. Skeletal Radiology. 2021;50(1):29-42. doi: 10.1007/s00256-020-03567-w.

10. Sbaraglia M, Bellan E, Dei Tos AP. The 2020 WHO Classification of Soft Tissue Tumours: news and perspectives. Pathologica. 2020:1-15. doi: 10.32074/1591-951x-213.

11. Vanhoenacker FM, Parizel PM, Gielen J. Imaging of soft tissue tumors. Imaging of Soft Tissue Tumors. 2017:1-666. doi: 10.1007/978-3-319-46679-8.

12. von Mehren M, Kane JM, Bui MM, Choy E, Connelly M, Dry S, et al. NCCN guidelines insights: soft tissue sarcoma, version 1.2021. Journal of the National Comprehensive Cancer Network: JNCCN. 2020;18(12):1604-12. doi: 10.6004/jnccn.2020.0058.
13. Wu JS, Hochman MG. Soft-tissue tumors and tumorlike lesions: a systematic imaging approach. Radiology. 2009;253(2):297–316. doi: 10.1148/radiol.2532081199.
14. Zattar LC, et al. ULTRASSONOGRAFIA DERMATOLÓGICA (LC Zattar & G. Cerri (Orgs.). 1. ed. São Paulo: Manole, 2021.

Microscopia Confocal Ex Vivo

Javiera Pérez-Anker

8.1
Técnica e Princípios Básicos

A microscopia confocal *ex vivo* é uma técnica de diagnóstico histológico imediato, que permite a análise de amostras extirpadas (de qualquer tipo de espécime), mediante o uso de um aparelho chamado microscópio confocal. Essa técnica normalmente é realizada ao lado do paciente, o que permite um diagnóstico quase instantâneo do tecido. Por outro lado, ela também pode ser utilizada dentro de um laboratório de anatomia patológica, para a análise imediata de qualquer tipo de biópsia, seja ela de citologia, punção por agulha, exérese ou qualquer outro tipo de amostra, de modo a substituir o uso do criostato ou do processamento por parafina.[1]

O microscópio confocal *ex vivo* foi desenvolvido com a utilização da mesma tecnologia do microscópico confocal *in vivo*, no ano de 2001.[2] Este aparelho, por meio de uma fonte de luz emitida por um laser diodo, que reflete na pele em contato com o microscópio e volta (passando por um sistema de lentes e espelhos), é capaz de reproduzir a imagem do tecido escaneado em um monitor de computador. A imagem reproduzida tem resolução celular e não danifica o tecido para posteriores análises[3] (Figura 8.1.1).

Os primeiros aparelhos, no ano de 2001, tinham somente uma fonte de luz laser (de refletância de 1064 nm de comprimento de onda). Porém, as estruturas não eram perfeitamente visualizadas como quando eram vistas com o mesmo aparelho de forma *in vivo*, pois a refletância da luz das mesmas já não é a mesma após serem extirpadas. No ano de 2009, foi introduzido um segundo e ainda um terceiro laser, com comprimentos de onda de 658nm e 488 nm (laser de fluorescência).[4] Isto permitiu o uso de diferentes meios de coloração do tecido antes do escaneio e, em consequência, que determinadas estruturas (como os núcleos), pudessem ser ressaltadas. Esta tecnologia foi a responsável pela primeira grande difusão deste aparelho na cirurgia dermatológica.[5]

No ano de 2008, foi introduzida a 4º geração de aparelhos, que produz uma imagem de forma mais rápida, com a eliminação das imperfeições presentes nas versões anteriores, e com aspecto final simulando a coloração de hematoxilina e eosina de forma digital (produzida por meio de um *software*).[6] Diferentes protocolos de coloração foram então testados,[7] o que permitiu uma imagem cada vez mais semelhante ao processamento convencional de amostras[1,8] (Figura 8.1.2).

A nova tecnologia permitiu o aperfeiçoamento da técnica e, com isto, a compreensão dos passos necessários para escanear diferentes tipos de tecidos.[9,10] Por meio do uso de ímãs de diferentes magnitudes de força e de esponjas de diversas densidades, qualquer tipo de amostra pode rapidamente estar pronta para o seu processamento[3,8,11] (Figura 8.1.3). Seis simples passos são necessários para o processamento de qualquer amostra: o tecido deve ser ressecado de forma precisa, para evitar irregularidades na forma; o sangue deve ser removido e o tecido pintado e realizados cortes de relaxamento (em caso de se tratar de cirurgia micrográfica de Mohs); deve ser escolhido um protocolo de coloração (como o uso de álcool, ácido acético e/ou laranja de acridina), de acordo com a amostra a ser analisada; adapte perfeitamente a amostra à lâmina de vidro; encontre o "ponto zero"; ajuste as cores em toda a amostra.[9]

8.2
Uso na Prática Clínico-Cirúrgica

O primeiro uso não experimental do confocal *ex vivo* em cirurgia foi para a observação de carcinomas durante a cirurgia micrográfica de Mohs.[12,13] Desde então, diversos estudos têm demonstrado a grande utilidade deste aparelho, tanto na cirurgia dermatológica como em outras áreas cirúrgicas, como próstata, biópsias endoscópicas, patologia renal, pâncreas, tiroide, mama, entre outros procedimentos.[3,11,14,15] A sua praticidade e portabilidade permitem uma aplicação cada vez maior deste aparelho, tanto dentro do centro cirúrgico como fora dele.

Na cirurgia micrográfica de Mohs, ele tem demonstrado uma sensibilidade de 79,8% a 99%, e especificidade de 89,2% a 99%, para carcinoma basocelular e de 95% e 96%, respectivamente, para carcinoma espinocelular[16-20] (Figura 8.2.1).

O uso do aparelho ao lado do paciente, no centro cirúrgico, permite uma melhora assistencial e econômica, pois facilita o diagnóstico em menos de 3 minutos, otimizando o uso do centro cirúrgico.[21]

Pontos-chave

- A 4ª geração do confocal *ex vivo* permite a visualização de tecidos com cores e morfologia semelhantes à hematoxilina e eosina.
- Os tecidos extirpados podem ser visualizados em menos de 3 minutos.
- Seis passos são necessários para um escaneio correto.
- O uso do confocal tem se consolidado na cirurgia micrográfica de Mohs, mas, atualmente, seu uso aumenta exponencialmente em outras especialidades médicas, tanto ao lado do paciente como no laboratório de anatomia patológica.

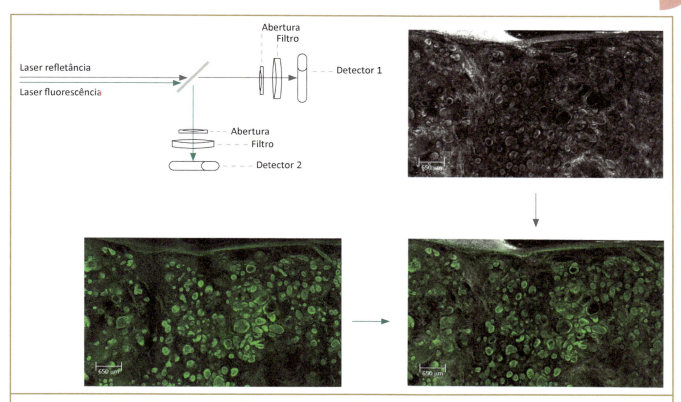

Figura 8.1.1 Mecanismo de captura de imagens pelo microscópio confocal ex vivo. Seta cinza: laser de reflectancia. Seta verde: laser de fluorescência. Cada laser proporciona uma imagem diferente que, unidas por um software, resultam na imagem de fusão.

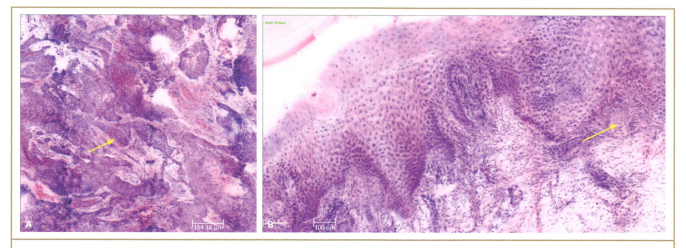

Figura 8.1.2 A. Imagem de fusão com coloração digital de carcinoma basocelular (seta amarela) escaneada com a 4ª geração de microscopia confocal ex vivo. B. Imagem de fusão com coloração digital de carcinoma espinocelular escaneada com a 4ª geração de microscopia confocal ex vivo. Setor infiltrante (seta amarela).

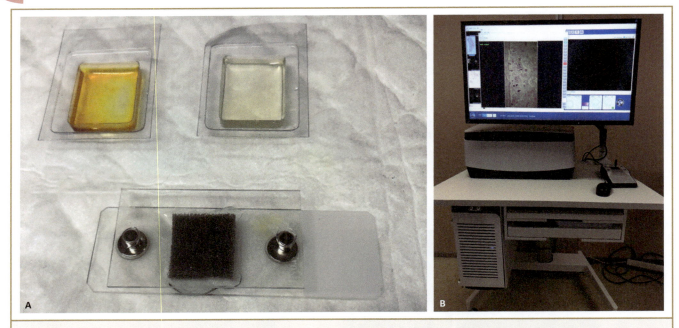

Figura 8.1.3 A. Dispositivo atualmente utilizado para adaptar corretamente as amostras de tecido por confocal ex vivo. O espécime permanece imóvel entre o vidro inferior e a esponja. B. Ultima geração de microscópio confocal ex vivo.

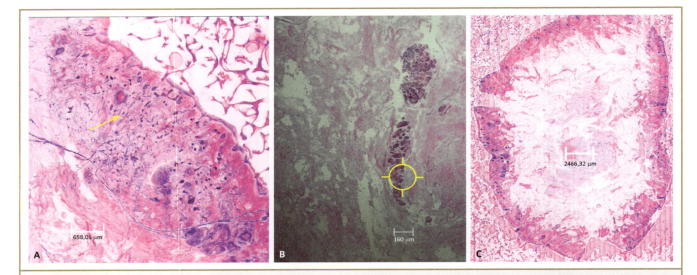

Figura 8.2.1 A. Fragmento lateral de cirurgia micrográfica de Mohs, positivo para carcinoma basocelular infiltrativo na 2ª fase (seta amarela). B. Fragmento profundo de cirurgia micrográfica de Mohs, positivo para carcinoma basocelular micronodular (círculo amarelo). C. Bordas laterais e profundas escanceadas simultaneamente. Ausência de tumor.

Referências

1. Malvehy J, Pérez-Anker J, Toll A, Pigem R, García A, Alós L, et al. Ex vivo confocal microscopy: revolution in fast pathology in dermatology. Br J Dermatol. 2020;183(6):1011-25.

2. White WM, Baldassano M, Rajadhyaksha M, Gonzalez S, Tearney GJ, Anderson RR, et al. Evaluation of morphology and microcirculation of the pancreas by ex vivo and in vivo reflectance confocal microscopy. J Invest Dermatol [Internet]. 2001;130(1):327-36. [2023 Jul. 27]. Disponível em: papers2://publication/uuid/2A44AF51-D3B8-43CA-9207-2E4D52D3C526.

3. Villarreal JZ, Pérez-Anker J, Puig S, Pellacani G, Solé M, Malvehy J, et al. Ex vivo confocal microscopy performs real-time assessment of renal biopsy in non-neoplastic diseases. J Nephrol [Internet]. 2020;(0123456789). doi: 10.1007/s40620-020-00844-8.

4. Karen JK, Gareau DS, Dusza SW, Tudisco M, Rajadhyaksha M, Nehal KS. Detection of basal cell carcinomas in Mohs excisions with fluorescence confocal mosaicing microscopy. Br J Dermatol. 2009;160(6):1242-50.

5. Longo C, Ragazzi M, Rajadhyaksha M, Nehal K, Bennassar A, Pellacani G, et al. In vivo and ex vivo confocal microscopy for dermatologic and mohs surgeons. 2016;34: 497-504.

6. Gareau DS. Feasibility of digitally stained multimodal confocal mosaics to simulate histopathology. J Biomed Opt. 2009;14(3):034050.

7. Anker JP, Ribero S, Yélamos O, García A, Alos L, Alejo B, et al. Basal cell carcinoma characterisation using fusion ex vivo confocal microscopy: a promising change in conventional skin histopathology. Br J Dermatol. 2020;182(2):468-76.

8. Pérez-Anker J, Malvehy J, Moreno-Ramírez D. Microscopia confocal ex vivo con método de fusión y tinción digital: cambiando paradigmas en el diagnóstico histológico. Actas Dermosifiliogr. 2020;111(3):236-42.

9. Pérez-Anker J, Toll A, Puig S, Malvehy J. Six steps to reach optimal scanning in ex vivo confocal microscopy. J Am Acad Dermatol [Internet], 2021. [2023 Jul. 27]. Disponível em: https://pubmed.ncbi.nlm.nih.gov/33476729/.

10. Pérez-Anker J, Puig S, Malvehy J. A fast and effective option for tissue flattening: optimizing time and efficacy in ex vivo confocal microscopy. J Am Acad Dermatol. 2020;82(5):e157-8.

11. Guerrero JA, Pérez-Anker J, Fernández-Esparrach G, Archilla I, Diaz A, Lopez-Prades S, et al. Ex vivo fusion confocal microscopy of colorectal polyps: a fast turnaround time of pathological diagnosis. Pathobiology. 2021;88(6):392-9.

12. Chung VQ, Dwyer PJ, Nehal KS, Rajadhyaksha M, Menaker GM, Charles C, et al. Use of ex vivo confocal scanning laser microscopy during mohs surgery for nonmelanoma skin cancers. Dermatologic Surg [Internet]. 2004;30(12p1):1470-8. doi: 10.1016/j.oraloncology.2013.01.009.

13. Tannous Z, Torres A, González S. In vivo real-time confocal reflectance microscopy: a noninvasive guide for mohs micrographic surgery facilitated by aluminum chloride, an excellent contrast enhancer. Dermatologic Surg [Internet]. 2003;29(8):839-46.

14. Ragazzi M, Longo C, Piana S. Ex vivo (fluorescence) confocal microscopy in surgical pathology: State of the art. Vol. 23, Advances in Anatomic Pathology. 2016;23(3):159-69.

15. Panarello D, Compérat E, Seyde O, Colau A, Terrone C, Guillonneau B. Atlas of ex vivo prostate tissue and cancer images using confocal laser endomicroscopy: a project for intraoperative positive surgical margin detection during radical prostatectomy. European Urology Focus. 2019:1-18.

16. Larson B, Abeytunge S, Seltzer E, Rajadhyaksha M, Nehal K. Detection of skin cancer margins in mohs excisions with high-speed strip mosaicing confocal microscopy: A feasibility study. Br J Dermatol. 2013;169(4):922-6.

17. Bennàssar A, Vilata A, Puig S, Malvehy J. Ex vivo fluorescence confocal microscopy for fast evaluation of tumour margins during Mohs surgery. Br J Dermatol. 2014;170(2):360-5.

18. Dika E, Patrizi A, Lambertini M, Scarfì F, Fanti PA. Diagnostic accuracy of ex vivo fluorescence confocal microscopy for Mohs surgery of basal cell carcinomas: a prospective study on 753 margins. British Journal of Dermatology. 2019;180:1559.

19. Fanti PA, Dika E, Lambertini M, Patrizi A, Scarfì F. Comment on "diagnostic accuracy of ex vivo fluorescence confocal microscopy for mohs surgery of basal cell carcinomas: a prospective study on 753 margins." Br J Dermatol. 2019:3-5.

20. Horn M, Gerger A, Koller S, Weger W, Langsenlehner U, Krippl P, et al. The use of confocal laser-scanning microscopy in microsurgery for invasive squamous cell carcinoma. Br J Dermatol. 2007;156(1):81-4.

21. Bennàssar A, Carrera C, Puig S, Vilalta A, Malvehy J. fast evaluation of 69 basal cell carcinomas with ex vivo fluorescence confocal microscopy: criteria description, histopathological correlation, and interobserver agreement. JAMA Dermatol [Internet]. 2013;149(7):1-8. [2023 Jul. 28]. Disponível em: http://www.ncbi.nlm.nih.gov/pubmed/23636776%5Cnhttp://archderm.jamanetwork.com/article.aspx?articleid=1684845.

Avaliação e Seguimento Pós-Tratamento Não Cirúrgico de Tumores Cutâneos

Marco Antônio de Oliveira

Entre as opções terapêuticas das neoplasias cutâneas, a abordagem cirúrgica com controle histológico das margens continua sendo o padrão-ouro no tratamento do câncer de pele.[1]

Novas opções terapêuticas (Quadro 9.1) têm surgido nas últimas décadas para complementar e auxiliar a abordagem cirúrgica das lesões neoplásicas iniciais em pacientes que apresentam comorbidades, como distúrbios de coagulação, cardiopatias, pneumopatias, hipertensão arterial de difícil controle, portadores de marcapasso, hipersensibilidade a anestésicos, doenças neurológicas e psiquiátricas e até em pacientes que têm pavor ou não querem se submeter ao procedimento cirúrgico. Elas permitem abordagem menos invasiva, resultado cosmético de boa qualidade e controle satisfatório das lesões.[2,3]

As alternativas não cirúrgicas são eficazes quando bem indicadas, tanto na escolha do tipo histológico tumoral como na capacidade de compreensão do paciente.[1,3]

Quadro 9.1 Terapêuticas não cirúrgicas utilizadas na prática clínica

- 5-Fluoruracila tópico
- Criocirurgia com nitrogênio líquido
- Curetagem com eletrocoagulação
- Fototerapia
- Imiquimode tópico
- Laserterapia
- Quimioterápicos sistêmicos e intralesionais
- Radioterapia
- Terapias-alvo
- Terapia fotodinâmica

Fonte: Desenvolvido pela autoria.

Na definição da opção terapêutica não cirúrgica, deve-se considerar a melhor taxa de cura para a neoplasia associada à clínica do paciente, domínio da técnica e manejo dos efeitos adversos que podem ocorrer em cada tipo de tratamento, como dor, prurido, eritema, edema, eczema, bolha, crosta, erosão, cicatriz, discromia, sangramento e manifestações sistêmicas.[3-5]

O seguimento clínico das áreas submetidas aos tratamentos não cirúrgicos deve ser realizado com frequência. Associar ao exame clínico aparatos, como a dermatoscopia e a microscopia confocal, auxiliam tanto no diagnóstico de diminutas lesões como também permitem a delimitação mais precisa de áreas sugestivas de recidiva da neoplasia a serem biopsiadas[6] (Figura 9.6).

Pontos-chave

- Neoplasias cutâneas são tratadas cirurgicamente. Entretanto, algumas situações clínicas ou características tumorais fazem com que a cirurgia não seja a melhor opção.
- Neoplasias limitadas à epiderme podem ser tratadas com criocirurgia, terapia fotodinâmica, radioterapia, curetagem e eletrocoagulação, além do uso de medicações tópicas, sistêmicas ou intralesionais.
- A escolha da terapia deve ser com base na melhor taxa de cura, habilidade do manejo da terapêutica e capacidade de aderência do paciente ao tratamento.
- Tumores localmente avançados, metastáticos ou considerados inoperáveis têm indicação de terapia-alvo, imunoterapia e quimioterapia.
- Dermatoscopia e microscopia confocal são de grande auxílio para o monitoramento de áreas tratadas.

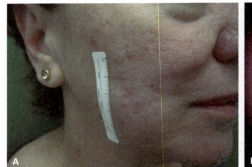 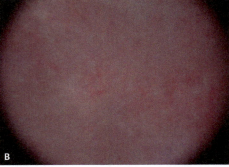 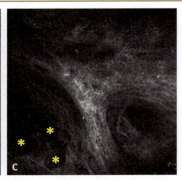

Figuras 9.1 A, B e C Monitoramento de carcinoma basocelular recidivado após tratamento com terapia fotodinâmica. A. Imagem clínica de pele da região malar com lesão eritematosa pericicatricial; B. Dermatoscopia da lesão com telangiectasias finas e tortuosas; C. Microscopia confocal: imagem individual - silhuetas escuras (asterisco amarelo) e feixes de colágeno entre as ilhas tumorais. Imagens cedidas por Dra. Juliana Arêas.

CENÁRIOS NA ONCOLOGIA CUTÂNEA 397

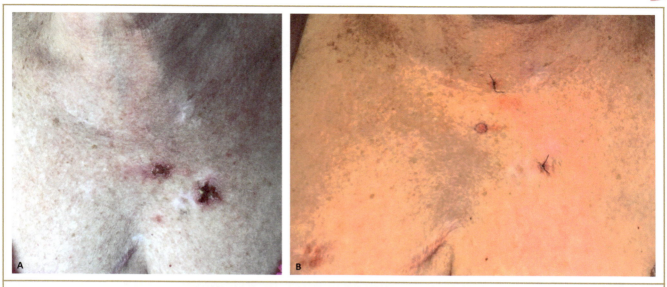

Figura 9.2 Carcinomas basocelulares no colo. A. Lesões de carcinoma basocelular superficial confirmadas por biópsia prévia; B. Crosta residual após uso de imiquimode cinco vezes por semana por oito semanas.

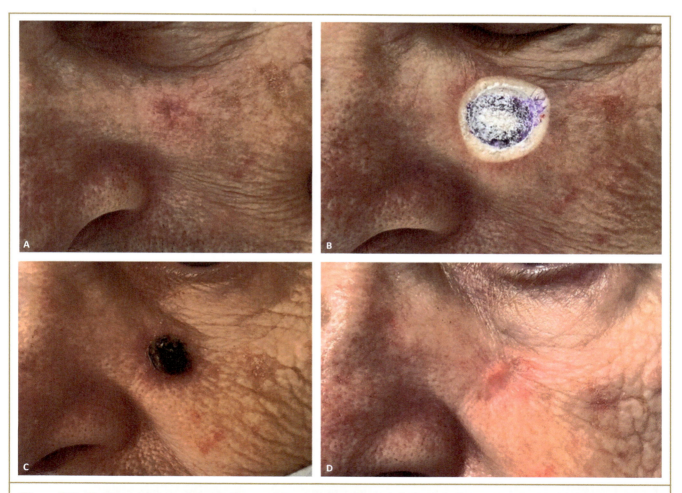

Figura 9.3 Carcinoma basocelular de 5 mm na face confirmado com biópsia prévia ao tratamento. A. Aspecto clínico da lesão; B. Imediatamente após o segundo ciclo de criocirurgia; C. Crosta local três semanas após a criocirurgia; D. Cicatriz residual dez semanas após a criocirurgia.

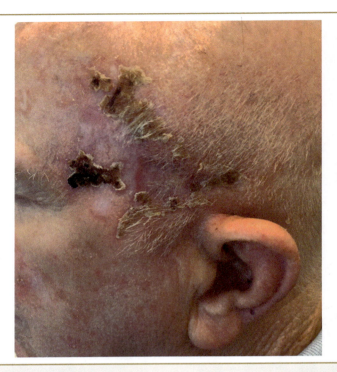

Figura 9.4 Uso de 5- Fluoruracila 5% creme duas vezes ao dia por 10 semanas em cicatriz cirúrgica de carcinoma espinocelular, cujas margens cirúrgicas laterais estavam comprometidas por doença de Bowen. Aspecto clínico após quatro semanas do término do tratamento.

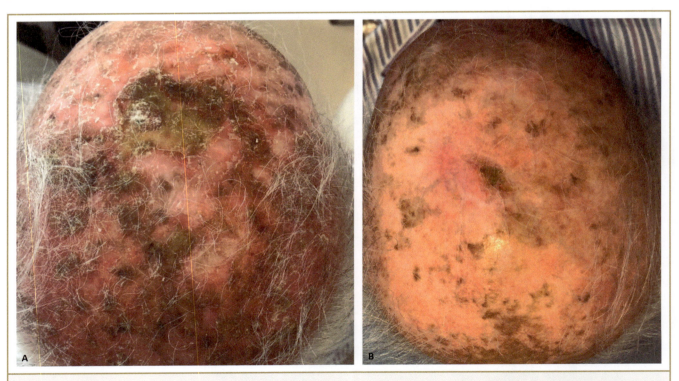

Figura 9.5 Tratamento de campo de couro cabeludo acometido por grande quantidade de ceratoses actínicas, muitas hipertróficas. A. Imediatamente após término de uso de 5-Fluorouracila 5% tópico por quatro semanas com eczema, exulceração e crostas milicéricas; B. Quatro semanas após o término do tratamento com lesão ulcerada residual na borda cicatriz de enxerto cutâneo prévio à exérese cirúrgica de carcinoma espinocelular (seta).

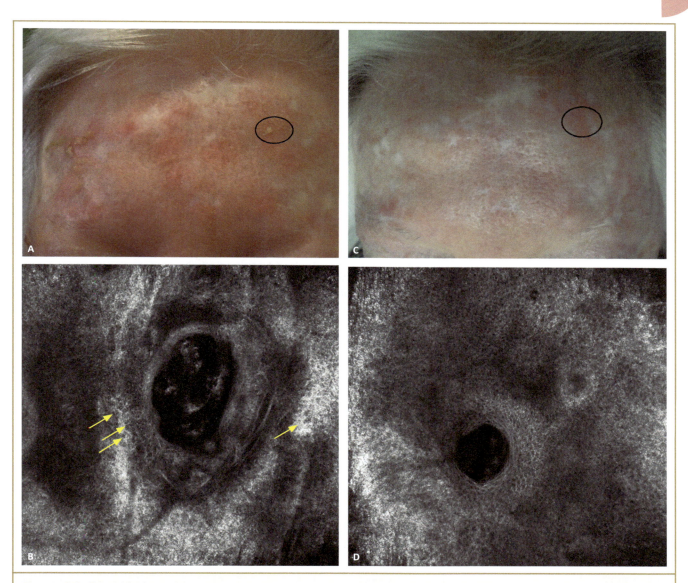

Figura 9.6 Exemplo de seguimento pós-tratamento de campo cancerizável com mebutato de ingenol na região da fronte de uma paciente apresentando múltiplas queratoses actínicas e história prévia de carcinoma espinocelular. A. Foto clínica pré-tratamento (marcação oval demonstra área de análise por microscopia confocal) B. Microscopia confocal (imagem individual): epiderme apresentando padrão favo de mel atípico com queratinócitos com diferentes graus de atipia (setas). C. Imagem clínica de fronte após seis meses do tratamento (círculo na região de análise por microscopia confocal). D. Microscopia confocal (imagem individual): epiderme com padrão favo de mel típico no seguimento.

Referências

1. Lourari S, Paul C, Meyer N. Traitements non chirurgicaux des carcinomes cutanés et de leurs précurseurs. Le presse medicale. 2011;40:690-6. doi: 10.1016/j.lpm.2011.02.011.

2. Morton CA. Non-surgical treatment of skin cancer. Australasian Journal of Dermatology. 2011;46:S5-S7. PMID: 15859300.

3. Kus KJB, Ruiz ES. Non-surgical treatments for keratinocyte carcinomas. Advances in Therapy. 2021;38:5635-48. doi: 10.1007/s12325-021-01761-3.

4. Bahner JD, Bordeaux JS. Non-melanoma skin cancers: photodynamic therapy, cryotherapy, 5-fluorouracil, imiquimod, diclofenac, or what? Facts and controversies. Clinics in Dermatology. 2013;31(6):792-8. doi: 10.1016/j.clindermatol.2013.08.020.

5. Tio D, van der Woude J, Prinsen CAC, Jansma EP, Hoekzema R, van Montfrans C. A systematic review on the role of imiquimod in lentigo maligna and lentigo maligna melanoma: need for standardization of treatment schedule and outcome measures. Journal of The European Academy of Dermatology and Venereology. 2017;31(14):616-24. doi: 10.1111/jdv.14085.

6. Shahriari N, Grant-Kels J M, Rabinovitz H, Oliviero M, Scope A. Reflectance confocal microscopy: Diagnostic criteria of common benign and malignant neoplasms, dermoscopic and histopathologic correlates of key confocal criteria, and diagnostic algorithms. (2021). Journal of The American Academy of Dermatology. 2021;84(1):17-31. doi: 10.1016/j.jaad.2020.05.154.